Die einfache Alternative

ECON Ratgeber

Das Buch

Dieses Buch beschreibt die Ursachen und Wirkungen hormonaler körperlicher Vorgänge. Es vermittelt Grundlagenwissen und zeigt Wege auf, mögliche Veränderungen herbeizuführen, um ein optimales hormonales Gleichgewicht herzustellen. Die Strategie des Gleichgewichts ist kurzfristig überaus wirkungsvoll und langfristig die wohl einzige Therapieform ohne unangenehme oder schädigende Nebenwirkungen. Nur wer die wechselseitige und sehr wechselhafte Wirkungsweise der Hormone versteht, kann sich von dem oftmals chaotischen Einfluß ohne herkömmliche medizinische oder chirurgische Eingriffe befreien und ein ausgeglichenes, gesundes und produktives Leben führen.

Arabella Melville

Die einfache **Alternative**

Ein ausgeglichener Hormonhaushalt ohne Medikamente

Aus dem Englischen
von Rita Lingemann

ECON Taschenbuch Verlag

Deutsche Erstausgabe

First published in Great Britain
Titel des englischen Originals: *Natural Hormone Health*
Aus dem Englischen übersetzt von Rita Lingemann
Umschlaggestaltung: Molesch/Niedertubbesing, Bielefeld
Lektorat: Gabriele Reinartz, Langenfeld
Gesetzt aus der Stone Serif und der Syntax
Satz: HEVO GmbH, Dortmund
Druck und Bindearbeiten: Ebner Ulm
Printed in Germany
ISBN 3-612-20491-2

Für Annabel, Clarissa, Jumper und Spot-Ear

Inhalt

Danksagung 9
Einleitung 11

1. Nichts als ein Mißklang der Hormone? 17
2. Probleme mit den Hormonen – warum gibt es sie so häufig? 33
3. Das empfindliche Gleichgewicht 48
4. Die richtige Ernährung 65
5. Umweltverschmutzung und das Problem mit den »Anti-Nährstoffen« 100
6. Energie durch Aktivität 116
7. Gehirn und Körper der Frau 140
8. Mit dem Auf und Ab der Hormone leben 162
9. Fruchtbarkeit und Schwangerschaft 189
10. Menopause: Mit den Veränderungen fertig werden . 216
11. Wie man einer Hysterektomie vorbeugen kann 244
12. Ein ausgeglichenes Leben für die Frau von heute . . . 262

Hilfreiche Organisationen 270

Empfohlene Literatur 271

Quellennachweis 273

Register 277

Danksagung

Bücher entstehen – über Jahre hinweg – durch Nachdenken, Gespräche und Lesen. Dieses hier ist das Ergebnis meiner eigenen Erfahrungen mit hormonal bedingten Problemen und der Notwendigkeit, sie durch Verständnis und Wissen zu lösen; ich kann gar nicht mehr all die Menschen aufzählen und ihnen gebührend danken, die mir bei meiner Suche nach Erkenntnis geholfen haben. Alles, was ich tun kann, ist, den wenigen einzelnen, die freimütig ihr Wissen und ihre Erkenntnisse mit mir geteilt haben, meinen Dank auszusprechen.

Mein Partner, Colin Johnson, hat mich inspiriert; mit zahlreichen Diskussionen und wertvollen Kommentaren trug er zum ersten Entwurf des Buches bei. Ich habe mehr von Colin gelernt, als ich es sagen kann.

Meine Freunde Chris und Sally Parsons haben jahrelang mein Interesse, insbesondere an den technischen Details des Ernährungsvorgangs, gefördert. Ich danke ihnen beiden von ganzem Herzen.

Eine Reihe von Fachleuten und Organisationen haben meine Forschungsbemühungen großzügig unterstützt. Ich danke Belinda Barnes von Foresight, Kate Hunt von MRC Medical Society Unit, Glasgow, Derek Bryce-Smith von der Reading University, dem Women's Health and

Reproductive Rights Information Centre, Women and Medical Practice, Maryon und Alan Stewart vom Women's Nutritional Advisory Service sowie Stephen Wright und Malcolm Whitehead.
Schließlich möchte ich noch den Menschen danken, die mich zu meiner Arbeit ermutigt haben – meiner Mutter, Joan Melville, meinem Agenten, David Grossmann, und Rosemary Kingsland, deren Begeisterung mir immer wieder dann Auftrieb gab, wenn ich entmutigt war.

Einleitung

Ich habe noch keine Frau getroffen, die noch nie hormonal bedingte Probleme hatte. Probleme mit der Periode, prämenstruelle[1] Spannungen, Menopause[2] und Fruchtbarkeit gehören in den entwickelten Ländern zum Erfahrungsbereich fast jeder Frau, und sie nehmen an Ernsthaftigkeit noch zu. Hormonbehandlungen aller Art werden immer häufiger, ebenso drastische chirurgische Eingriffe aufgrund hormonal bedingter Krankheiten. Eine Folge davon ist der Anstieg von Hysterektomien[3], die zum Teil auf eine enorme Zunahme anomaler Uterusblutungen – zwischen 1971 und 1981 bis zu 73 Prozent – zurückzuführen sind.

Das müßte gar nicht so sein. Solche Probleme können mit natürlichen Mitteln behoben werden; sie sind sowohl sicher als auch wirksam und bieten langfristig eine bessere Lebensqualität. Sie sind keineswegs anspruchsvoll, doch äußerst effektiv.

Je mehr ich mich mit der detaillierten Forschung auseinandersetzte, was notwendig war, um dieses Buch zu schreiben, desto mehr wurde ich davon überzeugt, daß es wichtig ist, sein gesundes hormonales Gleichgewicht zu

---

1 prämenstruell = die Tage vor der Menstruation
2 Menopause = Ausbleiben der Menstruation in den Wechseljahren
3 Hysterektomie = operative Entfernung der Gebärmutter

bewahren. Selbst Frauen in guter körperlicher Verfassung sollten wissen, was sie machen müssen, um ihren Hormonhaushalt stabil zu halten; denn eine Störung kann sich über Jahre hinweg schleichend entwickeln und Probleme mit gefährlichen Konsequenzen heraufbeschwören. Eine langandauernde Störung des hormonalen Gleichgewichts verkürzt die Lebenserwartung und nimmt Frauen fast täglich den Spaß an ihrem Dasein.
Es ist schon seltsam, daß die Hormone, die grundlegend für unsere weibliche Natur sind, gleichzeitig uns Frauen für so viele Krankheiten empfänglich machen. Ich glaube, daß Frauen dazu bestimmt sind, stark zu sein; schließlich erfordert das Gebären und Aufziehen von Kindern ein großes Maß an Energie. Doch heute sehen sich viele Frauen selbst als schwächlich, ihre Körper als unzuverlässig und unberechenbar, ständig geplagt vom inneren Chaos der Hormonschwankungen. Irgend etwas in unserem Leben läuft schief und erzeugt eine Unausgeglichenheit, die unserer Gesundheit und unserem Glück schadet.
Dieses Buch setzt sich mit den Faktoren auseinander, die unsere Hormone beeinflussen; es vermittelt Frauen Wissen und gibt ihnen Kraft, um Veränderungen, die ihnen ermöglichen, ein optimales hormonales Gleichgewicht zu erreichen, in ihrem Leben herbeizuführen. Diese Strategie hat sich kurzfristig als sehr wirkungsvoll erwiesen, und sie bietet langfristig viele Vorteile ohne Risiko. Wenn wir unsere Hormone und deren Schwankungen verstehen, können wir uns selbst vom zermürbenden Chaos befreien, ohne einen medizinischen oder chirurgischen Eingriff zu riskieren. Auf diese Weise kann man das Beste daraus machen und als ausgeglichene Frau ein langes, gesundes und produktives Leben führen.
Viele Frauen haben den Wunsch, ihre Probleme mit den

Perioden loszuwerden. Wir sollten in der Lage sein, unsere Weiblichkeit genießen zu können; der Schlüssel dazu liegt im Verstehen unserer Hormone, dem ausgewogensten System unseres Körpers; wir sollten darauf achten, daß sie nicht durch Druck und scheinbare Annehmlichkeiten des modernen Lebens aus der Bahn geraten.

Die Hormone sind das empfindsamste und ausgewogenste System unseres Körpers

Der Preis einer Hormonstörung ist enorm hoch, für uns und für die Gesellschaft. Wir müssen möglicherweise tagelang im Bett bleiben, unsere Familien zerbrechen am emotionalen Streß, unsere Arbeit wird beeinträchtigt. Die von Männern dominierte Geschäftswelt bestraft betroffene Frauen, während Ehemänner fluchen und Kinder verzweifeln.

Frauen sind öfter krank und gehen häufiger zum Arzt als Männer. Doch zieht man die gynäkologischen Probleme von der Gesamtzahl der Arztbesuche ab, dann sind Frauen weniger anfällig für Krankheiten; hormonal bedingte Krankheiten sind der Grund, warum sich Frauen zusätzlichen Behandlungen unterziehen müssen.

Hormonstörungen lösen ernsthafte Krankheiten aus

Wenn unsere Hormone genauso stabil wären wie die der Männer, wären wir viel gesünder als sie; doch weil sie großen unkontrollierten Schwankungen unterliegen, leiden wir Frauen. Viele ernsthafte Krankheiten können auf Hormonstörungen zurückgeführt werden, die die Krankheiten sogar noch verschlimmern.

Viele Frauen glauben, die einzige Lösung bestünde darin, ihre Hormone als ein »Problem« zu akzeptieren; sie leben ihr Leben so gut sie können. Vielleicht sagt man uns, daß alles wieder in Ordnung ist, wenn wir Kinder bekommen oder daß wir diesem Durcheinander bis zur Menopause einfach ausgeliefert sind. Wenn es zu schlimm wird, werden wir mit Medikamenten, gewöhnlich synthetischen Hormonen, behandelt. Und wenn die Medizin das Problem auch nicht löst, bleiben noch die chirurgischen Möglichkeiten, allen voran die Hysterektomie. Aber durch nichts von alledem wird das Problem an der Wurzel gepackt und unser hormonales Gleichgewicht wiederhergestellt, um das Leben so produktiv und angenehm zu machen, wie es sein sollte.

Jede Behandlung mit Medikamenten hat Nachteile, oftmals gravierende. Synthetische Hormone können Probleme auslösen, die wir nie zuvor gekannt haben; alle Hormone, die wir nehmen, bringen das natürliche hormonale Gleichgewicht des Körpers durcheinander. Es ist sehr schwer stabil zu halten, wenn wir einem ohnehin schon unausgeglichenen System wahllose Mengen an Hormonen zuführen. Alle Mittel, die den Spiegel bestimmter Hormone heben oder senken, setzen einen nicht kalkulierbaren Prozeß in Gang, der alle Arten von Nebenwirkungen hervorrufen kann.

Die wahre Antwort liegt im Verstehen. Wenn wir wissen, von welchen Faktoren unsere Hormone auf natürliche Weise beeinflußt werden, können wir unser Leben bewußt umstellen, um ein Gleichgewicht zu erreichen, das unser tägliches Leben nicht belastet, sondern vielmehr Körper und Geist in einem optimalen Gesundheitszustand erhält.

Jeder Aspekt unserer Lebensweise kann das hormonale Gleichgewicht beeinflussen, genauso wie umgekehrt das hormonale Gleichgewicht jeden Aspekt unseres Lebens tiefgreifend beeinflußt. Aber der moderne Lebensstil nimmt nur wenig – wenn überhaupt – Rücksicht auf die speziellen Bedürfnisse der Frauen. Die Nahrung, die wir essen, die schonungslosen Anforderungen des Alltags, die chemischen Schadstoffe, die in unsere Körper gelangen und die sich ständig verändernde Lebensstruktur bei vielen von uns – alle sie wirken sich auf unsere Hormone aus; und wenn unsere körperlichen Bedürfnisse nicht mehr erfüllt werden, werden wir für Krankheiten anfällig, an denen wir Frauen so oft leiden. Gute Ernährung ist ausschlaggebend für eine hormonale Gesundheit. Aber moderne Anbaumethoden und die Nahrungsmittelverarbeitung erschweren es den Frauen, all die Mikronährstoffe zu bekommen, die sie brauchen. Darüber hinaus werden unsere Nahrung und Umwelt zunehmend mit Substanzen belastet, die als »Anti-Nährstoffe« agieren und somit unsere Gesundheit zusätzlich beeinträchtigen. Körperliche Bewegung ist eine weitere wichtige Voraussetzung für eine gute Gesundheit; aber wieviele Frauen wissen schon, wie aktiv sie sein und welche Art von Sport sie treiben sollen, um ihren Körper zu schützen? Diese und andere Faktoren, die die Hormone beeinflussen, werden in diesem Buch erklärt.

Eine gute und ausgewogene Ernährung ist äußerst wichtig

Ein von Natur aus gesunder Hormonhaushalt bedeutet Gesundheit für die Frau; strahlende Gesundheit, die Ihnen die notwendige Energie gibt, um das Beste aus jedem Tag zu machen, gleichgültig zu welcher Zeit im Monat, gleichgültig zu welcher Zeit in Ihrem Leben. Wenn Ihre Hormone im Gleichgewicht sind, haben Sie Zugang zu all der Stärke, Kraft und Produktivität, die den Frauen mit in die Wiege gelegt wird. In jeder Phase Ihres Lebens – vom heranwachsenden Mädchen über die Mutter bis zur älteren Frau – werden Sie sich daran erfreuen, das Beste aus sich herausholen zu können.

Hormone sind zu wichtig, um sie einfach zu ignorieren. Sie brauchen gar nicht mit den Zähnen zu knirschen und sich mit den Problemen einer Frau abfinden; denn es müssen gar keine Probleme sein. Dieses Buch sagt Ihnen, wie Sie Ihren Hormonzyklus positiv einsetzen können, so daß er zur Kraft der ganzen Weiblichkeit beiträgt.

Zusammenfassung

Bei Frauen sind hormonal bedingte Probleme wie anomale Uterusblutungen keine Seltenheit. Sie nehmen in den entwickelten Ländern sichtbar zu. Chirurgische Eingriffe, Hysterektomien beispielsweise, sind oftmals die Folge. Dabei könnte durch eine ausgewogene Ernährung, viel Bewegung und eine Änderung des Lebensstils bzw. der psychischen Einstellung zum eigenen Sein als Frau solchen Problemen meistens vorgebeugt werden.
Weil die Voraussetzung für eine gute Gesundheit ein stabiles hormonales Gleichgewicht ist, sollten Frauen darauf achten, daß ihr Lebensrhythmus auf das Auf und Ab ihrer Hormone eingestellt ist. Nur so gelingt es ihnen, jene Stärke, Produktivität und Kraft zur ganzen Entfaltung zu bringen, über die sie von Natur aus eigentlich verfügen.

1. Nichts als ein Mißklang der Hormone?

Jahrelang machte mein Lebensgefährte einen altbewährten Witz über mich. Seiner Meinung nach befand ich mich entweder in der prämenstruellen Phase (zwei Wochen pro Monat), in der menstruellen Phase (eine Woche) oder in der Phase der Ovulation (zwei Tage). Er meinte, ich sei nur zwei oder drei Tage im Monat menschlich. »Nichts als ein Mißklang der Hormone«, war seine Beschreibung für mich; trotz seiner ziemlichen Übertreibung war dies nicht gänzlich unzutreffend.

Natürlich fand ich es unfair. Ich wurde zornig darüber, daß meine wahren Gefühle und Qualen so einfach abgetan wurden und daß er sich weigerte, mich ernst zu nehmen, besonders dann, wenn ich ihn mal kritisierte. Aber ich war nicht glaubwürdig: Es war viel Wahres an dem, was er sagte. An meinen prämenstruellen Tagen *war* ich irrational; die unkontrollierbare Wut, die mich zu drohen veranlaßte, meinen heranwachsenden Stiefsohn mit einem scharfen Küchenmesser zu ermorden, *war* gekennzeichnet durch eine nicht zu kontrollierende prämenstruelle Spannung; die Müdigkeit und Schmerzen, die mich ins Bett zwangen, wenn meine Periode begann, *waren* symptomatisch für eine Hormonstörung, und die überschäumende Energie, die ich während der

Ovulation verspürte, war Teil der ganzen hormonalen Berg- und Talfahrt.

Ich erinnere mich an ein ähnliches Verhalten meiner Mutter: wie sie von einer Laune in die nächste fiel, wie sie sich verfolgt fühlte und deprimiert war, wie sie ihr Gleichgewicht vollkommen verlor, als sie das hormonale Chaos ihrer Menopause durchmachte. Ich war damals eine intolerante Jugendliche; ich konnte keine Geduld für das Ganze aufbringen und hatte weniger Verständnis dafür als die erwachsenen Mitglieder meiner Familie für meine wilden Stimmungs- und Energieschwankungen. Heute sage ich stolz (und gar nicht wahrheitsgemäß), daß ich keine Hormone habe. Damit meine ich, daß Ebbe und Flut nicht mehr so ausgeprägt sind; ich nehme sie nur noch als zyklische Veränderung ohne Schmerzen oder Qualen wahr. Ich habe gelernt, meine Hormone in den Griff zu bekommen.

Früher glaubte ich, ich würde erst als alte Frau von den hormonal bedingten Krankheiten erlöst werden; nämlich dann, wenn ich jenseits des Alters wäre, in dem man das hormonale Chaos durchlebt. In einer Hinsicht war ich zu pessimistisch: Ich mußte gar nicht so lange warten, nur so lange, bis ich die Geheimnisse des natürlichen Umgangs mit den Hormonen erforscht hatte. In anderer Hinsicht war ich zu optimistisch: Denn meine Vermutung, daß von den hormonalen Problemen, die ich bis dahin gehabt hatte, nach der Menopause nichts mehr zu spüren wäre, war falsch. In der Familie meiner Mutter treten potentiell bösartige Krebserkrankungen auf, begleitet vom Rest des dazugehörigen hormonalen Chaos. Ich bin mir sehr wohl bewußt, daß Selbstmord und Unfälle das fatale Ende einer prämenstruellen psychischen Instabilität sein können. Eine chronische Hormonstörung kann bedeuten, daß man es nicht schafft, eine alte Dame zu werden.

Selbstmord und Unfallgefahr bei prämenstrueller psychischer Instabilität

Meine eigenen Probleme mit den Hormonen mögen zwar Gegenstand vieler Witze gewesen sein, doch in Wirklichkeit waren sie nicht zum Lachen. Wenn Sie ähnliche Erfahrungen gemacht haben wie ich, werden Sie genau wissen, was ich meine. Wie bei vielen Frauen begannen auch meine Probleme in der Jugend, mit der ersten Periode. In der ersten Zeit ist der Menstruationszyklus oft unregelmäßig; viele Mädchen haben Schwierigkeiten, mit dem Durcheinander, der Müdigkeit, den Schmerzen, dem vielen Blut und dem nicht vorhersagbaren Einsetzen der Periode fertig zu werden. Seit dem ersten Tag der Blutung, die so früh auftrat, daß niemand daran gedacht hatte, mich zu warnen, war meine Pubertät von heimlichen Qualen gezeichnet. Ich hatte keine Ahnung, was das Blut zu bedeuten hatte, woher es kam, was ich machen sollte; ich war peinlich berührt, weil es »von da unten« kam, einem Teil meines Körpers, der mich auf seltsame Weise beschämte. Es war eine Erfahrung, die sich mir so nachhaltig einprägte, daß ich mich noch heute, dreißig Jahre später, vollkommen klar daran erinnern kann.

Die Menstruation wurde von Schamgefühlen begleitet. Scham über den Geruch, die Flecken; Scham über den Ursprung des Bluts, da ich für sexuelle Tabus empfänglich war; Scham über die ganze schmutzige Angelegenheit. Für mich waren die Schmerzen hauptsächlich psychologischer Natur; erst zehn Jahre später wurde mir bewußt, daß ich bestimmte körperliche Schmerzen während meiner Periode hatte.

Als andere Mädchen in meiner Klasse ihre Perioden bekamen, hörte ich von physischen Schmerzen, unter denen einige von ihnen litten; ich beobachtete, wie sie ganz blaß wurden und die Schulkrankenschwester aufsuchten. Während ich mich vielleicht am ersten Tag meiner Perioden schwindlig fühlte und ohnmächtig wurde, krümmten sie sich an ihren Tagen vor Schmerzen.

Eine Frau zu sein, erschien wie ein grausamer Fluch.

Zehn Jahre später war ich es nämlich, die körperliche Schmerzen verspürte. Der Grund war ein Intrauterinpessar; bis dahin hatte mein weiblicher Körper in seinen jungen Jahren scheinbar ganz gut funktioniert. Aber weil ich unter den Nebenwirkungen der Antibabypille ziemlich litt, schien mir ein Intrauterinpessar eine gute Lösung für meine Verhütungsprobleme zu sein.

Das PMS äußert sich in Depressionen und Schmerzen

Die regelmäßigen monatlichen Schmerzen ließen mich meine Perioden stärker erleben, doch ich hatte mir vorgenommen, dies zu tolerieren, da ich eine wirksame Verhütungsmethode benötigte. Dann entdeckte ich das PMS. Ich sage »entdeckte«, weil ich im Jahre 1973 noch nie etwas von einem prämenstruellen Syndrom[1] gehört hatte; mir wurde plötzlich klar, daß ich darunter litt. Es geschah zufällig. Ich blätterte in meinem Tagebuch, als ich bemerkte, daß die tränenverschmierten Seiten mit auffallender Regelmäßigkeit wiederkehrten. Ich fand heraus, daß ich zyklische Anfälle von Depressionen hatte, die vier Tage vor jeder Periode am schlimmsten waren. Ich erkannte, daß ich in der Zeit die irrationalsten Dinge niederschrieb, und mir wurde bewußt, daß ich meinem eigenen Urteilsvermögen nicht trauen konnte.

Prämenstruelle Probleme variieren von Frau zu Frau

1 prämenstruelles Syndrom (PMS) = charakteristische Störungen in den letzten Tagen vor der Menstruation

und von Monat zu Monat. Mir fielen zuerst psychologische Symptome auf: Depression, Verwirrung, Angst. Später registrierte ich auch noch körperliche Symptome, wie beispielsweise Schwellungen, Schmerzen in der Brust, im Rücken, in den Gliedern und im Bauch. Ich bemerkte Veränderungen in meinem Eßverhalten: Normalerweise esse ich sehr vernünftig und bewußt, doch an den schlimmsten Tagen vor meiner Periode stopfte ich wahllos Süßigkeiten und Schokolade in mich hinein, um mein heftiges Verlangen nach Zucker zu befriedigen. Ich nahm natürlich zu, und mein Körper wurde schlaff.

Als ich dann aber die Tragweite des PMS erkannt hatte, beschloß ich, in der Woche vor meiner Periode möglichst keine wichtigen Entscheidungen zu treffen; alle wären zunächst nur vorläufiger Natur und müßten nach dem ersten Tag der Blutung neu überdacht werden. Es ist schwer, genügend Vernunft aufzubringen, um an einer Entscheidung festzuhalten, wenn der Verstand sich in prämenstruellem Aufruhr befindet; als die Jahre dahingingen und die Schmerzen schlimmer wurden, mußte ich weitere Maßnahmen ergreifen. Gewisse Regeln kristallisierten sich heraus: in den Tagen vor der Periode kein Auto fahren (Unfallgefahr); keine Interviews; Auftritte in den Medien vermeiden (die Verleger weigerten sich leider, dies ernst zu nehmen!); keine spontanen Käufe oder plötzliche Veränderungen in meinem Leben. Der Versuch, sich dem PMS anzupassen und den Schaden begrenzt zu halten, ohne aber das Problem zu lösen, bedeutet jedoch einen enormen Einschnitt in die alltägliche Entscheidungsfreiheit.

Für mich war PMS nur ein Teil des Problems. Die darüber gelesenen Bücher informierten mich, daß eine Frau entweder unter PMS (verursacht durch eine Form von hormonaler Störung) oder Regelschmerzen (verursacht durch eine andere Störung) leidet. Dies entsprach jedoch nicht meiner Erfahrung. Ich hatte beides. Schmerzen und eine beginnende Infektion zwangen mich zur Entfernung meines ersten Intrauterinpessars; Monate später versuchte ich es mit einem anderen, doch das Ergebnis war ähnlich. Als ich dann schließlich gar keine Intrauterinpessare mehr benutzte, waren die regelmäßig wiederkehrenden und voraussagbaren starken Regelschmerzen zu einem Teil meines Lebens geworden, wie das prämenstruelle Syndrom.

Im Laufe der Jahre nahmen die Schmerzen zu. Ich konnte sie nicht mehr länger auf ein Intrauterinpessar, eine Infektion oder irgend etwas anderes außerhalb meines Körpers schieben; alle vermuteten, daß sie auf die Vernarbung meiner Fortpflanzungsorgane infolge der Infektion zurückzuführen waren. Unfähig, sie länger zu ertragen, suchte ich meinen Arzt auf. Er diagnostizierte Fasergeschwülste; zwar kleine und in einem frühen Stadium, aber dennoch besorgniserregend. Was konnte man dagegen tun? Die Antwort des Chirurgen wäre eine Hysterektomie, sagte er mir. Er riet mir, die Schmerzen so lange wie möglich zu ignorieren.

Ich beschloß herauszufinden, ob ich das Problem selbst lösen könnte. Im Laufe meiner Forschungstätigkeit auf dem Gebiet der medizinischen Soziologie hatte ich von der zunehmenden Kontroverse über Hysterektomien in den Vereinigten Staaten gelesen; ich war überzeugt, daß dies eine Operation war, die, wenn irgend nur möglich, vermieden werden mußte. Bei weiteren Forschungen, die ich als Autorin von Büchern über die Gesundheit betrieb, lernte ich, daß Fasergeschwülste hormonabhängig sind und gewöhnlich schnell wachsen; ich fing an zu begreifen, daß ich etwas tun konnte und sollte, um dieses Fortschreiten zu verhindern. Zudem mußte ich mir eingestehen, daß meine prämenstruellen Probleme schlimmer denn je waren. Ich litt unter Migräne und angeschwollenen, schmerzenden Brüsten, hatte einen empfindlichen Magen und aufgeblähten Bauch, extreme Angstzustände und Depressionen (namenloses Schreckgespenst nannten wir sie), heftiges Verlangen nach Essen ... Ich könnte noch lange mit meiner Aufzählung fortfahren. PMS ist ein Leiden mit vielen Gesichtern.

Wenn man mit all diesem zu kämpfen hat, ist es kein Wunder, daß Frauen wie ich als kränkliche, unvernünftige Neurotikerinnen angesehen werden. Genauso stufte ich meine arme Mutter ein, als sie darunter litt. Von der sicheren Warte meines heutigen Standpunktes aus kann ich ganz gut verstehen, warum manche Männer uns Frauen nicht ernst nehmen: Wenn die Hormone in Aufruhr sind, hat man keine Kontrolle über sein Leben. Ich war, offen gestanden, heillos durcheinander. Und ich weiß, es gibt viele andere, die jetzt genauso leiden, wie ich früher gelitten habe. Ich mußte wirklich etwas ändern. Es war an der Zeit, meine Hormone in Ordnung zu bringen.

Zuerst mußte ich verstehen, womit ich mich überhaupt beschäftigte. Was war die Wurzel des Problems? Was sind die mächtigen Hormone überhaupt, deren Schwankungen so vielseitige Schrecken hervorrufen können? Wie kommt es, daß sie so viele Aspekte unseres Lebens, sogar uns selbst beeinflussen?

Hormone aktivieren Vorgänge im Körper und koordinieren die biochemische Aktivität

Hormone sind Wirkstoffe, die Vorgänge im Körper auslösen. Sie koordinieren die biochemische Aktivität, die in all unseren Zellen ständig vonstatten geht. Während die Gene, mit denen wir geboren werden, den grundle-

genden Bauplan liefern, sind Hormone für die täglichen Änderungen, die bestimmen, was tatsächlich in unserem Körpersystem passiert, verantwortlich.
Weil sie von so unterschiedlich spezialisierten Organen wie den Eierstöcken, der Nebenniere und den normalen Fettzellen produziert werden, gibt es auch verschiedenartige Hormone. Sie zirkulieren im Blut durch den Körper und dadurch auch ständig durchs Gewebe.
Unsere Zellen enthalten Rezeptoren[1], die auf bestimmte Hormone reagieren. Je größer die Menge an Hormonen oder je empfindlicher die Rezeptoren, desto intensiver die Reaktionen. Die Hormone, die uns hier interessieren, sind allgemein als Sexualhormone bekannt. In der Schule lernte ich etwas über Östrogen und Progesteron; man weiß, daß diese beiden wichtigen Hormone Bestandteil einer Gesamtstruktur sind, die noch eine ganze Reihe anderer Substanzen umfaßt. Endokrinologen[2] glauben, daß längst noch nicht alle Hormone entdeckt worden sind und daß verwandte Substanzen, die nicht als Sexualhormone gelten, mit ihnen interagieren, um ihre Auswirkungen zu verändern.
Hormone agieren als chemische Boten des Körpers; sie dirigieren unsere Stoffwechselprozesse, indem sie Veränderungen in den Körperzellen anregen. Man kann sie sich als Musikinstrumente vorstellen, die zusammen eine harmonische, wunderbare Symphonie spielen können. Wenn sie aber aus dem Takt geraten, klingt die Musik verzerrt und disharmonisch. Man kann sich nun entscheiden, entweder die Rolle des Dirigenten zu übernehmen, um sicherzustellen, daß eine Harmonie erklingt; oder aber man überläßt es zufälligen Einflüssen, die Hormone zu kontrollieren, und riskiert Mißklänge.

1 Rezeptoren = Enden der Nervenfasern
2 Endokrinologie = Lehre von den endokrinen Drüsen

Hormone können den Zellen Anweisung geben, auf eine bestimmte Substanz zu reagieren, so wie Insulin die Zellen veranlaßt, Zucker aus dem Blut aufzunehmen; oder sie steigern die Umsatzrate, so wie Adrenalin die Geschwindigkeit erhöht, mit der wir Fett verbrennen; oder sie verändern die innere Biochemie der Zellen, so daß sie Wasser aufsaugen oder ihre Form ändern. Tatsächlich können Hormone Zellen dazu bringen, fast alles zu machen, was sie machen können.

Hormonal bedingte Änderungen finden im ganzen Körper und im Gehirn statt; denn Hormone sind überall. Daher registriert man körperliche Auswirkungen durch hormonale Veränderungen zur gleichen Zeit wie psychische. Jedes Hormon kann über eine Reihe von Wirkungen verfügen, sie sind abhängig vom Aufbau und von den Fähigkeiten der Zellen, auf die es einwirkt. So regt Adrenalin nicht nur den Fettstoffwechsel an, sondern läßt auch das Herz schneller schlagen; es zieht die Blutgefäße zusammen, versetzt einen in Spannung und schärft die Sinne. In ähnlicher Weise wirken sich Sexualhormone buchstäblich von Kopf bis Fuß auf die Körperfunktion aus! Schwanken Ihre Hormonspiegel, ändern sich Ihre Stimmung, Ihre Körperstruktur, Ihr Potential für verschiedene Arten von Aktivitäten und Ihre ganze Sensibilität. Diese Schwankungen variieren von Frau zu Frau, und sie finden auch dann noch statt, wenn wir älter werden.

Das Hormonsystem des Körpers ist sehr komplex und hochentwickelt, doch, wie so oft in unserer technischen Welt, wird es behandelt, als wäre es viel einfacher, als es tatsächlich ist. Die westliche Wissenschaft basiert auf dem Reduktionismus, einer Annäherung an die Natur, bei der versucht wird, ihre einzelnen Teile isoliert zu betrachten, um einfache Antworten zu finden. So haben

Ärzte und Wissenschaftler wichtige Sexualhormone entdeckt, die in relativ großen Mengen vorkommen – besonders Östrogen, Progesteron und Testosteron –, und sie haben versucht, unsere Probleme zu verstehen und zu lösen, indem sie sie isoliert und mit ihnen experimentiert haben.

Der Wirbel um die jüngste Entdeckung und der momentan herrschende Zeitgeist führten dazu, daß einzelnen Hormonen zuviel Bedeutung beigemessen wurde. Dies wird oft größtenteils von der pharmazeutischen Industrie veranlaßt, denn sie profitiert vom Verkauf der Produkte, die sie aufgrund dieser Entdeckung entwickelt hat. Leider finanziert diese Industrie die meisten Forschungsarbeiten von Wissenschaftlern und Ärzten, die so neue Medikamente und Behandlungsmethoden erproben.

Während kommerzielle Ziele einen enormen Einfluß auf die Forschungsrichtung haben, führt die Besessenheit einzelner Ärzte dazu, zu viel Gewicht auf nur begrenzte Aspekte des gesamten Hormonbildes zu legen. Auch der Zeitgeist spielt, wie bereits erwähnt, eine Rolle; ein Hormon kann in einem Jahrzehnt *das* Allheilmittel sein, im nächsten ist es schon wieder ein anderes. Dies ist ein Wesenszug des medizinischen Fortschritts, dessen sich viele Laien nicht bewußt sind.

Die bekannte Gynäkologin Dr. Katherina Dalton gehört zu jener Schule, die Progesteron scheinbar als das weibliche Hormon von größter Bedeutung betrachtet. Dr. Dalton behandelt eine ganze Reihe von Problemen mit Progesteron; doch obwohl ein Progesteronzusatz einigen Frauen vielleicht helfen kann, ist eine Behandlung mit nur einem einzigen Hormon vollkommen unausgewogen und unvollständig. Andere Ärzte favorisierten Östrogen, und Millionen von Frauen wurden mit Östrogenzusätzen behandelt. Seit man jedoch herausfand, daß Östrogen — isoliert verabreicht — das Risiko erhöht, an bestimmten Krebsarten zu erkranken, wird diese Behandlung von der Medizin mißbilligt. Heute werden Mischungen aus synthetischem Progesteron und Östrogen in einer Vielzahl von Formen verschrieben- als Hormonersatz-Therapie (HET) und als Antibabypille. Jede Behandlung mit zusätzlichen Hormonen, bei der nur ein oder zwei Hormone verwendet werden, ist eine unausgewogene Annäherung an ein komplexes Problem, die unweigerlich die empfindlichen Regulationssysteme des Körpers aus dem Gleichgewicht bringen muß. Man kann die Menge eines Hormons nicht künstlich erhöhen, ohne eine ganze Reihe von nicht vorhersehbaren Folgen auszulösen. Zuerst wird der Körper die natürliche Produktion der zugefügten Hormone verringern, um das Gleichgewicht wiederherzustellen; bei einigen Hormonen versucht der Körper, die über einen langen Zeitraum stattfindende unnatürliche Zunahme zu bewältigen; das führt dazu, daß die Produktion des Hormons permanent verhindert wird. Es kann lange dauern, ehe man dies entdeckt. Bei Steroidhormonen, die früher häufig bei Allergien und Arthritis eingesetzt wurden, können die Auswirkungen folgenschwer und irreversibel sein. Mittlerweile wurde nachgewiesen, daß einige Hormone, die in frühen Zusammensetzungen der Antibabypille verwendet wurden, Langzeitschäden verursachen: Bei einigen Frauen führt die Unterdrückung der natürlichen Hormonproduktion zu ständiger Unfruchtbarkeit. Noch kann niemand sichere Aussagen über die Auswirkungen einer Langzeitbehandlung mit irgendeinem Hormon machen.

Künstliche Hormonerhöhung kann zu Dauerschäden führen

Da die Hormonsysteme des Körpers zusammenhängen,

können wir nie wissen, wie sich die Verabreichung eines bestimmten Hormons bei einer Einzelperson auswirken wird. Wir können jedoch sicher sein, daß es viele Reaktionen geben wird. Arglose Pfuscherei ist schlicht gefährlich.

Die Tendenz unserer Kultur zu allzu großer Vereinfachung hat noch eine andere Auswirkung. Anstatt die Hormonproblematik als Ganzes zu betrachten, haben Ärzte und Wissenschaftler einzelne Probleme isoliert untersucht. Seitdem werden Beschwerden während der Perioden behandelt, als ob sie grundlegend anders wären als jene mit und nach der Schwangerschaft beziehungsweise der Menopause; wir verhalten uns, als ob die Störung in einer Situation nicht in Verbindung mit der Störung in einer anderen stehen könnte.

Die eigentlichen Ursachen für die weitverbreiteten Schmerzen und Leiden, die mit hormonal bedingten Problemen einhergehen, werden oft ganz und gar ignoriert. Den Frauen wird das schnelle Allheilmittel angeboten: »Nehmen Sie dies gegen Ihr PMS, das gegen Ihre Schmerzen und das andere gegen die Symptome der Menopause.« Niemand scheint erkennen zu wollen, daß dies alles Teil desselben Problems ist: Hormonstörungen aufgrund eines Lebensstils, der den Bedürfnissen der Frauen nicht gerecht wird. Es ist ein lebenslanges Problem, aber eines, das wir durch natürliche Mittel lösen können – ohne das Risiko, unser empfindliches biochemisches Gleichgewicht zu schädigen.

Um dies zu erreichen, müssen wir uns auf die primären Ursachen für Hormonstörungen konzentrieren. Wir müssen über die Substanzen nachdenken, die unser Körper benötigt, um die Hormone in der richtigen Menge zu produzieren; und über die, die den Körperzellen ermöglichen, angemessen auf sie zu reagieren. Wir müssen etwas über die Bildung und Stoffwechselfunktion der Hormone in unserem Körper wissen. Und wir müssen die vielen Einflüsse berücksichtigen, die sich störend auf das hormonale Gleichgewicht auswirken können.

Der Schlüssel zu den hormonal bedingten Problemen liegt darin, all die Aspekte des Lebensstils zu kontrollieren, die die Hormonsysteme beeinträchtigen. Dies bedeutet, daß Sie Ihr Leben in die Hand nehmen und nicht nur Opfer sind, also selbst aufs Dirigentenpult steigen und die Verantwortung für das Orchester übernehmen, indem Sie die Noten Ihrer persönlichen Partitur dirigieren.

Agieren und nicht nur reagieren ist der Schlüssel zu hormonal bedingten Problemen

In der Praxis heißt dies, konsequent zu handeln, um sicherzustellen, daß man alles bekommt, was für ein gesundes Leben wichtig ist. Man muß die Verantwortung für sich selbst übernehmen und anderen etwas von der Verantwortung abgeben, falls es die eigenen Bedürfnisse verlangen. Dies kann heißen, etwas egoistisch zu sein, damit man die Ruhe, Bewegung und gute Ernährung bekommt, die man braucht. Langfristig zahlt sich dieses Verhalten für Sie und Ihre Mitmenschen aus.

Hormonal bedingte Probleme durch Ursachenforschung zu lösen, mag zunächst als aussichtslose Aufgabe erscheinen, doch der Nutzen, den man am Ende daraus zieht, ist erstaunlich. Man lernt viel über sich selbst, seine tiefsitzenden Bedürfnisse und individuellen Eigenarten. Es ist eine faszinierende Suche nach der wahren Natur der Weiblichkeit, eine, von der man im Laufe des Lebens viele Vorteile hat.

Wenn man das hormonale Gleichgewicht in den Griff bekommt, schützt man sich nicht nur vor einer regelmäßigen Verschlimmerung des PMS oder der Regelschmerzen sowie vor lang andauernden Symptomen der Menopause, sondern auch vor anderen Problemen, die mit einer Hormonstörung einhergehen, wie Depressionen, Müdigkeit und Gewichtszunahme. Man verringert das Risiko, an Krebs oder Herzleiden zu erkranken; man stärkt die Knochen und den ganzen Körper. Und sollte man ein Baby planen, vergrößern sich die Chancen, ein gesundes, glückliches Kind zu bekommen, das einem selbst und anderen viel Freude bereitet.

Die hormonal bedingten Probleme der Frauen wurden bislang von der männerdominierten Wissenschaft und Medizin absolut nicht ernstgenommen. Im Kampf um deren Anerkennung wurden Frauen oft herabgesetzt: Unser törichtes Verhalten wird uns verziehen, unser Ärger ignoriert oder unser Wankelmut weggeredet, denn schließlich sind wir nur Frauen, nichts als ein Mißklang der Hormone. Wenn sich unsere ganze Umgebung und unser soziales Umfeld zu verschwören scheint, um unser Los noch zu verschlimmern, dann ist das sehr schade. Es liegt in der Natur der Frauen, in bestimmten Abständen verrückt zu spielen: Wir sind für unser irrationales Verhalten bekannt. Frauen müssen auf der ganzen Linie weiterkämpfen, so wie schon unsere Großmütter es getan haben. Schließlich sind wir nicht so leicht unterzukriegen. Die Bereitschaft, sich mit einer benachteiligten Position und den ständigen Schmerzen abzufinden, nur weil man dem weiblichen Geschlecht angehört, schwindet immer mehr. Diese Veränderung reflektiert zum einen den Machtverlust der frauenfeindlichen Religionen des Alten Testaments, die die untergeordnete Rolle der Frauen verteidigen; zum anderen aber auch die wachsende Stärke der Frauen, die aus den feministischen Denkweisen und der zunehmenden Befreiung

Die Prioritäten der Frauen unterscheiden sich von denen der Männer

vom Druck, Kinder gebären zu müssen, resultiert. Schließlich treten Frauen auch für ihre Kraft, ihren Wert für die Gesellschaft im allgemeinen, die Bedeutung ihrer weiblichen Natur und die weibliche Art zu denken und zu empfinden ein. Unsere Prioritäten sind andere als die der Männer; Gesundheit, sowohl für den einzelnen als auch für unsere Kinder und den ganzen Planeten, nimmt bei Frauen einen sehr hohen Stellenwert ein.

Wir können nicht unser ganzes Potential entfalten, während wir gleichzeitig mit einem geschädigten Stoffwechselsystem kämpfen. Als Frauen kommen wir erst dann zu unserem Recht, wenn wir uns körperlich und geistig wohl fühlen, wenn wir nicht als irrational oder unzuverlässig abgetan werden, nur weil unsere Hormonschwankungen außer Kontrolle geraten. Eine Anklage, die nur fallengelassen wird, weil eine Frau in ihrer prämenstruellen Phase überreagiert hat, ist ein wertloser Sieg; der wahre Sieg wird erst dann unser sein, wenn das Wissen um das Innenleben einer Frau anerkannt wird. Aber dazu gehört ein präzises Gleichgewicht, das wir jetzt nur durch eine wohlüberlegte Vorgehensweise erreichen können. Wir können es uns nicht länger leisten, passive Opfer zu sein.

Frauen wie ich, deren Hormone dazu neigen, aus dem Gleichgewicht zu geraten und Probleme zu verursachen, können lernen, eine Veränderung des körperlichen Zustands zu erkennen und vorherzusehen und entsprechend darauf zu reagieren. Unsere Bedürfnisse ändern sich, wenn unser Zyklus schwankt; um die Kontrolle nicht zu verlieren, müssen wir uns auf das, was mit uns vorgeht, einstellen und wissen, was wir tun müssen. Erfahrung ist der beste Ratgeber, den man haben kann. Das Buch möchte Ihnen zeigen, wie Sie auf die Botschaften reagieren sollten, die Sie von Körper und Geist erhalten.

Beenden Sie den Mißklang – suchen Sie Harmonie!

Zusammenfassung

Das prämenstruelle Syndrom (PMS) löst in der Gefühlswelt einer Frau ein ständiges Auf und Ab aus. Doch dem muß gar nicht so sein. Während ein leichtes Unwohlsein während der Periode normal und fast jede Frau davon betroffen ist, sind zyklische Schmerzen und Qualen unnatürlich und bedenklich. Derart heftige Reaktionen während der Regel sind Anzeichen für hormonale Störungen, die dringend behoben werden müssen, wenn keine Folgeschäden, wie Unfruchtbarkeit u. ä., auftreten sollen.
Hormonstörungen müssen im Gesamtzusammenhang betrachtet und behandelt werden, weil das menschliche Hormonsystem ein komplexes Gebilde ist. Die körpereigenen Hormone agieren und reagieren miteinander. Von einem isolierten Hormon können deswegen keine Rückschlüsse auf seine Wirkungsweise im Gesamtorganismus geschlossen werden. Daher ist die Verabreichung eines einzelnen Hormons bedenklich. Denn der Körper stellt die Produktion dieses Hormons dann ein. Hält dieser Zustand länger an, können Langzeitschäden nicht ausgeschlossen werden.

2. Probleme mit den Hormonen – warum gibt es sie so häufig?

Wenn die große Mehrheit der Frauen die meiste Zeit ihres Lebens Probleme mit ihren Hormonen hat, dann muß mit uns oder unserem Lebensstil etwas grundlegendes nicht stimmen. Hat die Natur einen schrecklichen Fehler gemacht, als sie uns mit Systemen ausstattete, die so leicht und drastisch außer Kontrolle geraten können? Ist dies eine unabwendbare Tatsache im Leben der Frauen? Ich glaube nicht. Ich bin vielmehr davon überzeugt, daß hormonal bedingte Probleme in unserer Kultur genauso normal sind, wie Herzkrankheiten mittlerweile zur Normalität gehören (und an Herzkrankheiten stirbt in der Tat mehr als die Hälfte der Bevölkerung in Großbritannien) und wie Fußballenentzündungen und Hühneraugen an unseren Füßen »normal« geworden sind. Herzleiden können vermieden werden, wenn wir die richtigen Entscheidungen im Leben treffen, so wie Fußballenentzündungen vermieden werden können, wenn wir die richtigen Schuhe wählen. Derartige Probleme sind das Ergebnis der Art und Weise, wie wir in dieser Kultur leben; und obwohl wir immer anfällig für sie sein werden, müßten wir eigentlich nicht annähernd so viel leiden, wie wir es aber tun.

Für eine gute Gesundheit und um das Beste aus unserem

Leben zu machen, ist es wichtig, die richtigen Entscheidungen zu treffen. Ein hormonales Gleichgewicht ist maßgeblich dafür verantwortlich, ob wir uns körperlich und geistig wohl fühlen. Ist unser Hormonsystem gestört, kann es schwierig sein, selbst mit den grundlegendsten Anforderungen des Lebens fertig zu werden. Ich will den Feminismus hier mal ganz beiseite lassen, aber Frauen sind wirklich fast immer diejenigen, die sich um die Erziehung der Kinder kümmern, die in Familien und sozialen Gruppen für Ausgeglichenheit sorgen; sie sind Menschen, die sich Sorgen machen. Man erwartet von uns, daß wir zuverlässig und konstant in unseren Handlungen sind; doch ein unheimlich großer Teil unseres Lebens wird von rasanten Hormonschwankungen bestimmt.

Ein hormonales Gleichgewicht bestimmt das körperliche und geistige Wohl einer Frau

Sind wir selbst unsere schlimmsten Feinde, werden wir von innen, von unseren Hormonen verraten?

Wir können nicht mit Sicherheit sagen, ob Frauen schon immer an hormonbedingten Problemen gelitten haben; aber die zur Verfügung stehenden Beweise lassen die Schlußfolgerung zu, daß sie heute verbreiteter sind als je zuvor. Ältere Freundinnen haben mir erzählt, daß das PMS scheinbar kein so häufiges Problem in ihrer Jugend war; doch es gibt einfach keine Statistiken darüber, wieviele Frauen vor fünfzig Jahren an dieser Art von Problemen litten. Solche Dinge, wie die Periode und PMS, werden weder in Romanen noch in den meisten anderen Aufzeichnungen erwähnt. Durch die Kombination von allgemeinen Vorurteilen gegenüber Frauen (sie gelten zumindest seit der viktorianischen Zeit als nervöse, kränkliche und unzuverlässige Wesen), schlechter Ernährung und eingeschränktem Lebensstil, die allesamt das Hormonsystem direkt schädigen können, entsteht zwangsläufig ein verzerrtes Bild.

Wenn es möglich wäre, das Auftreten von PMS, Menstruationsproblemen und ernsthaften Symptomen der Menopause in anderen Kulturen festzuhalten, könnte man überzeugende Antworten auf diese Fragen geben. Leider ist die Menstruation und alles, was damit zusammenhängt, immer noch ein Tabuthema; die Informationen sind dementsprechend spärlich.

Es ist nicht möglich, irgendein goldenes Zeitalter zum Vergleich heranzuziehen, als Frauen noch ein natürlicheres, mehr auf ihre Bedürfnisse zugeschnittenes Leben führten, denn dann könnte man abschätzen, wie häufig und schwer sie erkrankt waren. Das vorhandene anthropologische Beweismaterial ist nicht zuverlässig, da es zu sehr von Vorurteilen geprägt ist. Anthropologen waren gewöhnlich Männer, sie versäumten es schlichtweg, sich nach der Gesundheit der Frauen zu erkundigen. Und wenn die Menstruation als etwas Böses, Unsauberes oder Gefährliches angesehen wird, wie es in den meisten Kulturen der Fall ist und war, dann ist es kein Wunder, daß wir praktisch nichts über die Erfahrungen der Frauen mit ihren Menstruationszyklen wissen.

Regelschmerzen gab es zwar auch schon in den letzten Jahrhunderten, doch wie häufig sie auftraten, weiß niemand. Es scheint, daß Frauen in den Kulturen, in denen die Menstruation sehr stark tabuisiert wird und als abstoßend gilt, am stärksten leiden; doch auch in unserer Kultur, in der die Tabus viel von ihrer Macht verloren haben, nehmen Menstruationsprobleme zu. Statistiken, die von Allgemeinmedizinern erstellt wurden, lassen zwischen 1971 und 1981 einen 73prozentigen An-

Probleme mit der Periode nehmen in unserer westlichen Kultur wieder zu

stieg von anomalen Uterusblutungen erkennen. Immer mehr Frauen gehen wegen Menstruationsbeschwerden zum Arzt, und gynäkologische Eingriffe werden häufiger vorgenommen.

1931 wurde das PMS zum ersten Mal eindeutig identifiziert, als ein New Yorker Arzt von 15 Frauen berichtete, die an prämenstrueller Wasserretention und nervöser Anspannung litten. Weitere Studien über das Phänomen folgten. Einige enthielten Umfragen zur Häufigkeit, mit welcher Frauen an den Symptomen des PMS litten; jedoch war die Anzahl der Betroffenen geringer als in den neueren Forschungsberichten. Dies läßt darauf schließen, obwohl es nicht bewiesen ist, daß PMS heute häufiger vorkommt als früher.

Für mich liegt die Ursache in unserer Entwicklungsgeschichte. Ich kann mir nicht vorstellen, daß wir uns dergestalt entwickeln sollten, daß so viele Frauen die meiste Zeit durch ihre Hormonschwankungen ernsthaft benachteiligt sein sollen. Hätten die Menschen etwa die erfolgreichste Spezies auf diesem Planeten werden können, wenn die Hälfte von ihnen so schlechte Anlagen mitbekommen hätte? Nein, der Fehler liegt nicht in den Erbanlagen (außer vielleicht in deren Ausgewogenheit), sondern in der Art und Weise, wie wir leben und mit unserem Körper umgehen. Darin besteht das eigentliche Problem. Unser Lebensstil hat sich rapide verändert. Nur innerhalb einer Generation hat die Technik die Gesellschaft verwandelt. Die Nahrungsmittel sind durch die chemischen Dünger, die in der Landwirtschaft eingesetzt werden, und die Lebensmittelindustrie andere geworden; die schleichende Umweltverschmutzung durch Chemikalien ist ein erschreckendes, aber allgegenwärtiges Merkmal unserer Welt.

Der rasante Wandel unserer Gesellschaft hat sich auf unser Hormonsystem ausgewirkt

Durch die Entwicklung des Verbrennungsmotors hat die Zahl der Autos stark zugenommen; viele Frauen wären entsetzt, wenn sie heute so oft zu Fuß gehen müßten wie die Menschen, darunter auch Kinder, vor fünfzig Jahren.
Diese Veränderungen wirken sich unvermeidlich auf unseren Körper aus. Das sich im Laufe dieses Jahrhunderts gewandelte Krankheitsbild reflektiert den Umbruch unserer Gesellschaft. Statt an Hunger leiden wir jetzt an Übergewicht und bekommen Herzanfälle; statt an tödlichen Infektionen erkranken wir an chronischen Allergien. Wir haben eher langwierige Leiden als akute und dramatische Krankheiten. Der Anstieg der Zivilisationskrankheiten war in den letzten dreißig Jahren besonders drastisch; in den letzten zwei Jahrzehnten stiegen sie auf beängstigende Weise nochmals an. Obwohl wir länger leben als unsere Großmütter, sind wir mit Sicherheit nicht gesünder.
Hormonstörung ist nur eine der langwierigen Krankheiten, an denen heutzutage so viele Menschen leiden. Wenn laut General Household Survey (Allgemeine Haushaltsumfrage) der britischen Regierung ein Drittel der Frauen über derartige Krankheiten klagen, liegt es auf der Hand, daß die Krankheiten zu einem großen Teil auf Hormonstörungen zurückzuführen sind. 50 Prozent der Frauen zwischen sechzehn und vierundvierzig waren 1983 länger krank als 1972; viele dieser Leiden waren hormonal bedingt.
Doch wie verbreitet sind hormonal bedingte Probleme heute? Bei Umfragen gehen die Schätzungen weit auseinander, je nachdem welche Fragen gestellt werden und welche Gruppe von Frauen interviewt wird. Die Antworten, die sie geben, sind möglicherweise nicht einmal zuverlässig, da einige Frauen überhaupt nicht

wissen, daß sie Probleme mit den Hormonen haben. Ich hatte zum Beispiel auch keine Ahnung, daß ich unter dem PMS litt, bis zu jenem Tag in Montreal, als ich in meinem Tagebuch blätterte; und wenn mich im Rahmen einer Umfrage jemand nach meinen prämenstruellen Erfahrungen gefragt hätte, hätte auch ich dieser Person fröhlich versichert, daß ich überhaupt keine Beschwerden habe. Genauso verhält es sich mit anderen Frauen; diejenigen, die nie ein Tagebuch geführt haben, in dem sie ihre Gefühle und Symptome festhalten, sehen vielleicht gar keinen Zusammenhang zwischen ihrem Hormonzyklus und dem sich ändernden geistigen und körperlichen Zustand.

Oft bekommt man auf Fragen nach der Gesundheit keine eindeutigen Antworten. Ich zögere immer, wenn ich gefragt werde, wie lange meine Periode dauert. Soll ich die letzten Tage mit dazurechnen, wenn es nur noch gelegentlich ein bißchen blutet? Oder sind sie nur an den Tagen interessiert, wenn es richtig stark blutet? Was zählt als Schmerzen? Das Gefühl der Schwere im unteren Bauchbereich? Was wir empfinden, hängt größtenteils davon ab, wie wir uns im allgemeinen fühlen, was wir machen und wie wir glauben, fühlen zu müssen. Wenn ich beschäftigt und aktiv bin, merke ich gewisse Dinge gar nicht, die ich sonst als schmerzlich bezeichnen würde. Wie oft schon haben Sie Schnittwunden oder blaue Flecken erst dann bemerkt, nachdem Sie Ihre Gartenarbeit beendet hatten und haben sich erst dann gefragt, wie sie entstanden sind?

Stärkere Schmerzen, Hitzeanfälle während der Menopause oder sonstige Symptome *fließen* natürlich in die Umfragen ein. Aber diese Zahlen geben die wahre Situation zwangsläufig nicht präzise wieder.

Dennoch sind die Zahlen, über die wir verfügen, beunruhigend. Sie sagen uns, daß die große Mehrheit der Frauen unter ihren Menstruationszyklen erheblich leidet. Wahrscheinlich bleibt keine Frau ihr Leben lang von Schmerzen oder Leiden, die mit Hormonschwankungen zusammenhängen, verschont.

Regelschmerzen – Schmerzen, die man während der monatlichen Blutung hat –, sind ebenfalls fast jeder Frau vertraut, obwohl ihre Intensität und Regelmäßigkeit, mit der sie auftreten, zu verschiedenen Zeiten im Leben unterschiedlich sind. Krämpfe während der Menstruation sind oft bei jungen Frauen am schlimmsten; im Alter zwischen zwanzig und dreißig oder nach der Geburt eines Kindes werden sie gewöhnlich schwächer, kehren aber manchmal später in neuer Form zurück.

Fast jede Frau kennt Regelschmerzen, doch nicht jede Frau leidet Qualen

Die Soziologen Annette und Graham Scambler untersuchten die Menstruationsprobleme bei Londoner Frauen zwischen sechzehn und vierundvierzig Jahren. Die Frauen wurden aufgefordert, ihre Symptome während »eines durchschnittlichen Zeitraums« zu bewerten. Zwei Drittel (67 Prozent) berichteten von mindestens einem schmerzlichen Symptom während der Menstruation; 23 Prozent litten unter starken oder akuten Regelschmerzen, während 15 Prozent schwere Rückenschmerzen hatten. Reizbarkeit, Müdigkeit, Depressionen und Angst kamen ebenfalls sehr häufig vor, ebenso Kopfschmerzen, Schwellungen und Gewichtszunahme. Zusammengenommen ergeben diese Symptome ein Bild der allgemeinen Menstruationsleiden, die nicht nur auf die Fortpflanzungsorgane beschränkt sind.

Eine Erfahrung, die so viele Frauen teilen, muß bis zu einem gewissen Grad als »normal« angesehen werden; doch die Grenzen der Normalität sind fließend. Ich werde nie den Arzt vergessen, der mir, als ich vierundzwanzig war, sagte, daß die Schmerzen, die ich hätte, »normal« seien. Ich *wußte,* daß es bei mir nicht normal war: Ich hatte dreizehn Jahre lang »normale« Perioden gehabt und konnte es also genau einschätzen. Tatsächlich hatte ich damals eine schwere Beckenentzündung. Eines der Probleme, mit denen wir konfrontiert sind, besteht darin, daß wir nie wirklich wissen, ob andere Frauen auch leiden und ob wir unsere eigenen Schmerzen ignorieren sollen oder nicht.

Es kann zu ernsthaften Problemen führen, wenn eine Frau ihren Arzt wegen übermäßig starker Blutungen aufsucht und dieser möglicherweise Maßnahmen ergreift, die sich erheblich auf ihr späteres Leben auswirken. Bei Vergleichen zwischen der Blutmenge, die Frauen mit einer vermeintlich starken Periode verloren, und der Menge, die Frauen mit einer vermeintlich schwachen Periode verloren, konnte kein Unterschied festgestellt werden. Dennoch sind sehr starke Blutungen häufig Anlaß für eine Hysterektomie, einem drastischen chirurgischen Eingriff.

Die Symptome prämenstrueller Schmerzen sind sehr unterschiedlich

Noch schwieriger ist es, zuverlässige Zahlen über das Auftreten prämenstrueller Schmerzen zu bekommen, weil die Symptome nicht klar definiert sind. Gegenwärtig schätzt man, daß drei von vier Frauen am PMS leiden. Scamblers Zahl lag bei 73 Prozent, während eine Straßenumfrage, die vom Women's Nutritional Advisory Service durchgeführt wurde, 74 Prozent ergab. Angesichts dieser hohen Zahlen müssen sowohl Regelschmerzen als auch das prämenstruelle Syndrom bei Frauen in Großbritannien heute als normal betrachtet werden.

Die häufigsten Symptome des PMS sind emotionalen

Ursprungs: nervöse Anspannung, Stimmungsschwankungen, Reizbarkeit, Angst und Depressionen. Dann folgen jene Symptome, die größtenteils mit einer Wasserretention[1] zusammenhängen: Anschwellen der Extremitäten, Gewichtszunahme, Völlegefühl und Brustschmerzen. Viele Frauen leiden auch unter Kopfschmerzen, Rückenschmerzen und Unterleibsbeschwerden.
In der Woche vor und oft auch während der ersten Tage der Periode meinen Frauen, eine Verschlechterung ihres allgemeinen Wohlbefindens festzustellen. Allergien werden schlimmer, und asthmatische bzw. epileptische Anfälle treten in dieser Zeit häufiger auf. Die Anfälligkeit für alle möglichen Infektionen, von Soor und Herpes bis hin zu Erkältungen und Grippe, nimmt zu, da die Abwehrkräfte des Körpers geschwächt sind.
Und schließlich, als ob dies alles noch nicht genug wäre, leidet auch das äußere Erscheinungsbild: Die Haare werden fettig oder laden sich statisch auf, Pickel sprießen, blaue Flecken bilden sich unerwartet.
Kein Wunder, daß man von einem »Fluch« spricht!
Ehe wir uns von all dem befreien können, gilt es, die letzte Hürde im Kampf mit den Hormonen zu nehmen: die Menopause. 90 Prozent der Frauen leiden bis zu einem gewissen Grad an Symptomen, die durch die Menopause bedingt sind; für die meisten ist dies eine schlimme Erfahrung. Zu den vielen Symptomen des prämenstruellen Syndroms wie Völlegefühl, Gewichtszunahme, Reizbarkeit, Depressionen und Brustschmerzen kommen während der Menopause noch einige neue hinzu, insbesondere Hitzewellen, Kältegefühle, Herzklopfen und eine unregelmäßige Periode. Obwohl diese Symptome für die meisten Frauen

Menopause und Schwangerschaft rufen natürliche Hormonschwankungen hervor

1 Wasserretention = Zurückhalten des Wassers im Körper

kein großes Problem darstellen, sind nur etwa zehn Prozent in den Wechseljahren völlig beschwerdefrei. Osteoporose (brüchige Knochen), Schmerzen in den Beinen, Haarausfall oder übermäßiger Haarwuchs, Juckreiz und Trockenheit im Scheidenbereich sowie andere Symptome, die allmählich zu bekannten Altersbeschwerden werden, zählen zu den länger andauernden Folgen der hormonalen Veränderungen.

Andere Momente im Leben einer Frau, in denen natürliche Hormonschwankungen vorkommen, sind Schwangerschaften.

Während der Schwangerschaft selbst werden die vielen Veränderungen im Körper, die für das Wachstum und die Ernährung des Babys nötig sind, von denselben Hormonen veranlaßt, die bei Nichtschwangeren von Woche zu Woche schwanken; mit dem Ende der Schwangerschaft, sei es durch eine Frühgeburt, eine Abtreibung oder eine planmäßige Geburt, sinkt der Hormonspiegel schlagartig ab und ruft bei einigen Frauen wieder einmal qualvolle Symptome hervor. Man nimmt an, daß die postnatale Depression eine der Folgen ist. Nach einer Fehlgeburt oder Abtreibung sind Depressionen vollkommen normal, wobei der Verlust des Babys wahrscheinlich nur ein Grund ist; Veränderungen des hormonalen Gleichgewichts sind weitere Gründe.

Von anderen hormonal bedingten Krankheiten weiß man, daß sie mit unserer Lebensweise zusammenhängen. Diabetes zum Beispiel, wenn der Körper bei der Produktion oder Verwendung des Hormons Insulin versagt, kam früher in jeder Kultur sehr selten vor. Nach der Übernahme westlicher Ernährungs- und Lebensweisen trat sie bei anfälligen Menschen bald sehr häufig auf. Bei den Einwohnern der Pazifikinsel Nauru stieg die Zahl der Diabetiker auf über 50 Prozent an, nachdem sie ihre Inseln, die ein reichhaltiges Kalivorkommen vorzuweisen haben, verkauft hatten, um sich amerikanische Luxusgüter, von Cola bis Dosenobst, kaufen zu können. Selbst in Großbritannien, wo die Widerstandsfähigkeit gegenüber Diabetes scheinbar größer ist, hat die Zahl der Erkrankungen im Laufe dieses Jahrhunderts enorm zugenommen. Allein in den letzten dreißig Jahren hat sich Diabetes bei Kindern versechsfacht.

Sind die hormonal bedingten Probleme, an denen so viele Frauen leiden, den insulinbedingten Krankheiten der Nauru-Insulaner ähnlich? Die Krankheit mag nicht genauso schlimm sein, doch ganz sicher ist sie auf die gleichen Ursachen zurückzuführen – Änderungen der Ernährungsgewohnheiten, des Verhaltens und anderen Aspekten des Lebens, die auf die Hormonspiegel des Körpers, und die Art und Weise, wie unsere Zellen auf die Hormone reagieren, einwirken.

Um die Frage zu beantworten, warum Probleme mit den Hormonen heutzutage so verbreitet sind, müssen wir wissen, wie unser Lebensstil unser Hormonsystem beeinflußt. Einige Anhaltspunkte liefern die vielen Informationen, die Auskunft darüber geben, welche Maßnahmen zu ergreifen sind, um diese Probleme in den Griff zu bekommen.

Da ist zunächst einmal die Ernährung. Hormone sind, wie der Rest unseres Körpers, von der Nahrung abhängig, die wir zu uns nehmen. Damit alle Hormone, die wir benötigen, in ausreichenden Mengen produziert und die Enzyme und anderen Substanzen, die die Produktion, den Stoffwechsel und die Funktionsweise unserer Hormone beeinflussen, gebildet werden können, müssen wir genügend von den Nährstoffen zu uns nehmen, aus denen sie bestehen.

Hormone sind abhängig von der Nahrung

Die moderne Ernährung unterscheidet sich sehr stark von derjenigen, für die unsere Körper einst geschaffen wurden. Obwohl es in den reichen Ländern der Welt kein Hungerleiden gibt und wir glauben, daß wir uns gut und ausgewogen ernähren, ist die Ernährungsweise der Frauen vielfältigem Druck ausgesetzt, dem sie direkt oder indirekt unterliegt.

Nährwertreduzierte Nahrung schadet dem Körpersystem

Beispielsweise können es Diäten oder achtlose Ernährung sein, die sich negativ auswirken; wir hungern vielleicht absichtlich, in der Hoffnung, schlank zu werden, oder wir hungern eher zufällig, weil wir uns nicht genug um uns selbst oder um das, was wir essen, kümmern. Industrielle Kontrolle über die Lebensmittelherstellung und -verarbeitung hat zu einer fortschreitenden Verringerung des Nährwerts der einzelnen Produkte geführt. Eine nährwertreduzierte Nahrung, die mit bevorzugten Getränken – Kaffee, Tee und kohlensäurehaltigen Flüssigkeiten – der westlichen Zivilisation hinuntergespült wird, schadet all unseren Körpersystemen, einschließlich unserer Hormone. Viele informierte Frauen versuchen, nährwertreduzierte Lebensmittel ganz zu vermeiden; doch auch sie können Schaden erleiden, weil sie manche Produkte gar nicht als nährwertreduziert identifizieren; und schon bekommt der Körper nicht genügend Nährstoffe.

Ernährungsmaßnahmen, wie die Auswahl der richtigen Nahrung für den eigenen Körper und die Vermeidung der Produkte, die schädlich sein können, bilden einen wichtigen Teil der Strategie zur Verbesserung des hormonalen Gleichgewichts. Die Ernährung wirkt sich auf alle hormonal bedingten Leiden aus, zu denen wir neigen. Das Women's Nutritional Advisory Center (Ernährungsberatungszentrum für Frauen) in Sussex hat viele

Frauen aufgeklärt, wie sie essen müssen, um sich von prämenstruellen Problemen zu befreien; die Erfolgsrate ist beeindruckend. In den Kapiteln vier und fünf dieses Buches wird erklärt, inwieweit die Ernährung Hormone beeinflußt, und wie man die richtigen Nahrungsmittel auswählt.

Manchmal ist es nicht möglich, gewisse wichtige Nährstoffe in ausreichendem Maß zu sich zu nehmen, um so die hormonal bedingten Probleme durch Nahrungsumstellungen zu lösen. Dies kann der Fall sein, wenn durch andere Einflüsse, wie Umweltverschmutzung oder Krankheit, unser Bedarf an bestimmten Nährstoffen steigt. Zwar profitieren viele Frauen von der Verwendung von Nahrungszusätzen, doch diese erfordert Kenntnis und eine sorgfältige, ausgewogene Anwendung. In den Kapiteln vier, zehn und elf erfahren Sie mehr darüber.

Nahrungszusätze erfordern spezielle Kenntnisse

Körperliche Bewegung und Ernährung beeinflussen die Art und Weise, wie unser Körper bestimmte Nährstoffe verwendet; auch die Verfügbarkeit der meisten wichtigen Nährstoffe für unser Hormonsystem wird durch das Ausmaß unserer Aktivität bestimmt. Wenn man weiß, wieviel Bewegung man braucht und sich dementsprechend verhält, kann sich dies sehr vorteilhaft auf alle Arten von Hormonstörungen auswirken. Kapitel sechs erklärt die körperlichen Aspekte eines gesunden Hormonhaushalts.

In unserer schnellebigen Zeit sehen wir vielleicht die Bedeutung positiven Handelns; wir versäumen jedoch, das ebenso wichtige, für Ausgleich sorgende Pendant zu erkennen: Ruhe. Unser Bedürfnis nach Ruhe, Erholung, Alleinsein und Zeit für uns selbst ändert sich mit unserem Hormonzyklus. Frauen müssen genügend Selbstvertrauen haben und ihren Anspruch auf die Ruhezeiten bekräftigen, die sie auch benötigen. Wieder einmal ist Verständnis der Schlüssel zum Gleichgewicht, damit man ausgeglichen ist und durch den Hormonzyklus nicht aus der Bahn geworfen wird. Für vielbeschäftigte Frauen, besonders für diejenigen mit Familie, kann es schwierig sein, den Freiraum und die Zeit zu erübrigen, um diesem Bedürfnis gerecht zu werden. In Kapitel sieben erfahren Sie, wie Sie ihre Forderung nach angemessener Ruhe durchsetzen können.

Denken, Fühlen und Hormonproduktion stehen in einem Zusammenhang

Alle Kulturen sind ein komplexes Ganzes, bestehend aus Variablen des täglichen Lebens, die wiederum eingebunden sind in ein Netz von Einstellungen, Überzeugungen und Voraussetzungen. Wie wir uns fühlen, hängt zum Großteil davon ab, wie unsere Erfahrung mit den Standpunkten unserer Kultur zusammenpaßt. Es gibt direkte Verbindungen zwischen den Teilen unseres Gehirns, die für Denken und Gefühle zuständig sind, und der Hirnanhangdrüse, die die Hormonproduktion steuert; daher werden Aspekte unserer Kultur, die unser Denken und Fühlen beeinflussen, zwangsläufig auch unsere Körperzyklen beeinflussen. Dies ist der subtilste Bereich des natürlichen Umgangs mit Hormonen, doch einer, den wir niemals ignorieren sollten, da er für die Art und Weise, wie wir unsere Hormonschwankungen erleben, entscheidende Bedeutung hat. Insbesondere die Kapitel sieben und zwölf beschäftigen sich mit diesen Geheimnissen; im weiteren Verlauf des Buches werden wir jedoch wiederholt auf diese Themen zurückkommen.

Um die in unserer Gesellschaft so weit verbreiteten hormonalen Probleme vollständig in den Griff zu bekommen, müssen wir jeden Aspekt unseres täglichen Lebens sorgfältig untersuchen. Ärzte und Wissenschaftler haben versucht, einfache Lösungen zu finden – Nehmen Sie diese Tabletten, jenen Pessar, lassen Sie sich dieses Implantat einsetzen oder jene Operation vornehmen – doch bei einem derartig komplexen Problem sind solche Lösungen zwangsläufig unbefriedigend. Die Einflüsse, die unser Hormonsystem schädigen, sollten nicht unterschätzt werden; wir unterliegen ihnen in jeder Hinsicht. Es ist viel sinnvoller, sich mit den Ursachen eines Problems zu beschäftigen, anstatt zu versuchen, die Reaktionen des Körpers zu unterdrücken, während der Schaden seinen weiteren Lauf nimmt.

Zusammenfassung

Es besteht ein Zusammenhang zwischen unserem westlichen Lebensstil und den Hormonstörungen mancher Frauen in unserer Kultur. Zweifelsohne sind hormonal bedingte Probleme – obwohl sie sicherlich auch bei Frauen vorkamen, die vor hundert Jahren lebten – Zivilisationskrankheiten. Da Regelbeschwerden damals aber ein Tabuthema waren, können heute keine rückwirkenden eindeutigen Schlüsse gezogen werden. Und die wenigen Quellen, die es gibt, stammen von Männern, die Frauen wegen ihrer Gemütsschwankungen gerne als nervös abstempelten.
Unser Lebensstil, der sich seit der Evolution grundlegend geändert hat, hat Krankheiten wie das PMS hervorgerufen. Der menschliche Körper ist auf eine solche Lebensweise eigentlich nicht vorbereitet. Während sich unsere Ahnen noch ausgewogen ernährten, essen wir dagegen häufig Lebensmittel, die aufgrund der Verarbeitung kaum noch Nährstoffe enthalten. Diese Nährstoffreduktion wirkt sich langfristig auf unser Körpersystem aus und ruft Symptome hervor.

3. Das empfindliche Gleichgewicht

Alle natürlichen Prozesse sind von zyklischen Veränderungen gekennzeichnet. Die weibliche Natur in ihrer Veränderlichkeit, die Ebbe und Flut der Hormone und das an sie geknüpfte Auf und Ab der Wünsche, Gefühle und Kräfte, ist Teil des größeren Ganzen von Mond und Gezeiten, Geburt und Tod. In letzter Zeit tendieren wir Menschen dahingehend, die natürliche Welt, in der wir unseren Ursprung haben, zurückzudrängen und zu dominieren; in gleicher Weise ignorieren wir auch die Tatsache, daß die weibliche Natur einer ständigen Veränderung unterliegt; wir sind dabei, das Gleichgewicht der Welt zu zerstören. Weil unsere Veränderlichkeit an eingeschränkten männlichen Werten gemessen wird, wird sie als Unzuverlässigkeit, Unberechenbarkeit und Minderwertigkeit interpretiert. Frauen akzeptieren diese Anmaßungen; sie verlieren ihre eigene angeborene Weisheit, lehnen sich selbst ab und hören auf, die Zyklen des Lebens zu verstehen. Als Individuen verlieren wir das empfindliche Gleichgewicht, das uns aber ermöglicht, erfolgreich zu funktionieren; wir werden Opfer vieler weiblicher Beschwerden.

Im Namen des Fortschritts haben die Menschen viele Verbrechen an der Natur begangen. Als Teil der Natur müssen auch wir darunter leiden; unsere Hormonzyklen werden zum Fluch.

Wie viele Frauen wünschen sich, so wie ich es einst tat, die stabilen Hormone der Männer zu haben? Kein prämenstruelles Syndrom, keine Periode, keine Menopause, keine Angst vor Schwangerschaften. Die Unterschiede zwischen Männern und Frauen gehen jedoch weit über das rein Geschlechtliche hinaus. Die andere Natur des weiblichen Körpers bringt auch eine andere Sicht der Welt mit sich.

Die Verbrechen an der Natur lassen unsere Hormonzyklen zum Fluch werden

Wir sind gefangen in einem Gefüge sich ständig verändernder Zyklen, die alle miteinander verbunden sind und sich gegenseitig beeinflussen. Das Gefüge reagiert anfällig auf Veränderungen, doch gerade wegen seiner Anfälligkeit ist es wiederum auch entwicklungsfähig: So kann es uns eine besondere Sichtweise geben. Diese Tatsache wurde schon oft erkannt, doch unsere Kultur mißt ihr wenig Bedeutung bei. Beeinflußt vom ständigen Zyklus unserer Hormone und von unseren Rollen als Hausfrau und Mutter, ist die Denkweise der Frauen von einer Flexibilität und einem intuitiven Verständnis geprägt, die wir aber oft nicht genug schätzen und fördern.

Vor einigen Jahren versorgte ich einen sechzehnjährigen Schüler aus Libyen. Obwohl er noch sehr jung war, hatte er schon viele Jahre den Koran studiert. Jeden Abend, wenn ich das Abendessen vorbereitete, sprach er mit mir über den Islam und den Verhaltenskodex, nach denen er als Moslem leben mußte. Er wollte unbedingt, daß ich den Koran lese, der, wie er mir erklärte, absolut wahr und richtig sei.

Eines Abends frage ich ihn, warum alle Mullahs Männer seien. Nervös antwortete er mir, denn er fürchtete, ich würde über etwas lachen, das nicht zum Lachen ist: »Frauen können nicht über Philosophie oder Religion diskutieren, weil sie nur ein halbes Gehirn haben.«

Plötzlich wurde mir klar, daß ich ihm kurioserweise recht gab; doch weil der Koran von einem männlichen Standpunkt aus geschrieben wurde, räumt er nicht ein, daß Männer, aus weiblicher Sicht, auch nur ein halbes Gehirn haben!

Männer und Frauen haben andere Sichtweisen

Männer und Frauen haben eine unterschiedliche Sicht der Dinge; bestimmte Bereiche ihres Gehirns sind ganz individuell und verschließen sich dem Blickwinkel des anderen Geschlechts. Das sich ändernde hormonale Gleichgewicht der Frauen ist Teil ihrer körperlichen und geistigen Verschiedenartigkeit, die wiederum Ausdruck der Verschiedenartigkeit von Männern und Frauen schlechthin ist. Sie durchdringt jede Zelle unseres Körpers.

Durch den ständig sich ändernden Zustand gewinnen Frauen eine größere Perspektive; sie erlaubt es ihnen, Dinge aus verschiedenen Blickwinkeln zu betrachten; Frauen haben intuitiv Verständnis für das Gleichgewicht der Kräfte, das man nicht messen, sondern nur fühlen kann. Die, die sich selbst gut kennen, wissen, daß sie immer das Unvorhergesehene, die Veränderung berücksichtigen müssen. Dadurch wird uns Frauen eine Denkweise vermittelt, die als unlogisch oder unwissenschaftlich bezeichnet werden könnte; die Wissenschaft dagegen hängt in entscheidendem Maße von dem ab, was bekannt ist, während Frauen und das Leben häufig vom gegenwärtig noch Unbekannten geformt werden.

Im Gegensatz dazu verlaufen die männlichen Hormone geradlinig: In der Jugend steigen sie an, im Erwachsenenalter pendeln sie sich ein, und im Alter fallen sie wieder ab. Keine Spur von einem ständigen Auf und Ab, von den Zyklen der Empfängnis und des Verlusts. Das Leben als einen sich permanent ändernden Balanceakt zu erleben, ist ausschließlich den Frauen vorbehalten. Neueste Erkenntnisse unterstreichen die Notwendigkeit, das Gleichgewicht des Lebens zu respektieren. Es müssen auch jene Dinge in Betracht gezogen werden, die wir nur vermuten können. Hier kommt die Intuition, der Sprung ins Unbekannte, zum Tragen. Der Gedanke, daß unsere wissenschaftlichen Bestrebungen — bei allen Errungenschaften — Antworten auf die Alltagsprobleme gegeben haben, erscheint angesichts einer möglichen globalen Katastrophe, die durch Erderwärmung, fortschreitende Umweltverschmutzung und das Ozonloch ausgelöst werden könnte, vollkommen sinnlos.

Die Natur der Frau als Mikrokosmos des Lebens

Die Natur der Frauen ist ein Mikrokosmos des Lebens auf der Erde. Wir unterliegen Veränderungen, aber deswegen sind wir noch lange nicht weniger wert. Dies ist eine Tatsache, die wir richtig einschätzen, akzeptieren und verstehen müssen. So, wie das Wetter teils veränderlich, teils vorhersagbar ist und wir dementsprechend unsere Gartenarbeit oder andere Aktivitäten im Freien planen, verhält es sich auch mit uns selbst.

Durch ihr sich ständig veränderndes dynamisches Gleichgewicht sind unsere Hormone wie wildwachsende Blumen im Wald. Jetzt, da ich diese Zeilen schreibe, stehen Anemonen und Glockenblumen, strahlende Boten des Frühlings und des jungen Lebens, in voller Blüte. Um sie herum, braun und zerfallen, liegen die langsam verwitternden Überreste der Vegetation des letzten Sommers. Unter dem trockenen Adlerfarn, dem ersten Blick noch verborgen, wachsen Sommerpflanzen: Oleander und Weidenröschen, die im Hochsommer den Abhang in Pink tauchen, dann Malvenspringkraut im August. Es ist ein immerwährendes Geflecht von Kreisläufen; die Schneeglöckchen, die schon verblüht sind, schlafen nun bis zum nächsten Winter, während der Adlerfarn und die Brombeersträucher sprießen und den Abhang dominieren.

Ähnlich steigen und fallen unsere Hormonspiegel. Sie erzeugen im Laufe der Monate und Jahre viele verschiedene Gleichgewichte. Einige Hormone werden in großen Mengen produziert, wie Oleander und Weidenröschen; andere nur in kleineren Mengen, doch wie die Anemonen im Wald leisten sie ebenfalls einen wichtigen Beitrag zum Gesamtbild, zu der Art und Weise, wie wir uns zu einer bestimmten Zeit fühlen. Die Waldanemone, eine kleine und zarte Blume, verschwindet scheinbar ganz, wenn die Sommerpflanzen in die Höhe schießen; doch wegen der zeitlichen Koordinierung der natürlichen Kreisläufe, zu denen auch sie gehört, dominiert sie momentan. In ähnlicher Weise können Hormone, die nur in winzigen Konzentrationen produziert werden, eine große Wirkung haben, vorausgesetzt das Gleichgewicht der anderen Hormone stimmt.

Daher glaube ich nicht, daß es besonders nützlich ist, wenn Frauen, die mehr über die hormonalen Veränderungen in ihrem Körper erfahren möchten, sich mit jeder Einzelheit der Schwankungen von Progesteron, Östrogen, luteinisierendem[1] Hormon, follikelstimulierendem[2] Hormon und allen anderen beschäftigen. Widmet man Teilaspekten zuviel Aufmerksamkeit, erhält man nur unvollständige Lösungsansätze, die letztlich nichts bringen. Die eigenen Hormone zu verstehen be-

1 luteinisierendes Hormon = Hormon, das die Ausbildung des Gelbkörpers bewirkt

2 follikelstimulierendes Hormon = Hormon, das die Follikel-(Ei)Reifung bewirkt

deutet, die eigenen Erfahrungen und persönlichen Bedürfnisse zu verstehen.
Hormone bilden ein engmaschiges Netz; eine kleine Veränderung eines Hormons wirkt sich auf den ganzen Hormonspiegel aus. Hormone beeinflussen nicht nur unseren Körper und rufen die körperlichen Anzeichen des Menstruationszyklus hervor, angefangen mit der Blutung bis hin zu den unsichtbaren Veränderungen in den Eierstöcken; sondern sie haben auch Einfluß auf unsere psychische Verfassung und Stimmung. Die Hormone im Gehirn steuern die Leichtigkeit, mit der bestimmte Übertragungen in den Nervenbahnen vonstatten gehen, und jede Veränderung ihres Spiegels entscheidet darüber, ob wir müde oder energiegeladen sind, ob wir lachen oder weinen, ob wir uns eher an schöne oder an traurige Ereignisse erinnern. Die Hormone im Gehirn haben dieselbe Struktur und unterliegen denselben Zyklen wie die Sexualhormone, die durch unseren Körper kreisen.
Der gesamte Hormonhaushalt wird von einer kleinen Drüse im Gehirn, der Hirnanhangdrüse, gesteuert. Sie hängt wie eine kleine runde Tasche am Hypothalamus, jenem Teil des Gehirns, der für Gefühle und Appetit zuständig ist.

Die Hirnanhangdrüse steuert den Hormonhaushalt

Die »höheren« Zentren des Gehirns, die für Gefühle, Gedächtnis, Kreativität und Denken verantwortlich sind, sind ebenfalls mit dem Hypothalamus verbunden und beeinflussen ihn ständig. So könnten, zumindest theoretisch, unsere Hormonzyklen durch reine Gedankenkraft gesteuert werden. Ich wäre gar nicht überrascht, wenn einige Joga-Anhänger oder ähnliche Adepten genau diese Art der intellektuellen geistigen Kontrolle bereits schon mal demonstriert hätten. Selbst in unserer relativ einfachen Kultur gibt es viele Anhaltspunkte dafür, daß unser Gehirn die Hormonzyklen beeinflußt. Umgekehrt gilt dies natürlich genauso, wie jede Frau weiß, die schon mal prämenstruelle Wutanfälle und Angstzustände durchlebt hat.

Im nebenstehenden Diagramm sind die Veränderungen der Spiegel von vier unserer sechs Sexualhormone während des Menstruationszyklus dargestellt. In der Mitte des Zyklus ist bei drei Hormonen ein steiler Anstieg zu beobachten, beginnend mit Östrogen, gefolgt von FSH (follikelstimulierendes Hormon) und LH (luteinisierendes Hormon).

FSH, LH, Östrogen, Progesteron

Obwohl es viele Beweise dafür gibt, daß sowohl der Östrogen- als auch der Progesteronspiegel einen wichtigen Einfluß auf unser Gefühlsleben ausüben, scheinen FSH und LH auf die Fortpflanzungssysteme einzuwirken, ohne unsere Stimmungen oder unser Verhalten direkt zu verändern – zumindest spüren wir nichts.

Je nach Alter und Entwicklungsstand der Fortpflanzungsorgane variiert die Produktion der Sexualhormone erheblich. Ab dem zehnten Lebensjahr erfährt der Körper eines Mädchens durch die Hormone einen Wachstumsschub, in dessen Verlauf die Fettablagerungen zunehmen. Erreichen sie ein kritisches Gewicht, das zwischen einem angemessenen Verhältnis von dick und mager liegt, setzt die Regelblutung ein.

Die Eierstöcke produzieren die meisten Sexualhormone in der Zeit von der Menarche (der ersten Periode) bis zur Menopause. Viele Teile des Körpers reagieren auf das von den Eierstöcken produzierte Östrogen, das unter anderem für die typisch weiblichen Fettpölsterchen an Busen, Hüften, Gesäß und Oberschenkeln verantwortlich ist.

Hormonale Veränderungen während des Menstruationszyklus

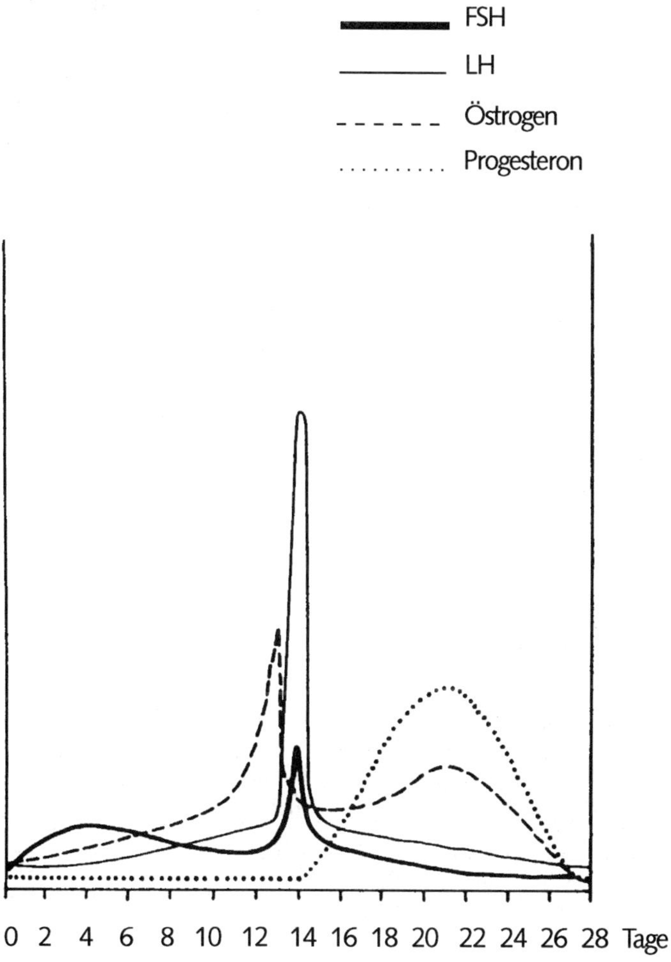

Die Sexualorgane entwickeln sich infolge der hormonalen Stimulierung zur vollen Reife; ein regelmäßiger Zyklus pendelt sich ein, und eine Schwangerschaft wird möglich.

Der Zyklus wird durch die Hirnanhangdrüse gesteuert, die FSH und LH produziert. Veränderungen in den Eierstöcken und der Gebärmutter regen die Produktion weiterer Hormone an. Der Östrogenspiegel steigt jeden Monat, wenn eine Eizelle, stimuliert durch das LH, in den Eierstöcken heranreift. Das Progesteron, hergestellt von den Gelbkörpern (Corpus luteum), nimmt nach dem Eisprung zu, um eine eventuelle Schwangerschaft zu unterstützen. Danach nimmt es wieder ab, denn auch die Anzahl der Gelbkörper geht gegen Ende jeden Monats wieder zurück, wenn keine Eizelle befruchtet wurde. Die Menstruation, die Abstoßung der Gebärmutterschleimhaut setzt ein, wenn diese Sexualhormone ihren niedrigsten Stand erreicht haben. Durch den darauffolgenden Zyklus erneuert sich die Gebärmutterschleimhaut für die nächste Eizelle.

Nach der Menopause produziert die Nebenniere die Sexualhormone

Wird sie befruchtet, steigt der Progesteronspiegel weiter an und erreicht während der Schwangerschaft den höchsten Stand. Zum Zeitpunkt der Geburt, einem Ereignis, das von bestimmten Sexualhormonen gesteuert wird, sinkt der Progesteronspiegel schlagartig ab. Dann übernehmen FSH und LH die Kontrolle über die Milchproduktion und sorgen dafür, daß die Frau wieder fruchtbar wird. Wenn wir uns der Menopause nähern, läßt die Östrogenproduktion der Eierstöcke nach. Schließlich kommt der Zeitpunkt, ab dem keine Eizellen mehr produziert werden; und es gibt auch keine Gelbkörper mehr, die Progesteron herstellen. Und ohne Progesteron findet auch keine Periode mehr statt. Statt dessen können Symptome für eine Störung des hormonalen Gleichgewichts auftreten. Der Zyklus wird unregelmäßig und hört schließlich ganz auf. Obwohl die Eierstöcke immer noch aktiv sind und weitere Sexualhormone produzieren, spielen sie keine große Rolle mehr. Fortan wird die Produktion der Sexualhormone verstärkt von der Nebenniere und den Fettzellen übernommen; daraus ergibt sich ein neues Gleichgewicht.

Dieses dynamische Gleichgewicht der verschiedenen Hormone wird von Regulationssystemen koordiniert, die wiederum von der Hirnanhangdrüse gesteuert werden. Sie wirkt außerdem ständig auf unseren Körper ein, wodurch dauernd wechselnde Bedürfnisse entstehen.

Wenn der Körper beginnt, eine Substanz in großen Mengen zu produzieren, müssen offensichtlich alle notwendigen Bausteine für diese Substanz verfügbar sein. Sämtliche an der Produktion und der Umwandlung beteiligten Enzyme müssen ebenso vorhanden sein, auch die Transportsysteme, die Hormone und Nährstoffe im Körper befördern.

Schließen aber Ihre alltäglichen Gepflogenheiten die Möglichkeit aus, daß Ihr Körper ausreichend mit Nährstoffen versorgt wird, die er für die Bildung dieser Enzyme, Hormone oder Transportsysteme benötigt, dann können Sie aus Ihrem Gleichgewicht geraten, wenn der Bedarf seinen Höhepunkt erreicht hat. Damit Ihr empfindliches Gleichgewicht aber nicht gestört wird, sollten Sie sicherstellen, daß Ihren Bedürfnissen jederzeit voll und ganz entsprochen wird.

Wenn sich das Gleichgewicht durchs Älterwerden oder eine Schwangerschaft verschiebt, ändern sich auch Ihre Bedürfnisse. Weitere Faktoren, wie die toxische Belastung der Umwelt, der man ausgesetzt ist, die Anforderungen des Alltags oder die wechselnde Verfassung des

Durch Schwangerschaft und Altern verschieben sich die Bedürfnisse

Körpers, tragen ebenfalls im Laufe der Jahre zu einer Veränderung bei. Jedes Individuum ist einzigartig; meine Bedürfnisse sind garantiert nicht identisch mit den Ihren, nicht nur, weil meine körperliche Konstitution einmalig ist, sondern auch, weil meine Biochemie nicht genau dieselbe ist wie Ihre. Wir alle haben ein etwas unterschiedliches Gleichgewicht der Enzymsysteme, etwas unterschiedliche Merkmale der Muskulatur, etwas unterschiedliche Nervensysteme und unterschiedliche Grenzwerte des hormonalen Gleichgewichts. Jede Frau muß sich selbst kennenlernen und sich auf ihren Körper einstellen, damit er optimal funktioniert.

Dies kann bedeuten, daß man die Einstellung zum eigenen Körper grundlegend ändern muß. Es ist ein Ansatz, der auf dem Respekt für die Natur im allgemeinen und für unsere eigene basiert. Man sollte aufhören, den Verstand über die Dinge zu stellen und sich selbst zu belügen; vielmehr sollte man das eigene Selbst vorbehaltlos akzeptieren. Es ist leichter, ein besseres Gleichgewicht zu erreichen, wenn man damit aufhört, sich selbst zu verachten, zu hassen oder zu beleidigen. Die Schwierigkeiten, die man hatte, sind nicht auf die eigene Unzulänglichkeit zurückzuführen, sondern darauf, daß man infolge eines mangelnden Selbstverständnisses nicht aktiv geworden ist. Eine gute Gesundheit hat man nicht zufällig, sondern aufgrund bestimmter Entscheidungen, die man im Laufe seines Lebens trifft. Vielleicht haben Sie bis jetzt nicht die richtige Wahl getroffen, weil Sie einfach nicht wußten, was gut für Sie ist.

Um die eigenen Bedürfnisse zu verstehen, muß man sich bewußt mit dem Lebensstil auseinandersetzen und damit, wie er sich auf uns auswirkt; man muß herausfinden, welche Faktoren einen als Individuum beeinflussen. Ein Tagebuch zu schreiben ist sehr hilfreich, denn es gibt einem Auskunft darüber, wie die Hormonschwankungen sich auswirken und durch welche Dinge man sich besser oder schlechter fühlt. Zum Beispiel kann man so feststellen, daß man regelmäßig vor der Periode voller Energie ist, dagegen unheimlich müde, wenn sie einsetzt. Man könnte herausfinden, daß die Müdigkeit vermieden werden kann, wenn die Energie genutzt wird, indem man sich unmittelbar vor Beginn der Regel ausgiebig körperlich betätigt und danach viel schläft. Man erkennt möglicherweise, daß man mehr Nahrung benötigt als gewöhnlich, um sich nicht schlapp zu fühlen, wenn der Hormonzyklus in die nächste Phase tritt. Versäumt man es, regelmäßig zu essen, werden die Probleme noch viel schlimmer.

Falls man nicht herausfindet, wie die Energie konstruktiv genutzt werden kann, muß man damit rechnen, daß sie einem zum Verhängnis werden kann. Zu Hause bleiben und fernsehen macht einen äußerst reizbar, und falls man mit einem Partner zusammenlebt, kommt es dann häufig zum Streit. Wenn Sie dies voraussehen können, sollten Sie lieber eine Verabredung treffen und mit Freunden zum Tanzen gehen oder schon im voraus eine Tennisstunde buchen, damit Ihre Pläne so weit wie möglich Ihrem jeweiligen Zustand entsprechen. Sobald Sie wissen, wie Sie sich von Woche zu Woche verändern, möchten Sie Ihrem Partner vielleicht mehr über sich erzählen. Ihre Zyklen betreffen nicht nur Ihr eigenes Leben, sondern auch die Menschen, die Ihnen nahestehen; sie ändern Ihren Umgang mit ihnen.

Unsere Zyklen bestimmen unser Leben

Zum Beispiel werden sexuelle Vorlieben wahrscheinlich vom Hormonzustand beeinflußt. Die Veränderungen der Brüste führen dazu, daß man eine Stimulation der Brustwarzen entweder liebt oder haßt, je nach Zeitpunkt im Monat. Falls man vor der Menstruation sehr empfindlich ist, möchte man nicht, daß der Partner die Brüste berührt. Dies kann anhalten, bis die Periode einsetzt. Umgekehrt kann diese Sensibilität den erotischen Reiz des Spielens mit den Brüsten erhöhen. Es kann sein, daß man in der Mitte des Zyklus starken, intensiven Sex liebt, zu anderen Zeiten jedoch die langsame, sanfte Variante bevorzugt. Wenn die Periode beginnt, fühlt man sich vielleicht ausgelassen und möchte viel Sex. Kommunikation ist der Schlüssel zu einem harmonischeren und befriedigenderen Sexualleben.

Gesellschaftliche Bedürfnisse können ebenfalls mit den Hormonen schwanken. Vielleicht ist man gern allein, wenn die Periode beginnt. Vielleicht hat man zu bestimmten Zeiten während des Zyklus Spaß daran, Gäste zu haben, zu einem anderen Zeitpunkt dagegen überhaupt nicht. Achten Sie auf diese Gefühle! Unterdrücken Sie sie, führt dies zu unnötigem Streß.

Alles, was man unternimmt, um ein besseres hormonales Gleichgewicht zu erreichen, muß in einem großen Rahmen geschehen. Berücksichtigt man nur einen Aspekt, wie beispielsweise bewußt Sport treiben, während man die Ruhe oder ausgewogene Ernährung vernachlässigt, bringt man sich selbst aus dem Gleichgewicht. Wenn man nur auf die körperlichen Veränderungen Rücksicht nimmt, ohne darüber nachzudenken, in welcher Weise die Stimmungen beeinflußt werden, kann man einen inneren Konflikt heraufbeschwören, denn die Anforderungen an sich selbst nehmen dann keine Rücksicht auf die eigenen Gefühle. Jeder Aspekt des Lebens wirkt sich auf einen anderen aus; wir müssen diese Verbindungen anerkennen.

Wir müssen uns auch darüber im klaren sein, daß die Folgen unseres Handelns auf lange Sicht sehr wichtig sein können, obwohl sie zunächst nicht so ersichtlich sind. Zum Beispiel scheint es unschädlich zu sein, mit dreißig nur wenig Sport zu treiben. Doch irgendwann ist man fünfzig oder sechzig, und die hormonalen Veränderungen können zu Knochenschwund führen. Dann ist man für Frakturen anfälliger denn je. Wäre man ein paar Jahrzehnte früher aktiv gewesen (Sport hilft, die Knochen zu stärken, siehe Kapitel sechs), hätte man das Risiko verringern können.

Manchmal unternehmen wir bewußt etwas, um unsere Gesundheit zu fördern; wir müssen feststellen, daß sich scheinbar gar nichts ändert. Wir fragen uns dann, ob es die Mühe überhaupt wert ist. Der Körper stellt sich nur langsam um, besonders dann, wenn sich bestimmte Dinge über Jahre hinweg gefestigt haben. In der Hoffnung abzunehmen, wodurch die Östrogenproduktion des Körpers gesenkt wird, entschließt man sich, gesünder zu leben; doch das Gewicht will sich einfach nicht verringern. Jetzt darf man nicht so schnell aufgeben, sondern muß, unter Umständen monatelang, Ausdauer bewahren. Machen Sie sich keine Sorgen. Natürliche Veränderungen gehen nur langsam vonstatten.

Der Körper stellt sich nur langsam um

Schnelle Lösungen für gesundheitliche Probleme sind langfristig nur selten effektiv. Im Gegenteil, sie führen oft zu noch größeren Problemen. Blitzdiäten scheinen eine Weile wunderbar zu funktionieren, doch danach hat man mit seinem Gewicht noch mehr zu kämpfen als vorher; in gleicher Weise können alle Radikalmaßnahmen fehlschlagen.

Eine medizinische Behandlung ist gewöhnlich darauf ausgerichtet, schnellen Erfolg zu erzielen. Daher sind

Ärzte und Patienten von der Wirksamkeit der Medikamente überzeugt. Doch wenn es um Hormonstörungen geht, ist diese scheinbar leichte Lösung oft nicht die beste, denn der eigentliche Schaden wird infolge einer schlechten Lebensweise nicht behoben. Geht es um die Gesundheit, sind Patentlösungen normalerweise illusorisch: wir müssen persönlich für nachhaltige Veränderungen sorgen, die dauerhaftere Resultate liefern.

Eine Störung des hormonalen Gleichgewichts führt sowohl zu kurzfristigen Leiden als auch zu langfristigen Schäden. Wenn der Lebensstil die Hormonzyklen beeinflußt, so daß man mit zwanzig Jahren am prämenstruellen Syndrom leidet, ist man mit dreißig und vierzig anfälliger für Fasergeschwülste und Brusterkrankungen. Setzt man sich dann immer noch nicht erfolgreich mit den Problemen auseinander, geht man unter Umständen schwierigen Wechseljahren entgegen. Schließlich kann die Störung (die auf ein relatives Übermaß eines Östrogens zurückgeführt wird) sogar dazu führen, daß man leichter an Brust- und Eierstockkrebs erkrankt. Es ist zwangsläufig ein langsamer Prozeß, den Körper auf ein anderes hormonales Gleichgewicht umzustellen. Möglicherweise bemerkt man in unregelmäßigen Abständen geringe Verbesserungen; einige Monate fühlt man sich wohler, an anderen genauso schlecht wie vorher. Lange Zeit mag es so scheinen, als mache man überhaupt keine Fortschritte, und dann funktioniert plötzlich alles hervorragend. Vielleicht ist man enttäuscht oder selbstgefällig und hört auf, sich über den Hormonhaushalt Gedanken zu machen. Aber einige schlechte Zyklen genügen, um einen zu überzeugen, daß man ihn nicht ignorieren kann.

Wir alle kennen dieses Auf und Ab. Selbst eine Frau vom Fach wie ich, die ihren eigenen Empfehlungen mit leuchtendem Beispiel vorangehen sollte, schafft es nicht immer, ihren Idealen entsprechend zu leben. Ich mache mir deswegen keine Sorgen. Wenn ich mal eine Woche oder einen Monat abtrünnig werde, raffe ich mich wieder auf. Denn hat man erst einmal sein Leben geordnet und sichergestellt, daß die eigenen Bedürfnisse nicht zu kurz kommen, kann man später leicht wieder dort anknüpfen, wo man aufgehört hat.

Es dauerte ungefähr zwei Jahre, bis ich an dem Punkt war, wo ich sagen konnte, daß ich nicht mehr an prämenstruellen Brustschmerzen oder schlimmen Regelbeschwerden litt. Hätte ich damals, als ich mich daran machte, meine Hormone in Ordnung zu bringen, gewußt, was ich heute weiß, wäre der Fortschritt noch schneller vonstatten gegangen. Ebenso wäre es ungleich besser gewesen, vernünftig zu sein und alle meine guten Ratschläge selbst zu beherzigen! Für Sie ist nun schon viel Forschungsarbeit geleistet und in diesem Buch, das ich selbst oft gern zu Rate gezogen hätte, zusammengefaßt worden. Vielleicht sind Ihre Probleme nicht so leicht zu lösen wie meine, vielleicht sind sie auch weniger gravierend. Entscheidend ist, daß Sie auf eine Lösung hinarbeiten können. Es ist eine Frage der Zeit und der Entschlossenheit.

Unsere Probleme sind niemals so schlimm, daß wir sie nicht lösen können. Auch unser Leben ist nie so perfekt, daß wir es nicht verbessern könnten. Der erste Schritt ist der eiserne Entschluß, etwas unternehmen zu wollen. Danach kann man nur noch Fortschritte erzielen.

Entschlußkraft ist der erste Schritt bei der Problemlösung

Konzentrieren Sie sich ganz auf Ihr Ziel, ein optimales hormonales Gleichgewicht zu erreichen. Machen Sie sich keine Sorgen über Ihren gegenwärtigen Zustand. In einem Jahr sieht alles schon ganz anders aus. Haben Sie niemals Angst vor der nächsten Phase in Ihrem Leben, sie wird zu einem großen Erlebnis für Sie werden. Hier an diesem Punkt lernen Sie etwas über sich selbst, Ihre Hormone und über das empfindliche Gleichgewicht, das Sie bewahren müssen. Sie werden lernen, wie Sie das hervorragende Orchester dirigieren müssen, um völlige Harmonie zu erzeugen.

Zusammenfassung

Alle natürlichen Prozesse unterliegen zyklischen Veränderungen. So auch die Natur der Frau, ein Mikrokosmos des Lebens auf der Erde und von einem empfindlichen Gleichgewicht geprägt.
Monatlich ändert sich der Hormonspiegel einer Frau und dadurch bedingt auch ihre Sicht der Dinge. Sie zeigt nämlich Verständnis für das zunächst nicht zu Erfassende. Ihr Blickwinkel ist daher größer als der des Mannes, dessen Hormonspiegel im Leben relativ geradlinig bleibt. Weil er dadurch keinen großen Stimmungsschwankungen unterliegt, zeigt er oftmals kein Verständnis für die der Frauen.
Frauen sollten aber ihre Gemütsschwankungen nicht unterdrücken, weil sie mit natürlichen Veränderungen in ihrem Körper einhergehen. Nur so werden sie das Gleichgewicht finden, das sie im Leben brauchen, um funktionieren zu können.

4. Die richtige Ernährung

Eine richtige Ernährungsweise ist sehr wichtig für eine gute Gesundheit, doch nur sehr wenige Frauen essen so ausgewogen, wie sie eigentlich sollten. Eine falsche Ernährung ist vielleicht der häufigste Grund für hormonal bedingte Probleme.

Es gibt viele Weisheiten über die Ernährung, die schlimmste ist die selbstgefällige Behauptung, daß jeder, der zwar konventionell, aber einigermaßen abwechslungsreich ißt, alle Nährstoffe bekommt, die er benötigt. Hinter dieser Weisheit stehen die mächtigen Interessen der Lebensmittelindustrie und der Regierung; deren Hauptanliegen scheint es zu sein, uns davon zu überzeugen, mit dem zufrieden zu sein, was wir bekommen. Viele Informationen, die wir über Nahrungsmittel erhalten, stammen aus den Werbeabteilungen der Geschäfte, die viel Geld mit dem Verkauf von Lebensmitteln verdienen. Daher sind sie zwangsläufig nicht objektiv.

Sie wissen vermutlich, wie wichtig es ist, vernünftig zu essen; doch auch wenn man sich bereits Gedanken über die Ernährung macht, ist die Wahrscheinlichkeit dennoch groß, daß man den Zusammenhang zwischen hormonal bedingten Problemen und der Nahrung, die man zu sich nimmt, nicht erkennen kann. Doch sofern man keine absolute Ausnahme darstellt, leidet man höchstwahrscheinlich unter einer Form von Fehlernährung, die, offen gesagt, außerordentlich schwierig zu vermeiden ist. Hat man Übergewicht, glaubt man, möglicherweise zu gut ernährt zu sein. Dies ist nur einer der allgemein verbreiteten Irrglauben bezüglich der Ernährungsweise. Das Gegenteil ist eher der Fall: Die Gewichtsprobleme hängen höchstwahrscheinlich mit einer schlechten Ernährung zusammen. Man muß lernen, welche Nahrungsmittel gut sind und wie man sich selbst am besten ernährt.

Übergewicht ist auch ein Zeichen von Fehlernährung

Unsere Hormonsysteme entwickelten sich in einer Zeit, als man noch völlig andere Eßgewohnheiten hatte als heute. Unsere Urahnen lebten von frischen Lebensmitteln, die sie in ihrer Umgebung sammelten, und darauf ist unser System eigentlich abgestimmt. Nüsse, Samen, Früchte, Wurzeln und Insekten machten einen Großteil der Nahrung aus, wie es bei den wenigen übriggebliebenen Stämmen der Jäger und Sammler heute immer noch der Fall ist.

Diese Nahrungsmittel enthalten völlig andere Nährstoffe als unsere typisch modernen Speisen.

Als Frauen anfingen, Äcker zu bestellen, änderte sich ihre Ernährungsweise. Die Lebensmittel wurden besser und waren reichlich vorhanden, doch die Ausgewogenheit entsprach oft nicht den weiblichen Bedürfnissen. Die Veränderungen gingen jahrtausendelang weiter; heute haben wir mehr Auswahlmöglichkeiten und ein größeres Angebot an Lebensmitteln als je zuvor, doch nur wenige von uns treffen konsequent die richtige Wahl.

Die Ernährungswissenschaft ist noch relativ jung. Erst in diesem Jahrhundert wurden wichtige Spurenelemente und viele Vitamine entdeckt. Durch langjährige Forschungen fanden Wissenschaftler heraus, daß es eine ganze Reihe von Vitaminen gibt. Weitere Untersuchungen ergaben, daß viele andere Mikronährstoffe ebenfalls sehr wichtig sind. Heute wissen wir, daß die Mehrheit der Mineralien, die in der Natur vorkommen, für unsere Gesundheit von Bedeutung sind und daß unsere Nahrung die gesamte Palette enthalten sollte. Welche Rolle die essentiellen Nährstoffe spielen, wird immer noch erforscht. Selbst im letzten Jahrzehnt fand man noch weitere Mineralien, die für ein normales hormonales Gleichgewicht unerläßlich sind. Zweifellos wird man in den nächsten zehn Jahren noch mehr Zusammenhänge zwischen Mikronährstoffen und der Gesundheit feststellen. Leider ist die Zeitspanne von der Entdeckung eines wichtigen Nährstoffes bis zur Anerkennung seiner Wichtigkeit durch die Medizin noch recht lang.

Es ist nun fast ein halbes Jahrhundert her, seit zum ersten Mal ein Zusammenhang zwischen Störungen des hormonalen Gleichgewichts und schlechter Ernährung vermutet wurde. Im Jahre 1931 beobachtete Dr. Biskind bei amerikanischen Frauen, die unter prämenstruellen Problemen litten, daß sie ähnliche Symptome aufwiesen wie Patientinnen mit Vitamin B-Mangel. Er beobachtete, daß sich der Zustand der Frauen durch eine Behandlung mit Vitamin B erheblich verbesserte.

Es besteht ein Zusammenhang zwischen Hormonstörungen und falscher Ernährung

Weitere Forschungen bestätigten und ergänzten Dr. Biskinds Ergebnisse. Man fand auch heraus, daß Vitamin E einigen Frauen in den Wechseljahren half und Vitamin A starke Perioden linderte. Später entdeckte man, daß auch andere Nährstoffe, wie Gamma-Linolensäure, Magnesium und Pyridoxin (Vitamin B_6), die prämenstruellen Probleme verringern konnten. Immer mehr Ärzte setzen zur Behandlung einer Hormonstörung Spurenelemente ein, und viele Frauen begannen, sich selbst mit Nahrungsergänzungen zu behandeln.

Aber die eigentlichen Probleme wurden immer schlimmer. Obwohl Vitamine und Mineralzusätze an Popularität gewannen, nahmen das PMS und andere Anzeichen für eine Hormonstörung weiter zu. Das wahre Problem, die Unausgewogenheit unserer täglichen Ernährung, ist noch nicht gelöst worden.

Wir bekommen eine Menge Probleme, wenn wir uns nicht jeden Tag vernünftig und nährstoffreich ernähren. Nahrungsmittel, die nicht genügend Vitamine, Mineralien und andere wichtige Nährstoffe enthalten, sind aus vielerlei Gründen nicht zu empfehlen. Es ist nie ausreichend, nur eine Insuffizienz zu beheben; denn man weiß nie, welche anderen Mangelerscheinungen noch auftreten werden. Eine sehr viel wirksamere und vernünftigere Strategie besteht darin, eine Ernährung anzustreben, die sämtliche Nährstoffe in natürlicher Form, in ausreichenden Mengen und im richtigen Verhältnis für den eigenen Körper enthält; dann braucht man sich keine Gedanken über Zusätze zu machen.

Aber die moderne Ernährung ist ein Minenfeld. Man kann leicht Angst bekommen und das Gefühl haben, daß es viele Probleme damit gibt, viele Dinge, die man nicht essen sollte und viele widersprüchliche Informationen, so daß es einem unmöglich ist zu wissen, was man tun soll. Verwirrt durch all die Warnungen, sind einige Frauen so unsicher, was Lebensmittel angeht, daß sie glauben, sie könnten genausogut alle Expertenmeinungen ignorieren und einfach das essen, was leicht zu-

zubereiten ist. Wenn alles tabu ist, was macht es dann schon aus?

Dieses Kapitel möchte Ihnen Wege durch das Minenfeld zeigen, weil die Ernährungsweise sehr wichtig ist. Durch eine ausgewogene Ernährung fühlt man sich gesünder und ist besser vor allen Arten von Krankheiten geschützt. Auch bleiben die Körperfunktionen intakt und das Energieniveau hoch, so daß man nachts besser schlafen kann. Wenn man nicht lernt, richtig zu essen, wird man immer für hormonal bedingte Probleme anfällig bleiben.

Der Nährstoffbedarf ist vom Alter abhängig

Obwohl wir alle ausreichend gute Nahrung benötigen, variiert der Nährstoffbedarf je nach Alter, Lebensstil und individuellem Stoffwechsel. Ihre eigenen speziellen Probleme mit der Gesundheit und den Hormonen reflektieren Ihre besonderen Bedürfnisse, die Sie bis jetzt vielleicht noch nicht erfüllt haben. Jeder sollte sich möglichst abwechslungsreich ernähren und das Hauptgewicht auf Nahrungsmittel legen, die besonders reich an Nährstoffen sind, denn sie können helfen, die Störung zu beseitigen und potentielle Probleme im Keim zu ersticken. Falls Sie starke Symptome haben, die auf Ihre Hormone hinweisen, werden Sie wahrscheinlich von den in diesem Kapitel beschriebenen spezifischen Ergänzungen profitieren; doch sobald Sie es geschafft haben, sich insgesamt ausgewogener zu ernähren, werden Sie sie möglicherweise nicht mehr länger brauchen.

Unabhängig von Ihren speziellen Bedürfnissen besteht die beste Ernährung für einen gesunden Hormonhaushalt aus biologisch angebauten vollwertigen Nahrungsmitteln. Sie sind am nährstoffreichsten; organische Lebensmittel, von Bauern erzeugt, die keine künstlichen Chemikalien einsetzen, um künstlich hohe Erträge zu bekommen, enthalten mehr Vitamine und Mineralien. Falls Sie sich die Mühe machen herauszufinden, wo es organische Lebensmittel gibt, ist die Wahrscheinlichkeit, daß Sie unter ernährungsbedingten Mangelerscheinungen leiden, geringer. Vollwertige Lebensmittel sind Lebensmittel in ihrer natürlichen Form, die noch alle nahrhaften Teile der Pflanzen enthalten, aus denen sie gewonnen werden. Bei der Verarbeitung gehen einige der besten Bestandteile der Nahrung verloren; in vielen Fällen werden sie durch Chemikalien ersetzt, die oft schlecht für unsere Gesundheit sind. Im allgemeinen sind vollwertige Lebensmittel brauner, weil die äußeren Schichten unversehrt sind; dagegen sind ihre behandelten Gegenstücke durch die Veredelung weiß geworden. Die vielen Nährstoffe sind notwendig, um den Stoffwechselprozeß in Gang zu halten; bekommt man von einem der Nährstoffe zu wenig, können indirekt die Hormone in Mitleidenschaft gezogen werden. Einige spezifische Nährstoffe sind besonders wichtig. Dazu gehören die Vitamine der Gruppe B, insbesondere Pyridoxin oder B_6, die Vitamine A, C und E, die lebenswichtigen Elemente Magnesium, Kalium, Chrom, Bor, Zink, Jod, Eisen sowie die essentiellen Fettsäuren. Sie sollten dafür sorgen, daß Ihre Nahrung all diese Mikronährstoffe in ausreichenden Mengen enthält.

Die Vitamine der Gruppe B sind wichtig für den Stoffwechsel und für die Umwandlung der Nahrung in Energie. Sie sind in Vollkornprodukten wie Brot und braunem Reis enthalten; besonders reichhaltig sind Weizenkeime. Auch Bohnen und Fleisch, besonders Leber, enthalten in großen Mengen die meisten Vitamine der Gruppe B.

Vitamin B_6 ist sehr wichtig für eine normale Gehirnfunktion und ausgeglichene Stimmung. Ein Mangel führt zu Angst, Depressionen und Schlaflosigkeit. In den letzten Jahrzehnten ist der durchschnittliche Verbrauch dieses Vitamins so stark zurückgegangen, daß viele Frauen Mangelerscheinungen aufweisen. Aus Gründen, die im nächsten Kapitel beschrieben werden, ist unser Bedarf sogar noch gestiegen. Die Einnahme oraler Verhütungsmittel, Alkohol und Rauchen, all dies verlangt mehr Vitamin B_6. Gute Lieferanten sind öliger Fisch, Eigelb, vollwertige Getreidearten, Nüsse (besonders Walnüsse), Samen, Bananen und Avocados.

Sollte man ein Kind planen oder bereits schwanger sein, ist Folsäure, ein weiteres Vitamin der Gruppe B, sehr wichtig für die Gesundheit des Babys. Ein Mangel an Folsäure zu Beginn der Schwangerschaft kann zu Mißbildungen des Nervensystems, wie Spina bifida (offene Wirbelsäule), führen. Sorgen Sie dafür, daß Sie genügend Folsäure bekommen, indem Sie viel grünes Blattgemüse, Avocados, Mandeln, Walnüsse und Orangen essen.

Vitamin A kann Frauen, die eine starke Periode haben, helfen; gleichzeitig ist es auch ein wichtiges Vitamin, das gegen Krebs vorbeugt. Sollten Sie genügend frisches Gemüse und Obst essen, ist Ihr Bedarf eigentlich gedeckt. Zusätzliches Vitamin A kann gefährliche Nebenwirkungen haben. Reich an Vitamin A sind Karotten, grünes Blattgemüse, Eigelb, Früchte mit orangefarbenem Fruchtfleisch, wie Aprikosen und Pfirsiche, sowie öliger Fisch.

Vitamin C ist für die Produktion der Geschlechtshormone wichtig. Es ist in sehr hoher Konzentration in der Nebenniere vorhanden, die Progesteron, Testosteron und Östrogen erzeugt. Während und nach den Wechseljahren, wenn die Nebenniere eine zunehmend wichtigere Rolle bei der Produktion der Geschlechtshormone spielt, muß man unbedingt darauf achten, genügend Vitamin C zu sich zu nehmen. Vitamin C hilft auch Frauen mit einer starken Periode. Ihr Bedarf ist besonders hoch, wenn sie einer verschmutzten Umwelt ausgesetzt sind, wenn sie rauchen oder mit einer Infektion kämpfen. Falls das Genannte auf Sie zutreffen sollte, achten Sie also darauf, daß Sie besonders viele Nahrungsmittel essen, die reich an diesem Vitamin sind.

Vitamin C ist in den meisten frischen Gemüsen enthalten, besonders in Brunnenkresse, Broccoli und neuen Kartoffeln, in Zitrus- und Beerenfrüchten, wie Orangen, Grapefruits, Erdbeeren und Himbeeren, in Ananas, Melonen und in den meisten tropischen Früchten. Durch Lagerung und Kochen verlieren die Lebensmittel Vitamin C, daher sollten sie so frisch wie möglich sein.

Vitamin E wird als »Sexhormon« bezeichnet, denn ohne es werden männliche Lebewesen, Tiere ebenso wie Menschen, impotent. Es ist sehr wichtig für die Fruchtbarkeit. Man kennt es auch unter dem Namen Tocopherol, das vom griechischen Wort für »Geburt« kommt. Es hilft besonders bei der Linderung von Beschwerden während der Wechseljahre, doch nimmt es im ganzen Leben eines Menschen eine entscheidende Funktion ein. Die Ursache für längere Verdauungsprobleme können an einem Mangel an Vitamin E liegen.

Sonnenblumenkerne und Sonnenblumenöl enthalten viel Vitamin E. Ebenso Nüsse, besonders Mandeln, Haselnüsse und Erdnüsse, auch sie sind gut und sollten ein regelmäßiger Bestandteil Ihrer Ernährung sein. Avocados, süße Kartoffeln und wilde Brombeeren sind weitere wertvolle Quellen.

Magnesium ist für ein gutes hormonales Gleichgewicht wahrscheinlich das wichtigste aller Mineralien; es ist das Mineral, von dem man mit ziemlicher Sicherheit nicht ausreichende Mmengen zu sich nimmt. Jeder sollte täglich darauf achten, magnesiumreich zu essen. Sollten Sie unter dem PMS, wunden Brüsten oder Regelschmerzen leiden, benötigen Sie eventuell zusätzliches Magnesium. Bei Magnesiummangel ist der Körper nicht in der Lage, Vitamin B_6 zu verwenden. Es machen sich Anzeichen eines Vitamin-B_6-Mangels bemerkbar wie beispielsweise Hautprobleme. Manche Frauen, die nur Vitamin B_6 einnehmen, um das prämenstruelle Syndrom zu lindern, fanden heraus, daß es nur wenig nützt; sie brauchen ebenfalls Magnesium, um eine Besserung zu erzielen. Magnesium ist äußerst wichtig für die Aufrechterhaltung des hormonalen Gleichgewichts, damit man während einer Schwangerschaft gesund bleibt und die Knochen bis ins hohe Alter kräftig sind. Magnesiummangel ist heute weit verbreitet, weil durch die modernen Anbaumethoden Nahrungsmittel erzeugt werden, die nur einen sehr geringen Magnesiumgehalt haben. Ironischerweise sind sich viele Landwirte dieser Tatsache sehr wohl bewußt; daher wird den Tieren zusätzliches Magnesium verabreicht; Landwirtschaftsexperten bestätigen, daß Weidegras und Futtermittel, die Rückstände von chemischen Düngemitteln aufweisen, nicht genügend Magnesium enthalten, um die Gesundheit der Tiere zu gewährleisten. Die schlimmen Folgen eines solchen Mangels sind während der Tragzeit sichtbar; die Tiere können eine Blutvergiftung bekommen und sterben, oder sie verlieren ihre Jungen. Die Nahrung, die wir Menschen zu uns nehmen, ist aus denselben Gründen magnesiumarm. Doch seltsamerweise bestreitet das Ministerium für Landwirtschaft, Fischerei und Ernährung, daß die Nahrungsmittel, die für unseren Verzehr erzeugt werden, nicht genügend Mineralien enthalten. Es ist mir unverständlich, daß man dort glaubt, Menschen benötigten weniger Mineralien als Tiere. Landwirte aber, die ihrem Vieh organisches Futter, das ohne Nitratdünger erzeugt wird, geben, sind der Auffassung, daß Zusätze unnötig seien. Und oft gilt das auch für uns Menschen.

Magnesium ist für den Stoffwechsel unentbehrlich. Seine Hauptfunktion besteht darin, Enzyme zu »aktivieren«, besonders diejenigen, die an der Energieerzeugung beteiligt sind. Eine ständige Müdigkeit läßt sich durch eine erhöhte Aufnahme von Magnesium beheben.

Magnesiummangel während einer Schwangerschaft kann Schwangerschaftstoxikose verursachen. Frauen, die unter dem prämenstruellen Syndrom leiden, haben gewöhnlich ebenfalls zuwenig Magnesium; der hohe Magnesiumbedarf während einer Schwangerschaft könnte eine Erklärung dafür sein, warum das PMS nach einer Geburt auftreten kann.

Die besten Lieferanten von Magnesium sind Nüsse, besonders Mandeln, Paranüsse, Cashews und Haselnüsse, ebenso organische Vollkornprodukte, Weizenkerne, Tofu (Sojabohnengallerte) und Seetang.

Kalium hat auf zweifache Weise hormonale Auswirkungen: Es ist sehr wichtig für den Wasserhaushalt und für die Nervenfunktionen. Falls Sie unter Wasserretention leiden sollten, wäre eine kaliumangereicherte Nahrung hilfreich.

Kalium und Natrium arbeiten im Körper zusammen, und das richtige Verhältnis dieser beiden chemisch sehr ähnlichen Elemente ist wichtig für Ihre Gesundheit. Leider liefert uns die Nahrung allein kein richtiges Verhältnis, denn wir fügen ihr Natrium hinzu (enthalten in gewöhnlichem Salz, Backpulver und sonstigen Lebensmittelzusätzen), während Kalium durch Kochen und

Verarbeitung verlorengeht. Der Natriumüberschuß macht den Kaliummangel nur noch schlimmer.
Um die Kaliumaufnahme zu erhöhen, sollte man mehr rohes Obst und Gemüse essen. Sie enthalten alle Kalium. Ebenso Seetang, Sonnenblumenkerne, Weizenkeime, Nüsse, Rosinen, Bananen, Avocados, grünes Gemüse und Kartoffeln. Wird gleichzeitig noch die Natriumaufnahme reduziert, indem man salzige oder behandelte Lebensmittel vermeidet, ist es um so besser.
Chrom ist im Gegensatz zu Kalium nur in winzigen Mengen im Körper vorhanden, aber es ist trotzdem überaus wichtig. Chrom ist für die Blutzuckerkontrolle notwendig. Viele Schwangere und Frauen, die unter dem PMS leiden, weisen Symptome auf, die ähnlich der Diabetes sind; mit Chrom können sie beseitigt werden. Sollten Sie heftiges Verlangen nach Zucker oder Kohlehydraten haben, könnte eine erhöhte Chromaufnahme die Lösung sein. Denn gibt man seinem Verlangen nach und ißt Süßigkeiten, wird ironischerweise Chrom vermehrt ausgeschieden, wodurch das Problem verschlimmert wird!
Hefe ist bei weitem die beste natürliche Chromquelle. Leber, Vollkornbrot, Weizenkeime und Rindfleisch sind ebenfalls gute Lieferanten.
Eisen ist für das Blut von Bedeutung. Ein Mangel verursacht Anämie, die sich unter anderem dadurch äußert, daß blutreiche Membranen, wie die Innenseiten der Augenlider, blaß werden. Für Frauen mit einer starken Periode ist Eisen besonders wichtig, denn Eisenmangel selbst kann schon starke Monatsblutungen auslösen; mit jedem monatlichen Blutverlust wird der Mangel nur noch größer. Schwangere müssen große Mengen eisenreiches Gewebe produzieren, um den Belastungen

durch die Schwangerschaft standzuhalten und gleichzeitig das Baby mit Eisen zu versorgen.
Obwohl Eisen nicht direkt an der Hormonproduktion und dem Stoffwechsel beteiligt zu sein scheint, bedeutet der monatliche Blutverlust, daß der weibliche Körper regelmäßig eine gewisse Menge Eisen verliert. Eisenmangel ist ein häufiger Grund für fehlende körperliche Energie und wiederholte Infektionen, wie beispielsweise Soor.
Zu den eisenhaltigsten Nahrungsmitteln gehören Blatttang, Hefe, Melasse, Kürbis, Sonnenblumenkerne, Weizenkeime und Leber; Nüsse und Rosinen sind ebenfalls gute Lieferanten. Die grüne Farbe der Blattgemüse und die rote Farbe von Fleisch sind beide auf Eisen zurückzuführen, aber der Körper kann dieses Eisen nicht immer absorbieren. Zum Beispiel erhöht Spinat gar nicht den Eisengehalt im Körper, weil die in ihm enthaltene Oxalsäure die Eisenaufnahme verhindert. Eisen im Fleisch kann vom Körper leichter aufgenommen werden, doch Vegetarier sollten sich keine übermäßigen Sorgen wegen eines möglichen Eisenmangels machen; denn tatsächlich sind sie weniger anfällig für Anämie als Fleischesser.
Ein Problem bei Eisen besteht darin, daß die Aufnahme sehr stark davon abhängt, welches Essen und welche Getränke wir zu uns nehmen. Bei Vitamin-C- und eisenhaltiger Nahrung, zum Beispiel eine Grapefruit zu Beginn der Mahlzeit oder neue Kartoffeln zum Fleisch, wird der Körper es leichter absorbieren. Trinkt man circa eine Stunde vor dem Essen Tee oder etwas anderes Alkoholfreies, wird erheblich weniger absorbiert. Bei einigen Menschen läßt sich der Eisenmangel ganz leicht dadurch beheben, daß sie den Tee oder was immer sie frü-

her zu den Mahlzeiten getrunken haben, durch frisch gepreßten Fruchtsaft ersetzen.
Eisenmangel kann auch durch innere Blutungen hervorgerufen werden; falls dies der Fall sein sollte, kann das Problem nicht durch eine erhöhte Eisenzufuhr behoben werden. Oft sind Geschwüre die Ursache, die durch häufige Einnahme von Aspirin oder ähnlichen Medikamenten entstehen.
Ein einfacher und nützlicher Weg, um sich Klarheit über seinen Eisengehalt zu verschaffen, ist das Blutspenden. Enthält das Blut zu wenig Eisen, wird man als Spender erst gar nicht zugelassen; man weiß dann, daß etwas unternommen werden muß, um die Eisenaufnahme zu erhöhen. Wird man jedoch zur Spende zugelassen, kann man sicher sein, daß der Körper das Eisen entbehren kann!
Zink ist an vielen Stoffwechselvorgängen im Körper beteiligt. Es ist äußerst wichtig für ein normales Wachstum, die Zellteilung und Gewebeerneuerung, sowie für die Entwicklung der männlichen Geschlechtsorgane und einen regelmäßigen Monatszyklus bei jungen Mädchen. Während der Schwangerschaft benötigt das wachsende Baby enorme Mengen der mütterlichen Zinkreserven. Einige Fachleute glauben, daß der so entstehende Zinkmangel ein Grund für die morgendliche Übelkeit ist. Zink ist notwendig für eine gesunde Haut und Knochen. Frauen, die einen Zinkmangel haben, bekommen leichter Schwangerschaftsstreifen und leiden nach den Wechseljahren an Osteoporose.
Bei weitem sind Austern die beste Zinkquelle. Andere zinkreiche Nahrungsmittel sind rotes Fleisch, Nüsse und organisches Volkorngetreide.
Bor ist sehr wichtig für einen normalen Östrogenspiegel bei Frauen, die die Wechseljahre hinter sich haben. Eine

borreiche Ernährung kann den Östrogengehalt des Blutes verdoppeln und schützt vor Osteoporose, Trockenheit im Scheidenbereich und sonstigen Symptomen für Östrogenmangel. Erst vor kurzem wurde Bor als Nährstoff identifiziert; seine vollständige Funktion ist noch nicht bekannt. Es ist jedoch wahrscheinlich, daß ein Mineral, das so nützlich für die Hormonsysteme älterer Frauen ist, auch von den Jüngeren benötigt wird. Pflanzliche Lebensmittel, besonders frisches Obst und Gemüse, haben einen hohen Borgehalt. Wenn Sie jeden Tag Obst und Gemüse essen, wird der Borbedarf Ihres Körpers wahrscheinlich ausreichend gedeckt sein.

Jod ist ein weiteres Spurenelement, von dem man weiß, daß es für das hormonale Gleichgewicht von Bedeutung ist. Jod ist für die Tätigkeit der Schilddrüse wichtig; sind zu wenige Schilddrüsenhormone vorhanden, leiden Frauen unter dem prämenstruellen Syndrom. Brustkrebs tritt häufiger bei Frauen mit Schilddrüsenproblemen auf. Bei Schilddrüsenhormonen, PMS und Brustkrebs scheint auch Östrogen eine Rolle zu spielen, doch welche, ist noch nicht genau erforscht. Fest steht jedoch, daß eine hohe Jodaufnahme das hormonale Gleichgewicht verbessern kann.

Große Mengen Jod enthalten Fisch und Meerestiere: Schellfisch, Heilbutt, Sardinen und Schalentiere. Andere, weniger reichhaltige Quellen sind Leber, Ananas, Eier, Erdnüsse und Produkte aus Vollkornweizen.

Essentielle Fettsäuren (EFS) bilden die letzte Gruppe der Nährstoffe, die für einen gesunden Hormonhaushalt wichtig sind. Durch eine erhöhte Aufnahme von EFS können sich sowohl prämenstruelle Probleme als auch Regelschmerzen erheblich verbessern. Die EFS haben viele Funktionen im Körper; besonders wichtig für Frauen ist ihr Beitrag zur Produktion und Umsetzung der

Prostaglandine, die unter anderem für Regelschmerzen und allgemeines Unwohlsein sorgen können.

Die bekannteste Quelle für EFS ist die Nachtkerze, doch gewöhnlich ist es nicht nötig, die Aufnahme dieses Nährstoffs zu erhöhen, indem man die Nahrung mit Nachtkerzenöl ergänzt.

Besonders nährstoffreiche Lebensmittel

1. **Nüsse und Samen**
2. **Vollkorngetreidearten und Weizenkeime**
3. **Leber***
4. **Avocado**
5. **Grüne Gemüse (Erbsen, Bohnen und Blattgemüse)**
6. **Kartoffeln und Karotten**
7. **Obst**
8. **Meerestiere – Fisch und Seetang**

Essentielle Fettsäuren sind ebenfalls in Weizenkeimen (besonders in Weizenkeimöl), Samen, insbesondere Leinsamen, und Kaltwasserfischen, wie Hering, Lachs und Sardinen, enthalten.

Ein Mangel an EFS ist auf die Behandlung und Verarbeitung von Lebensmitteln zurückzuführen; doch er entsteht auch, weil durch andere Fette in der Nahrung (besonders durch das Fett in Margarine und Industriebackwaren wie Plätzchen) unser Bedarf an EFS steigt. Das nächste Kapitel wird näher auf dieses Problem eingehen.

Wenn Sie sich die Liste der wichtigen Nährstoffe und ihrer Lieferanten noch einmal ansehen, werden Sie feststellen, daß bestimmte Nahrungsmittel immer wieder auftauchen.

An oberster Stelle der Liste stehen Nüsse und Samen. Die meisten Menschen sehen in ihnen lediglich einen kleinen Imbiß für zwischendurch, doch dies wird ihrer Bedeutung nicht gerecht. Sie sollten ein wichtiger Be-

* Anmerkung: Die Leber, die Sie essen, sollte von Tieren aus artgerechter Zucht stammen. In der Leber sind sowohl Nährstoffe als auch Gifte enthalten; werden die Tiere also mit Hormonen, Medikamenten und Chemikalien behandelt, wie es bei allen konventionell aufgezogenen Tieren der Fall ist, könnte die Leber gefährlich hohe Rückstände dieser Substanzen enthalten.

deutung nicht gerecht. Sie sollten ein wichtiger Bestandteil Ihrer Ernährung sein. Täglich 50 bis 100 g verschiedener Nüsse und Samen sollten Sie schon zu sich nehmen. Nüsse und Samen enthalten hochwertiges Protein und viele Spurenelemente, daher können sie anstelle von Fleisch gegessen werden.

Salzige, geröstete Nüsse sollte man nach Möglichkeit vermeiden, unbehandelt schmecken sie viel besser. Nüsse sind außerordentlich vielseitig. Verwenden Sie sie beim Kochen, beispielsweise für Nußröstis, Müslis, Salate oder vegetarische Gerichte, für Saucen (versuchen Sie einmal eine Walnußsauce zum Gemüse, experimentieren Sie bei indonesischen Rezepten mit Erdnußsauce) und für süße Desserts. Nehmen Sie Nußbutter zum Brot. Mandel-, Haselnuß- und Cashewbutter sind vorzüglich, doch gewöhnliche Erdnußbutter ist auch gut; und wenn Sie schnell eine Kleinigkeit essen möchten, kauen Sie dazu eine Handvoll Samen.

Eigentlich sollte es uns nicht erstaunen, daß Nüsse wertvoll sind. Unsere Urgroßmütter waren davon überzeugt, daß sie für die Gesundheit der ganzen Familie von Nutzen waren. Nüsse und Samen sind die einzigen natürlichen Lebensmittel, die sich schon sehr lange behaupten können; doch vor mehreren tausend Jahren gab es noch viel mehr Nußbäume als heute. Es wäre töricht, sich nicht auf die Ernährung unserer Vorfahren zurückzubesinnen und einen der Hauptbestandteile ihrer Nahrung zu ignorieren.

Als nächstes stehen die Vollkornprodukte auf der Liste. Getreidearten sind in den meisten Ländern Hauptbestandteil der Ernährung; doch ihr Nährwert wird durch Kunstdünger, Mahlen und Verarbeitung stark reduziert. Weizenkeime, die bei der Herstellung von Weißmehlprodukten anfallen, enthalten die höchste Nährstoffkonzentration. Sie sind eine wertvolle Ergänzung und können auf Cornflakes, Suppen, Obstdesserts oder Joghurt gestreut werden. Erhöhen Sie den Nährwert Ihres Gebäcks, indem Sie dem Vollkornmehl Weizenkeime hinzufügen. Kaufen Sie nach Möglichkeit immer Vollkornbrot und Vollkornnudeln, deren Zutaten aus biologischem Anbau stammen, oder machen Sie Ihr Brot und Ihre Nudeln selbst. Verwenden Sie aber auf jeden Fall Biovollkornmehl, denn an der Kleie und den Keimen aus herkömmlichem Vollkornweizenmehl haften Pestizide. Man kann eine sehr hohe Dosis abbekommen, wenn das Brot aus konventionell angebautem Weizen gebacken wurde.

Ein geringer Teil von Frauen mit schweren hormonal bedingten Problemen ist allergisch gegen Weizen. Wenn Sie Ihre Ernährung und Lebensweise gemäß den Empfehlungen dieses Buches geändert und trotzdem immer noch Probleme haben, gibt Ihnen Kapitel acht weitere Informationen. Sie werden sehen, daß Sie Weizen durch andere Getreidearten ersetzen können, insbesondere durch Biovollkornreis und Buchweizen.

Leber ist das nächste der besonders nährstoffreichen Lebensmittel. Die Leber fungiert als Speicherorgan des Körpers, in ihr sammeln sich sehr viele Nährstoffe. Sie ist ein hochaktives Stoffwechselorgan, randvoll mit Enzymen und Koenzymen, die reich an Spurenelementen sind.

Leber und Gemüse stehen auf der Liste der Topnahrungsmittel

Leider ist dieses Supernahrungsmittel nicht mehr das, was es einmal war. In der Leber konzentrieren sich auch Medikamente, Rückstände von Hormonen und Pestiziden, weil sie das Hauptentgiftungsorgan des Körpers ist. Bei dem Verzehr der Leber von herkömmlich aufgezogenen Tieren kann der Schaden durch die in ihr enthaltenen Giftstoffe bei weitem größer sein als der Nutzen der vielen gespeicherten Nährstoffe. Dieses Problem kann gelöst werden, indem nur Leber von artgerecht aufgezogenen Tieren gekauft wird; sie ist zwar teurer, schmeckt aber besser und ist gesünder. Falls Ihr Metzger sie nicht führt, schauen Sie sich nach einem anderen um, der Fleisch aus artgerechter Tierhaltung im Angebot hat.

Gemüse ist der nächste Punkt auf der Liste der Topnahrungsmittel, allen voran die Avocado. Haben Sie Avocados bisher gemieden, weil sie angeblich viele Kalorien haben oder zu teuer sind? Denken Sie noch einmal nach! Sie haben einen außergewöhnlich hohen Nährwert, sind sehr gut für Ihre Gesundheit und somit auch für Ihren Geldbeutel. Essen Sie Avocados in Salaten, als Dip oder pur mit Sauce Vinaigrette oder Shrimps.

Grüne Gemüse sind ebenfalls wunderbar, doch das wissen Sie natürlich! Die meisten haben schon als Kind zu hören bekommen, daß sie ihr Grüngemüse essen sollen. Doch nur wenige Menschen essen genug davon. Britische Familien nehmen weniger Gemüse zu sich als die meisten anderen in Europa. Eine Folge davon ist eine außergewöhnlich hohe Rate von Mißbildungen und geistigen Behinderungen bei Neugeborenen. Der Eßteller sollte vollgetürmt sein mit frischem Gemüse, so viel wie Sie essen können und so abwechslungsreich wie möglich.

Kartoffeln spielen eine wichtige Rolle bei unserer Ernährung. Sie können soviele essen, wie Sie mögen und so oft Sie wollen. Man kann sie kochen oder backen, sollte sie aber nicht fritieren. Mit Pommes frites erweist man sich selbst keinen guten Dienst. Erhitzte Fette, besonders mehrfach erhitzte Fette, stehen im Verdacht, langfristig hormonal bedingte Krebsarten auszulösen. Sind die Kartoffeln nicht aus biologischem Anbau, sollte man die Schale nicht essen. Im nächsten Kapitel werden die Gefahren von chemisch behandelten und fritierten Kartoffeln angesprochen. Kaufen Sie neue Kartoffeln, wann immer sie erhältlich sind, und gehen Sie nach dem Aroma; das ist das beste Qualitätsmerkmal.

Seetang wird von einigen der gesündesten Völker der Erde, besonders von den Japanern, als Gemüse verwendet. Probieren Sie Seetang einmal; in Bioläden und chinesischen Läden sind viele Sorten erhältlich.

Obst sollte bei der Ernährung jeder Frau einen besonderen Stellenwert haben. Die köstlichen Früchte sind sehr gesund. Bananen, Orangen, weiche und tropische Früchte wie Mangos sind besonders nahrhaft. Äpfel und Birnen sollten geschält werden, es sei denn, man weiß, daß sie nicht gespritzt wurden. Versuchen Sie jeden Tag ungefähr ein Pfund frisches Obst zu essen.

Seetang, Obst und Fisch gehören unbedingt auf den Speiseplan

Fisch ist für einen gesunden Hormonhaushalt besser als Fleisch. Ölige Fische wie Heringe und Sardinen sind besonders wertvoll, weil das Fett in ihrem Fleisch viele Nährstoffe enthält. Leider sind einige einst überaus gesunde Fische durch die Verschmutzung der Meere nicht mehr zu empfehlen. Die Gewässer der Aale sind zum Beispiel in der Regel durch Industrieabfälle stark verseucht. Tiefseefische wie Kabeljau sind am besten. Wildlachs und Seeforellen sind gut, doch vor dem Kauf sollte man sich vergewissern, daß sie nicht aus einer Zucht stammen. Dort, wo extrem große Populationen auf engem Raum leben, können Krankheiten leicht um sich greifen. Mittlerweile werden daher, wie bei anderen Tierarten auch, Medikamente und Chemikalien eingesetzt, um den ökonomischen Wert nicht zu gefährden.

Nahrungsergänzungen

Es gibt zunehmend Anzeichen dafür, daß eine mit bestimmten Nährstoffen angereicherte Nahrung Frauen mit hormonalen Störungen nützlich sein kann. Ärzte in unterschiedlichen Kliniken neigen dazu, sich auf die Nährstoffe zu konzentrieren, die sie für wirksam halten. Trotz dieses ziemlich simplen Ansatzes, nur ein oder zwei Zusätze zu verwenden, sind dennoch einige gute Resultate erzielt worden. Stellt man mehrere Zusätze zusammen, die helfen oder gut zusammenwirken, können hormonal bedingte Probleme noch effektiver behandelt werden.

Bei seinen Untersuchungen von Krankheiten in einer Klinik in Montreal fand Dr. David Horrobin zufällig heraus, daß Gamma-Linolensäure (GLS), eine seltene essentielle Fettsäure, Frauen mit Menstruationsproblemen half. Die Frauen berichteten, daß ihre prämenstruellen Beschwerden besser wurden, als sie GLS in Form von Nachtkerzenöl zu sich nahmen. Dr. Michael Brush, der am St. Thomas' Hospital in London mit der Erforschung des Vitamins B_6 betraut war, knüpfte an der Arbeit von Dr. Horrobin an. Dr. Brush hatte bereits herausgefunden, daß eine Behandlung mit Vitamin B_6 (50 bis 200 mg täglich während der zweiten Hälfte des Menstruationszyklus) die von PMS ausgelösten Beschwerden bei ungefähr 70 Prozent seiner Patientinnen linderte. GLS half den restlichen 30 Prozent.

Andere Ärzte, die verschiedene hormonal bedingte Probleme untersuchten, entdeckten, daß weitere Vitamine und Mineralien ebenfalls sehr nützlich sein konnten. Hier ist besonders die Arbeit von Dr. Guy Abraham hervorzuheben, der sich mit dem prämenstruellen Syndrom bei Patientinnen in einer gynäkologischen Klinik in Kalifornien befaßte. Er trug entscheidend dazu bei, die Funktion von Vitamin C und E sowie von Magnesium und Zink zu klären.

Dr. Abrahams Arbeit wurde von Dr. Alan Stewart am Women's Nutritional Advisory Centre in Hove, Sussex, England, weitergeführt. Dort wird inzwischen ein breites Sortiment von Nahrungsergänzungen verwendet, um Frauen mit verschiedenen gesundheitlichen Problemen zu helfen. In Zusammenarbeit mit dem Hersteller »Nature's Best« wurden einige sehr wirksame Präparate entwickelt, die es Frauen ermöglichen, sich selbst zu behandeln.

Die ideale Lösung wäre natürlich, alle notwendigen Nährstoffe durch die Nahrung direkt aufzunehmen, doch dies ist nicht immer möglich. Zusätzliche Dosen bestimmter Nährstoffe können notwendig sein, um ein Gleichgewicht im Körper herzustellen. Dafür gibt es viele Gründe. Vielleicht haben Sie jahrelang von einigen wichtigen Nährstoffen zu wenig bekommen; oder Sie haben eine Zeit hinter sich, in der Ihr Körper einen erhöhten Nährstoffbedarf hatte. Eventuell haben Sie auch Probleme mit der Aufnahme oder dem Ausscheiden bestimmter Nährstoffe oder eine sehr individuelle Biochemie, wodurch Ihr Bedarf ungewöhnlich hoch ist. Möglicherweise waren Sie Chemikalien ausgesetzt, die die Fähigkeit Ihres Körpers, Nährstoffe zu verwenden, verringerten, oder Sie sind unfähig, mit lebenslangen Gewohnheiten, die den Nährstoffbedarf steigern, zu brechen. Unter diesen Umständen sind hormonal bedingte Probleme wahrscheinlich nicht ohne die Anwendung spezifischer Nahrungsergänzungen zu lösen.

Der Umgang mit bestimmten Zusätzen ist jedoch nicht so einfach, wie es den Anschein hat. Zur Auswahl des richtigen, wirksamen Produkts gehört sowohl Verstehen des eigenen Problems als auch der Funktion von

Nahrungsergänzungen. In der medizinischen Literatur wird häufig von Menschen berichtet, die sich durch den unvernünftigen Umgang mit Zusätzen selbst schaden, besonders, wenn sie eine Überdosis Vitamine oder Mineralien einnehmen. Die meisten Nährstoffe können, im Übermaß genommen, gefährlich sein; ein Zuviel ist nicht unbedingt besser. Die große Beliebtheit von Vitaminpräparaten entbehrt jeder physiologischen Grundlage.

Eine Überdosis an Zusätzen kann schädlich sein

Nehmen Sie *niemals* eine Überdosis Vitamine oder Mineralien. Große Mengen können giftig sein. Nimmt man etwas zuviel von einem Mineralstoff, bringt man den Körper aus dem Gleichgewicht und bewirkt andere Mangelerscheinungen.

Übermäßig viel Zink führt zum Beispiel zu Kupfermangel und umgekehrt. Zuviel Vitamin B_6 (über 200 mg täglich, bei den meisten Menschen) kann neurologische Symptome verursachen. Durch zuviel Vitamin C können Nierenprobleme entstehen. Halten Sie sich also an die Dosen, die auf den Etiketten der Präparate angegeben sind. Mehr ist definitiv nicht besser. Am besten beschränken Sie die Zusätze auf ein absolutes Minimum, indem Sie sich ausgewogen und nährstoffreich ernähren. Nahrungsmittel haben von Natur aus einen ausgewogenen Nährstoffgehalt und sind somit ohnehin die beste Quelle.

Nahrungszusätze sind ein kontroverses Thema. Einige Ärzte bestreiten ihren Nutzen und behaupten, daß Zusätze überhaupt nicht benötigt werden. Andere glauben, daß sie etwas bewirken können; aber sie weisen nicht darauf hin, daß die Form des Zusatzes, den man verwendet, wichtig ist. Durch Erfahrung, Lektüre und Beobachtung kam ich zu der Überzeugung, daß entscheidend ist, in welcher Form der Nahrungszusatz eingenommen wird.

Benötigt man zusätzliches Eisen, weil man eine sehr starke Regelblutung hat oder schwanger ist, versucht man ja auch nicht, Eisenfeilen zu kauen oder den Rost von einer alten Bratpfanne abzulecken. Man erwartet nicht, daß Eisen in dieser Form nützlich ist. Diese Annahme ist richtig. Nährstoffe in Lebensmitteln sind nicht identisch mit den einfachen Chemikalien, die sie enthalten. Natürliche Mineralien in Nahrungsmitteln sind eingebunden in komplexe organische Moleküle, die mit den Molekülen in unserem Körper verwandt sind. Bei Grünpflanzen zum Beispiel befindet sich das Eisen hauptsächlich im Chlorophyll, einer Substanz, die dem Hämoglobin ziemlich ähnlich ist. Unsere Körper entwickelten sich einst parallel zur Pflanzenwelt; daher sind unsere Körpersysteme in der Lage, Eisen zu verwenden.

Eine gute Möglichkeit, alle Probleme mit Nahrungszusätzen zu meistern, besteht darin, sich natürlich vorkommender Substanzen zu bedienen, die besonders reich an jenen Nährstoffen sind, die man benötigt. Es ist praktisch unmöglich, von diesen besonderen Lebensmitteln zu viel zu essen. Zu den natürlichen Nahrungszusätzen gehören Weizenkeime, Blattang, Leinsamen und Nachtkerzenöl.

Weizenkeime sind reich an Vitaminen der Gruppe B und E. Man sollte die Nahrung mit Weizenkeimen ergänzen bei Schwangerschaften, Problemen mit den Brüsten, beim prämenstruellen Syndrom oder bei Hitzewellen. Streuen Sie sie auf Ihre Cornflakes, essen Sie sie unter Joghurt, und fügen Sie sie beim Backen dem Mehl hinzu. Weizenkeimöl ist nahrhaft und schmeckt gut. Salatsaucen bekommen dadurch einen besonders pikanten Geschmack.

Blattangtabletten enthalten Seetang in konzentrierter Form (siehe oben). Sie sind sehr reich an vielen Mineralien und haben einen hohen Jodanteil. Blattangtabletten können besonders bei Brustproblemen sehr lindernd wirken. Während einer Schwangerschaft tragen sie zu einer ausgewogenen Ernährung bei.

Nachtkerzenöl ist eine der reichhaltigsten und bekanntesten Quellen für essentielle Fettsäuren. Es ist leicht verfügbar. Probieren Sie es bei Regelbeschwerden aller Art und wenn Sie unter trockener Haut oder Allergien leiden.

Lebertran enthält ebenfalls einen hohen Anteil an Vitaminen, Mineralien und essentiellen Fettsäuren. Er wurde über viele Jahre hinweg als Nahrungszusatz verwendet. Obwohl ich sicher bin, daß er vor einigen Jahrzehnten ausgezeichnet geeignet war, würde ich ihn heute nicht mehr empfehlen; die Konzentration toxischer Substanzen in Fischlebern bereitet mir Kummer. Sowohl giftige Metalle wie Quecksilber als auch synthetische Gifte wie PCB sammeln sich in der Leber von Fischen. Als ich die Zahlen des Fishery Research Centre, das dem britischen Landwirtschaftsministerium unterstellt ist, über Schadstoffe in roher Kabeljauleber sah, war ich schockiert.

Falls Sie sich entschließen sollten, Zusätze zu verwenden, ist es sinnvoll, eine Form zu nehmen, die der natürlichen sehr ähnlich ist. Wenn die Zusätze keine Wirkung zeigen oder unangenehme Nebenwirkungen auftreten, liegt es häufig daran, daß sie nicht die Form haben, die der Körper leicht nutzen kann. Eisensulfat beispielsweise, eine anorganische Verbindung, die Eisen enthält und bei Anämie oft verschrieben wird, absor-

Nährstoffe für einen gesunden Hormonhaushalt

Mineralien/Spurenelemente	Bor	Kalzium	Chrom	Jod	Eisen	Magnesium	Kalium	Selen	Zink
Probleme/Zustand									
PMS			○			○○	○		
Starke Perioden					○○				○
Schmerzhafte Perioden		○				○			○
Keine Perioden						○			○
Schwanger	○	○○	○○	○	○	○○	○	○	○
Menopause[1]	○	○	○	○		○	○	○	
Nach der Menopause[2]	○	○	○			○		○	

Vitamine/EFS	A	Gruppe B	B_6	C	E	EFS	Bioflavonide
Probleme/Zustand							
PMS		○	○○	○	○	○	
Starke Perioden	○		○	○			○
Schmerzhafte Perioden			○		○	○	
Keine Perioden	○	○	○	○	○	○	
Schwanger	○	○	○	○	○	○	○
Menopause[1]		○	○		○	○	
Nach der Menopause[2]		○		○		○	

1 Symptome wie Hitzeanfälle
2 Ein oder mehrere Jahre nach Ausbleiben der Perioden

biert der Körper schlechter. Verdauungsstörungen können die Folge sein. Bei Eisenglukonat ist das Eisen chemisch an ein organisches Molekül gebunden (Glukonsäure, ein Glukosederivat), so daß es sich weniger nachteilig auf das Verdauungssystem auswirkt.

Bei Mineralzusätzen sollten Sie in jedem Fall organische Formen wählen. Lesen Sie das Etikett und achten Sie auf Stichwörter wie »Chelat«. Dies ist der Fachterminus für eine anorganische Chemikalie (wie beispielsweise Eisen). Sie ist in eine Substanz eingebunden, die der Körper leicht absorbieren kann.

Die entscheidende Frage ist, welche Zusätze einem selbst helfen können. Möchten Sie sich nicht auf bestimmte Präparate festlegen, können Sie es zunächst mit einem Multivitaminzusatz versuchen, der auch Mineralstoffe enthält und eigentlich den kompletten Bedarf Ihres Körpers an Vitalstoffen, gleich welcher Art, abdecken sollte. Doch auch hier gilt: Wählen Sie sorgfältig aus! Vergewissern Sie sich, daß der Nahrungszusatz alle Vitamine und Mineralien in organischer Form enthält, die oben in Tabelle 2 auf Seite 89 aufgeführt sind. In der Tabelle sind die Nährstoffe aufgelistet, an denen es einem am ehesten mangelt.

Der Gebrauch einzelner Zusätze, um die Aufnahme bestimmter Nährstoffe zu erhöhen, erfordert mehr Überlegung als nur die bloße Einnahme einer allgemein nützlichen Mutivitamintablette. Viele Nährstoffe wirken erst in Verbindung mit anderen. Zink und Eisen werden zum Beispiel am besten mit Vitamin C absorbiert, während Magnesium eine ausreichende Menge Vitamin B_6 benötigt. Es kann sein, daß Sie genügend Vitamin C bekommen, weil Sie viel frisches Obst und Gemüse essen; in diesem Fall benötigen Sie keine Nahrungszusätze, um

Ihre Aufnahme an Mineralstoffen zu erhöhen. Aber dies ist etwas, worüber Sie sorgfältig nachdenken sollten. Einige Zusätze sind für hormonal bedingte Probleme entwickelt worden und enthalten eine begrenzte, doch sehr spezifische Anzahl von Nährstoffen, die bei bestimmten Problemen helfen können.

Auch wenn Sie sich schon im ersten Monat deutlich besser fühlen, kann es bis zu drei Monaten dauern, ehe die Nahrungszusätze ihre volle Wirkung zeigen. Geben Sie also nicht auf, wenn Sie nicht sofort Linderung verspüren. Lassen Sie Ihrem Körper Zeit, ein ausgewogenes Verhältnis zwischen den Nährstoffen herzustellen.

Sobald Sie sich ausgeglichen fühlen und Ihren Lebensstil entsprechend geändert haben, um das Gleichgewicht nicht zu gefährden, kommen Sie eventuell zu dem Schluß, die Zusätze nicht mehr länger zu benötigen. Reichlich gutes Essen und genügend Bewegung ist alles, worauf Sie noch achten sollten, nachdem Sie den Nährstoffmangel wettgemacht haben, der über Jahre hinweg entstanden war. Versuchen Sie also die Zusätze allmählich zu reduzieren, wenn Sie glauben, daß Ihre Ernährung ausgewogen genug ist. Sie können jederzeit wieder auf sie zurückgreifen, wenn Sie Streß haben oder die Symptome sich wieder bemerkbar machen.

Ein minimaler Nahrungszusatz (50 mg Magnesium in Chelatform an den meisten Tagen) reicht gewöhnlich für mich aus. Wenn ich unter Druck stehe, nehme ich in der zweiten Hälfte des Monats täglich zusätzlich 50 mg Vitamin B_6. Verspüre ich ein heftiges Verlangen nach Kohlehydraten, nehme ich statt der einzelnen Zusätze das Präparat »Sugar Factor«, das außer Magnesium und Vitamin B_6 auch noch Chrom und andere Vitamine enthält. Ich richte mich nach meinem Wohlbefinden.

Nach einer Experimentierphase kennen Sie die Wirkung

bestimmter Zusätze auf Ihren Stoffwechsel. Vielleicht bemerken Sie, daß die Symptome zurückkehren, wenn Sie zu stark reduzieren; ich zum Beispiel weiß, daß ich Brust- und Regelschmerzen bekomme, wenn mein Magnesiumspiegel fällt. Für Sie können andere Nährstoffe wichtig sein. Zum Beispiel könnte es Ihrem Körper besonders an essentiellen Fettsäuren mangeln, so daß Sie Schmerzen bekommen, wenn Sie kein Nachtkerzenöl verwenden. Erfahrung ist der beste Ratgeber. Gehen Sie nie davon aus, daß ein Zusatz auch für Sie der geeignete ist, nur weil er bei einer Freundin Wunder bewirkt hat. Aber in gleicher Weise gilt: Lassen Sie ihn nicht unversucht, nur weil er bei Ihrer Freundin nicht geholfen hat. Bedenken Sie, daß alle Menschen verschieden sind.

Die Wirkung der Zusätze ist bei jedem Menschen anders

Wie die Tabelle auf Seite 89 zeigt, ändern sich unsere Bedürfnisse im Laufe der Jahre. Wegen der hormonalen Veränderungen während der Wechseljahre werden andere Nährstoffe wichtig. Sie merken vielleicht, daß Vitamin E, das scheinbar keine Wirkung hatte, als Sie jünger waren, jetzt genau richtig ist, um den Hitzeanfällen entgegenzuwirken. Wenn Ihre Perioden stärker werden, sollten Sie auf Ihren Eisenspiegel achten; werden sie dagegen schwächer, können Sie möglicherweise auf die zusätzliche Eisenaufnahme verzichten.

Eventuell möchten Sie eine Haaranalyse vornehmen lassen, um mehr über Ihr Eßverhalten zu erfahren. Wird sie durch eine angesehene Firma vorgenommen, kann sie wertvolle Einblicke liefern, doch sie ist nicht immer zuverlässig.

Wenn Sie es mit einer Haaranalyse versuchen wollen, sollten Sie folgende Tips beachten. Schneiden Sie am Hinterkopf, so nah wie möglich an der Kopfhaut, eine Haarlocke ab; 2,5 bis 5 cm reichen aus. Dauerwellen,

Färbungen, Spülungen und einige Shampoos, insbesondere Antischuppenshampoos, können das Ergebnis verfälschen. Ein kompetentes Labor wird Sie fragen, welche Haarpflegeprodukte Sie benutzen, und dies berücksichtigen.

Sie fragen sich eventuell, warum Sie Zusätze benötigen, wenn Sie auf eine ausgewogene Ernährung achten. Der Grund dafür ist, daß es uns durch die heutige Umwelt und moderne Nahrungsmittelproduktion erschwert wird, sich in ausreichendem Maße nährstoffreich zu ernähren. Sofern man nicht genügend Lebensmittel aus biologischem Anbau ißt, ist man wahrscheinlich unterernährt. Selbst diejenigen, die sich hauptsächlich von biologischen Nahrungsmitteln ernähren, können aus Gründen, die im nächsten Kapitel beschrieben werden, Probleme bekommen.

Meiner Meinung nach ist es absehbar, daß alle, die sich nicht die Mühe machen, biologisch angebaute Lebensmittel zu kaufen, an Fehlernährung leiden werden. Hormonal bedingte Probleme sind Anzeichen dafür, daß die Grenze zur Unterernährung erreicht ist; zum größten Teil sind dafür moderne Anbaumethoden verantwortlich. Sie wurden von Regierungen gefördert, die sich über die Ernährungspolitik nicht viele Gedanken machten. Die Subvention von Anbaumethoden, die nicht die nährstoffreichsten Nahrungsmittel hervorbringen, führte geradezu zu einer »Verarmung« unserer Nahrung.

Moderne Anbaumethoden reduzieren die Nährstoffe in der Nahrung

Die billigsten Lebensmittel sind selten die besten. Sie müssen möglicherweise einen größeren Teil Ihres Einkommens fürs Essen ausgeben. Billige Lebensmittel sind eine Illusion. Sie bezahlen mit Ihrer Gesundheit und wir alle für die Zerstörung der Umwelt. Wir müssen akzeptieren, daß gutes Essen sowohl kosten- als auch zeitaufwendiger ist, als man uns bisher glauben machen wollte. In den letzten Jahren wurden zunehmend minderwertige Waren verkauft. Heute lehnen immer mehr Menschen schlechte Qualität ab und sehen sich nach Nahrungsmitteln um, die so gut schmecken wie vor dreißig Jahren.

Die moderne Landwirtschaft vertraut auf eine kleine Gruppe von Chemikalien, um große Ernteerträge auf den Feldern zu erzielen. Diese Chemikalien werden sowohl für den Gemüse- oder Getreideanbau verwendet als auch auf dem Weideland und bei der Fleischproduktion. Es handelt sich um Stickstoff, Kalium und Phosphor. Werden diese Elemente in großen Mengen eingesetzt, wächst das Getreide schneller, und das Gras sieht wunderbar grün aus. Das Problem ist, daß es diesem schnell wachsenden Getreide an Mineralien fehlt, die es von Natur aus enthalten würde und die wir für eine ausgewogene Ernährung brauchen.

Der Mangel an einigen Mikronährstoffen in unseren Nahrungsmitteln ist darauf zurückzuführen, daß dem Boden durch fortlaufende Bebauung die notwendigen Mineralien entzogen wurden; aber auch, weil der hohe Gehalt an Mineralien in Kunstdüngern die Aufnahme anderer Mineralstoffe durch Pflanzen beeinträchtigt. Setzen die Bauern zum Beispiel viel Nitrat auf ihren Feldern ein, nehmen die Pflanzen nicht genügend Magnesium auf, selbst wenn es im Boden vorhanden ist. Die erzeugten Lebensmittel sind also schon magnesiumarm, noch ehe sie den Bauernhof verlassen. Durch Verarbeitung und Kochen geht dann noch ein weiterer Teil des vorhandenen Magnesiums verloren. Magnesiummangel ist daher in der Tat sehr verbreitet und einer der Gründe für hormonal bedingte Probleme.

Der Nährwert unserer Nahrung verringert sich noch

einmal durch Verarbeitung und Lagerung. Der Gehalt bestimmter Vitamine, zum Beispiel Vitamin C, geht bei der Lagerung rapide zurück. Leider sind unsere Vertriebs- und Marketingsysteme darauf ausgerichtet, Lebensmittel immer länger einzulagern, ehe sie verkauft werden. Sie mögen zwar frisch aussehen, aber die Chance, das sie es wirklich sind, ist sehr gering.

Glücklicherweise tauchen aber auch gute Lebensmittel wieder in den Geschäften auf. Sie sind als »biologisch« gekennzeichnet und kommen von anerkannten Erzeugern wie zum Beispiel »Demeter« und »Bioland«. Sie sind ungespritzt und ohne Schaden für die Umwelt erzeugt worden. Ihr Nährstoffgehalt und Geschmack sind unübertroffen. Sobald Sie einmal konsequent dazu übergangen sind, nur noch biologisch angebaute Lebensmittel zu kaufen, werden Sie nie wieder auf das wertlose chemische Zeug zurückgreifen, solange Sie es irgendwie vermeiden können. Es schmeckt einfach nicht gut genug.

Biologische Nahrungsmittel sind ungespritzt

Der Kauf biologischer Nahrungsmittel ist auch in anderer Hinsicht sinnvoll. Man kann auf diese Weise dazu beitragen, die chemische Verschmutzung unserer Umwelt zu verringern. Biologischer Anbau vermeidet Verunreinigungen des Trinkwassers mit Nitraten und Pestiziden; er ist eine Anbauweise, bei der die Umwelt und die Kreaturen, die das Land mit uns teilen, respektiert werden. Wilde Tiere können gedeihen, weil natürliche Nahrungsketten nicht mit chemischen Giften verseucht werden; und wilde Blumen können in Hülle und Fülle blühen, weil keine Herbizide eingesetzt werden, die jede Pflanze, außer der Ernte des Bauern, töten. Wenn Ihnen also etwas an einer natürlichen Welt liegt, können Sie durch den Kauf von biologisch angebauten Lebensmitteln helfen, sie zu bewahren.

Sollten Sie tierlieb sein, dürfen Sie nur Fleisch und Eier von artgerecht gehaltenen und aufgezogenen Tieren kaufen. Biobauern halten ihre Tiere nicht in engen, überfüllten Ställen. Alle Tiere haben genügend Auslauf und bekommen keine Medikamente oder Antibiotika, es sei denn, sie sind zur Behandlung von Krankheiten notwendig. Doch bei dieser sanften Aufzuchtmethode sind Krankheiten selten; Tiere bleiben gesund, wenn sie richtig behandelt werden. Das Fleisch von unbelasteten Tieren schmeckt besser und ist gesünder.

Biologisch erzeugte Nahrungsmittel sind sehr nährstoffreich, weil bei dieser Anbaumethode mehr Mikronährstoffe erhalten bleiben. Falls man überwiegend diese Produkte verwendet, ist die Wahrscheinlichkeit, daß Mangelerscheinungen auftreten, sehr gering. Das Landwirtschaftsministerium ignoriert diese Tatsache, denn es unterstützt die herkömmlichen Anbaumethoden. Seltsamerweise bestätigen Experten des Ministeriums und Tierärzte, daß Tiere, die Grasfutter bekommen, welches auf herkömmliche Weise mit Kunstdünger und Herbiziden produziert wurde, nicht genügend Mineralstoffe bekommen. Sie brauchen Zusätze. Angeblich sollen wir Menschen aber nicht in gleicher Weise leiden, wenn unsere Nahrung ähnlich nährstoffarm ist!

Durch die Verarbeitung von Lebensmitteln wird das Problem noch erschwert, denn dabei werden den Produkten Nährstoffe entzogen und durch wertloses Zeug ersetzt. Alle sehr stark behandelten Lebensmittel, wie Produkte aus weißem Mehl und Zucker, sind nährstoffarm. Je naturbelassener die Nahrungsmittel sind, desto besser. Essen Sie Rohkost, wenn Sie können; ein Salat jeden Tag ist sehr gut für Ihre Gesundheit. Viele Menschen glauben, daß nichtverarbeitete Lebensmittel, insbesondere rohes Gemüse, sehr nahrhaft sind. Aus meiner Erfahrung heraus kann ich dies mit Sicherheit bestätigen, doch es gibt noch keinen wissenschaftlichen Beweis dafür. Ich kann lediglich sagen, daß Sprossen und Bohnen in Rohkostsalaten sich sehr positiv auf mein Befinden auswirken.

Selbstgezogene Sprossen sind der einfachste Weg, um frische, billige und nährstoffreiche Kost zu bekommen. Zum Keimen eignen sich fast alle getrockneten Bohnen, doch Mungobohnen keimen am schnellsten und sind überall erhältlich. Legen Sie die Samen in ein großes Glas und stellen Sie es an einen warmen Platz. Ich fülle immer eine Handvoll Bohnen in ein Einmachglas und weiche sie 24 Stunden in Wasser ein. Dann spüle ich sie in frischem Wasser ab, gieße das Wasser ab und lege den Deckel nur auf das Glas. In den folgenden Tagen spüle ich sie jeweils ein- oder zweimal mit Wasser ab; wenn sie Keime von ungefähr 2,5 cm Länge haben, kann man sie essen. Achten Sie darauf, daß sie nicht zu lang werden; sobald sie grüne Blätter bekommen, verschlechtert sich ihr Geschmack.

Vielleicht sind Sie der Ansicht, daß sich der ganze Aufwand mit der vollwertigen Ernährung nicht lohnt, wie beispielsweise das Keimen der eigenen Bohnen und die Suche nach Geschäften, die biologisch angebaute Lebensmittel verkaufen. Sie behaupten, Ihre Ernährung wäre bereits abwechslungsreich und ausgewogen, und die Menschen in Großbritannien litten laut Regierungsverlautbarungen nicht unter nennenswerten ernährungsbedingten Mangelerscheinungen. Doch falls Sie Probleme mit Ihren Hormonen haben, falls Sie gesundheitlich nicht ganz auf der Höhe sind, sollten Sie in der Tat auf den Nährwert Ihres Essens achten.

Wenn Sie schon einmal Gartenarbeit verrichtet oder sich um Hauspflanzen gekümmert haben, werden Sie wissen, wie wichtig es ist, Pflanzen richtig zu pflegen. Ohne Mist, Kompost oder Seetangdünger wachsen Ihre Pflanzen wahrscheinlich langsamer. Aber wenn man sie gut düngt, sehen sie üppig, grün und gesund aus und sind weniger anfällig für Krankheiten. Bei uns Menschen verhält es sich genauso. Wir sind extrem anpassungsfähig, können alle möglichen Entbehrungen und auch eine schlechte Ernährung verkraften; doch unter diesen Bedingungen werden wir uns nicht gerade gut und kräftig entwickeln. Reichhaltige Nahrungsmittel können entscheidend dazu beitragen, ob man sich rundum wohl fühlt oder sich nur irgendwie über die Runden rettet. Um das empfindliche hormonale Gleichgewicht zu bewahren, muß der Körper optimal mit allen Nährstoffen, die er benötigt, versorgt werden.

Berufstätige Mütter wenden nun eventuell ein, daß sie nicht die Zeit und Energie haben, um einen solchen Aufwand mit dem Essen zu betreiben. Meiner Meinung nach sollten Sie Ihre Prioritäten noch einmal überdenken. Die Ernährung ist von entscheidender Bedeutung für unsere Gesundheit, nicht nur für Ihre persönliche, sondern auch für die unserer zukünftigen Generationen. Wenn Ihre Töchter ausreichend nahrhaftes Essen bekommen, wird ihr Risiko zu erkranken, geringer, sobald sie größer werden.

Richtiges Eßverhalten muß anerzogen werden

Ihre Kinder werden möglicherweise negativ reagieren und als Ausdruck der Rebellion sogar extra viel Fast food und Süßigkeiten essen, besonders während der Pubertät. Ich habe gemerkt, daß diese Kinder, sobald ihnen auffällt, wieviel schlechter sie sich fühlen, wenn sie sich nicht mehr gut und ausgewogen ernähren, nach einigen Jahren wieder auf gute Nahrungsmittel zurückkommen. Kinder imitieren ihre Eltern und übernehmen deren Eßgewohnheiten. Sorgen Sie dafür, daß Sie Ihre Töchter schützen, indem Sie ihnen so früh wie möglich das bestmögliche Eßverhalten beibringen.

Zusammenfassung

Eine ausgewogene Ernährung ist grundlegend für eine gute Gesundheit. Hormonstörungen haben daher oft ihre Wurzeln in falschen Ernährungsweisen. Denn unseren typisch modernen Lebensmitteln mangelt es an Vitaminen, Mineralien und anderen wichtigen Nährstoffen, die unser Körper aber braucht. Je nach Alter variiert der Bedarf. Reich an Substanzen sind vollwertige Lebensmittel. Sie sind noch in ihrer natürlichen Form erhalten und enthalten daher alle nahrhaften Teile der Pflanzen.

Nährstoffe sind wichtig, um den Stoffwechsel in Gang zu halten. Bekommt man von irgendeinem zu wenig, kann man auf Zusätze zurückgreifen, um Mangelerscheinungen vorzubeugen. Allerdings erfordern sie einen richtigen Umgang, weil zu viele Zusätze schaden können. Auch ist eine Umstellung der Lebensweise, viel Bewegung und Ruhe, vonnöten.

5. Umweltverschmutzung und das Problem mit den »Anti-Nährstoffen«

Das Ernährungsproblem läßt sich zum Teil durch richtiges Essen beheben; außerdem ist es wichtig, Substanzen zu vermeiden, die schädlich für uns sind. Weil wir ständig einer verschmutzten Umwelt und vielen Chemikalien ausgesetzt sind, sind wir leichter anfällig für Probleme mit unserem hormonalen Gleichgewicht. Unsere Körper wurden ursprünglich nicht dafür geschaffen, mit der chemischen Belastung der modernen Welt fertig zu werden.

Unsere Vorfahren tranken nur Wasser, die Frauen von heute wählen Tee, Kaffee, alkoholfreie Getränke und Cocktails. Früher kannte man auch kaum Salz, das Essen wurde mit Holzasche, Kräutern und manchmal mit Honig gewürzt; wir nehmen Salz, Zucker, Geschmacksverstärker und chemische Zusätze. Wir sind gefährlichen Substanzen ausgesetzt, von Pestiziden bis hin zu Konservierungsstoffen; bis vor kurzem gab es sie noch nicht. Wie die Frauen in der dritten Welt heute, litten unsere Ahnen an Unterernährung, weil sie einfach nicht genug zu essen hatten; einer von vielen Gründen, warum wir an Unterernährung leiden, ist die Umweltverschmutzung und die Tatsache, daß unsere Nahrungsmittel kaum noch Nährstoffe enthalten. Von Birmingham bis Peking sind Frauen Substanzen ausgesetzt, mit denen

unsere Vorfahren nie in Berührung kamen. Einige dieser Substanzen agieren als »Anti-Nährstoffe«.
»Anti-Nährstoffen« beeinträchtigen die Aufnahme, den Stoffwechsel oder den Transport der Nährstoffe im Körper. Je mehr wir »Anti-Nährstoffen« ausgesetzt sind, desto mehr Nährstoffe benötigen wir, um deren Auswirkungen zu kompensieren. Wenn wir zu viele von diesen Substanzen im Körper haben, ist es unter Umständen nicht möglich, ein gesundes hormonales Gleichgewicht zu erreichen.

»Anti-Nährstoffe« beeinträchtigen die Absorption der Nährstoffe

Der Begriff »Anti-Nährstoff« ist relativ neu. Bis vor kurzem vermutete man, daß, falls ein Nahrungsmittel einen Nährstoff enthielt, unser Körper auch in der Lage sein würde, ihn effektiv zu verwenden. Auf dieser Basis wurden die von der britischen Regierung empfohlenen Tagesrationen festgesetzt. Aber kommt man mit »Anti-Nährstoffen« in Berührung, benötigt man eventuell weitaus größere Mengen bestimmter Nährstoffe als sonst.
Die durchschnittliche Nahrung in Großbritannien und den meisten Industrienationen ist stark mit »Anti-Nährstoffen« belastet. Da sind zum einen die Produkte aus konventionellem Anbau, bei denen Chemikalien verwendet werden, um Schädlinge zu bekämpfen und perfekt aussehende Standardprodukte zu erzeugen, die man ohne Mühe ernten kann. Zum anderen geht das Spritzen mit Chemikalien nach der Ernte noch weiter, um das gute Aussehen der Erzeugnisse zu bewahren und sie vor dem Verfaulen zu schützen. Praktisch unsere gesamte Nahrung wird mehrere Male bearbeitet, ehe sie in die Geschäfte kommt. Britische Kartoffeln und Zwiebeln zum Beispiel bekommen eine so reichliche Dosis Wachstumshemmer, um das Sprießen zu verhindern, daß die Zwiebeln wegen der chemischen Rückstände,

die sie enthalten, jahrelang von den Franzosen verschmäht wurden.
Pestizide, Biozide aller Art und Chemikalien, die sich auf den Reifeprozeß auswirken und sowohl auf den Feldern als auch auf die Nahrungsmittel im Laden gespritzt werden, sind Giftstoffe, die in unserem Körper unschädlich gemacht werden müssen. Manchmal werden sie nicht ausgeschieden, und dann sammeln sich diese giftigen Chemikalien und ihre Bestandteile in unserem Körper, unterbinden die Enzymfunktionen und bringen unsere Biochemie aus dem Gleichgewicht. Giftige Chemikalien verschmutzen die Luft, die wir atmen, unser Wasser und mehr oder weniger die gesamte Nahrung, die wir zu uns nehmen. Wir können sie nicht komplett vermeiden, doch wir können die Menge, die wir aufnehmen, bedeutend reduzieren.
Auch Drogen können Auswirkungen wie »Anti-Nährstoffe« haben. Je länger man eine Droge nimmt, desto höher ist die Wahrscheinlichkeit, Probleme zu bekommen. Dies gilt ebenso für viele Arzneien, einschließlich der Verhütungsmittel, doch trifft es auch auf die meisten weit verbreiteten gesellschaftlichen Drogen wie Alkohol, Kaffee und Tee zu. Zigarettenrauch ist ein weiterer alltäglicher Schadstoff, der unseren Nährstoffbedarf erhöht. Glücklicherweise können wir gewöhnlich wählen, ob wir uns diesen Substanzen aussetzen möchten oder nicht.

»Anti-Nährstoffe« erhöhen den Nährstoffbedarf

Unsere Anfälligkeit für chemische Schadstoffe ist, wie viele Aspekte unserer Gesundheit, sehr unterschiedlich. Ihr Körper kann in der Lage sein, mit Substanzen fertig zu werden, die Ihre Freundin völlig aus der Bahn werfen. Aber vielleicht bemerken Sie auch, so wie ich, daß einige scheinbar hartnäckige Symptome schnell wieder verschwinden, wenn Sie auf die »Anti-Nährstoffe« achten.

In unserem täglichen Essen und Trinken finden sich die meisten »Anti-Nährstoffe«. Einige dieser Substanzen, die wir regelmäßig zu uns nehmen, können die Nährstoffaufnahme des Verdauungssystems beeinträchtigen.
Ein Beispiel dafür ist Tee. In England gehören Frauen und Teetrinken fast untrennbar zusammen, und viele Frauen trinken Tee sowohl zu als auch zwischen den Mahlzeiten. Leider verringern Substanzen im Tee die Absorption von Eisen und Zink aus der Nahrung. Dies ist besonders von Bedeutung, wenn man sehr viel Tee beim Essen trinkt. Teetrinken verursacht oder verschlimmert viele hormonal bedingte Probleme. Wahrscheinlich gibt es dafür weitaus mehr Gründe als nur die simple Beeinträchtigung der Nährstoffaufnahme. Forschungen haben ergeben, daß Frauen, die mehr als vier Tassen Tee pro Tag trinken, stärker unter dem prämenstruellen Syndrom leiden als diejenigen, die weniger Tee trinken. Dies wurde sowohl in China als auch in England nachgewiesen.
Es ist jedoch auch keine Lösung, Tee durch Kaffee zu ersetzen. Kaffee fördert nachweislich Brustprobleme, insbesondere fibrozytäre Brusterkrankungen (schmerzende Brüste voller Knötchen) und prämenstruelle Brustspannungen. Er kann Ängste, Herzklopfen und nervöse Anspannung sogar noch verschlimmern; all diese Symptome können in der Zeit vor Beginn der Regel und während der Menopause ausgeprägter sein, wenn man viel Kaffee trinkt.
Darüber hinaus verringert Kaffee ebenso wie Tee die Absorption von Zink und Eisen, falls man ihn zu den Mahlzeiten trinkt.
Kaffee und Tee enthalten stimulierende Drogen (Koffein und Theobromin), aber es ist wahrscheinlich auch nicht viel besser, entkoffeinierten Kaffee und Tee zu

trinken. Koffein ist nur ein Teil des Problems; die Getränke enthalten eine ganze Reihe Substanzen, die sich auf viele Teile unseres Körpers auswirken. Noch schlimmer, sie agieren als harntreibende Mittel (Diuretika) und bewirken, daß die Nieren mehr Wasser aus dem Blut filtern. Obwohl man deshalb öfter Wasser lassen muß, werden Wasserretention oder Völlegefühl nicht besser; man hat sogar das Bedürfnis, noch mehr trinken zu wollen. Durch zusätzliche Miktion (Harnlassen) gehen Mineralien wie Magnesium und Kalium verloren. Der diuretische Effekt wurde mir bewußt, als ich bemerkte, daß ich nachts aufstehen mußte, wenn ich abends eine Tasse normalen Tee getrunken hatte, während Kräutertee, wie Hagebutte oder Kamille, meinen Schlaf in dieser Hinsicht nicht störten.

Kaffee und Tee sind bekannte »Anti-Nährstoffe«

Es ist nicht leicht, auf Kaffee und Tee zu verzichten. Viele Menschen sind davon abhängig, und ein abrupter Entzug kann Kopfschmerzen und Depressionen verursachen. Glücklicherweise gehen diese Symptome nach ein paar Tagen vorüber. Schwieriger ist es, mit diesem Problem in Gesellschaft fertig zu werden; selbst wenn man weiß, daß es schlecht für einen ist, kann es einem sehr schwer fallen, nein zu sagen, wenn die Kanne auf dem Tisch steht und die anderen eine Tasse trinken. Am besten probiert man eine Reihe verschiedener Getränke aus, wie Kräutertees, und sucht sich die Sorten heraus, die man wirklich mag. Halten Sie sie griffbereit, dann können Sie, wenn jemand vorschlägt, Tee zu trinken, sofort sagen: »Nein danke, aber ich hätte gern einen Zitronenstrauchtee« (oder Apfelsaft oder was immer Sie gerade bevorzugen). Dies macht niemandem große Umstände, obwohl ich finde, daß einige Leute wirklich versuchen, meinen Entschluß zu untergraben! Süchtige sind bekannt dafür, daß sie Druck auf diejenigen ausüben, die nein zur jeweiligen Droge sagen.

Seit ich keinen Tee und Kaffee mehr trinke, fühle ich mich erheblich besser. Ich bin viel munterer und leide nicht mehr so schnell an prämenstruellen Beschwerden. Es war relativ leicht für mich, das Kaffeetrinken aufzugeben, und eines Tages werde ich es auch noch schaffen, Tee mit Regelmäßigkeit abzulehnen – ich wünschte nur, ich würde ihn nicht so sehr mögen!

Alkohol ist wie ein »Anti-Nährstoff«, weil durch ihn unser Bedarf an Vitaminen der Gruppe B, einschließlich des Vitamins B_1, an Vitamin D und den Mineralstoffen Magnesium, Zink und Kalzium steigt. Sogar ein Gläschen in Gesellschaft hat schon diesen Effekt; starkes Trinken kann sogar schwere Unterversorgung zur Folge haben. Zudem schädigt Alkohol die Leber und führt direkt zu Problemen mit dem Hormonstoffwechsel. Frauen sind anfälliger für alkoholische Schäden als Männer, und jede Frau, die Symptome einer Hormonstörung zeigt, sollte sehr wenig Alkohol trinken.

Auch chemische Substanzen können sich auf die Absorption von Mineralien auswirken

Tee, Kaffee und Alkohol sind nicht die einzigen Stoffe, die die Absorption und Ausscheidung von Mineralien verändern. Chemische Zusätze im Essen und in Getränken können ähnliche Auswirkungen haben.

Man vermutet, daß Phosphate und Polyphosphate (E450, 544 und 545), häufig Bestandteile einer Vielzahl von Produkten, wie alkoholfreie Getränke, Käse, Fleisch, Tiefkühlfisch, gefrorene Hähnchen und Schinken, die Nährstoffaufnahme beeinträchtigen, sie behindern die Tätigkeit der Verdauungsenzyme und bilden unverdauliche chemische Komplexe. Diese Zusatzmittel können dem Fleisch eingespritzt werden. Der Wassergehalt und somit auch das Gewicht steigen drastisch, während der Nährwert dagegen stark absinkt. Falls Sie tiefgekühlte oder vorgefertigte Fleischprodukte kaufen, könnte es sein, daß diese Substanzen in den Lebensmitteln vorhanden sind, auch wenn sie nicht gesondert auf dem Etikett erwähnt werden.

Weitere Substanzen in unserer Nahrung können als »Anti-Nährstoffe« fungieren. Pestizidrückstände reduzieren die Zinkaufnahme; ein »Übeltäter«, die 6-Chloropicalinsäure, wird oft für das Wachstum von Getreide verwendet.

Die chemische Belastung der Nahrungsmittel ist ein Feld voller Unbekannter. Die vielen Gefahren von Pestiziden werden erst langsam entdeckt; jedes wird bei der Entwicklung getestet und ist angeblich unbedenklich. Doch die Erfahrung und weitere Forschungen zeigen, daß es eine Menge unvorhergesehener Gefahren gibt. Eine Menge Chemikalien, die breite Anwendung fanden und von denen man glaubte, daß sie sicher waren, wurden eine nach der anderen zurückgezogen (zumindest in den Industrienationen); sie sind zu gefährlich. Außerdem können verschiedene Chemikalien aufeinander einwirken und sich während des Kochens, der Verarbeitung oder Lagerung verändern. Darüber gibt es praktisch keine Informationen. Dann, um die Sache noch zu verschlimmern, gibt es selbst in Großbritannien nur wenige wirksame Kontrollen über den Pestizidgebrauch, ganz zu schweigen von den Dritte-Welt-Ländern, von denen wir Nahrungsmittel kaufen.

Leider gibt es weitaus größere Anreize für die Industrie, immer mehr von diesen Chemikalien zu entwickeln und zu verwenden, als ihre potentiellen Gefahren zu erforschen. Viele Lebensmittelsubstanzen, insbesondere Geschmacksstoffe, sind so gut wie gar nicht getestet worden, und nur der Hersteller weiß, worum es sich bei diesen Stoffen handelt. Ihre Abbauprodukte, die beim Kochen und bei der Lagerung entstehen, sowie ihre Wechselwirkung mit den Verdauungsenzymen sind unbekannt.

Ich bin der Ansicht, daß wir keine Chemikalien in unserer Nahrung benötigen und es uns ohne sie besser geht. Vermeiden Sie sie, indem Sie biologisch angebaute Nahrungsmittel essen. Wenn Sie nicht die ganze Zeit »vollwertig essen« können, lassen Sie zumindest die sehr stark belasteten Lebensmittel liegen, in denen sich Gifte sammeln; dazu gehören Innereien, wie Leber, Nieren und Herz, sowie alle tierischen Fette.

Bei der vollwertigen Ernährung nimmt man sehr wenig verarbeitete Nahrungsmittel zu sich. Dies bedeutet, daß man automatisch weniger Zucker ißt, ein »Nicht-Lebensmittel« mit ausgeprägten Eigenschaften eines »Anti-Nährstoffs«. Lassen Sie sich nicht einreden, daß die Reinheit des Zuckers oder die Energie, die man mit ihm assoziiert, zu Ihrem Wohl wären. Sie brauchen überhaupt keinen Zucker, und Ihr hormonales Gleichgewicht verbessert sich, wenn Sie ihn vermeiden. Zucker liefert Kalorien und entzieht dem Körper die Nährstoffe, die er benötigt, um sie in Energie umzuwandeln. Zucker erhöht die Ausscheidung des wichtigen Minerals Chrom und senkt somit die Fähigkeit Ihres Körpers, Zucker zu tolerieren. Außerdem verbraucht Ihr Körper bei Zuckergenuß Vitamine der Gruppe B, um ihn umzusetzen; diese Vitamine benötigen Sie jedoch, um sich vor Ihrem prämenstruellen Syndrom und anderen Symptomen einer Hormonstörung zu schützen. Zucker verringert nachweislich den Hormontransport im Körper. Dies mag eine Erklärung dafür sein, daß Frauen, de-

Zucker ist ungesund, weil er dem Körper Nährstoffe entzieht

ren Nahrung viel Zucker enthält, mehr Probleme mit Hitzewallungen während der Wechseljahre haben als jene, die ihn vermeiden.
Zuckerkonsum erhöht das Risiko, ein heftiges Verlangen danach zu entwickeln. Ein Teufelskreis kann entstehen, wenn die Glukosetoleranz sinkt und der Blutzuckerspiegel zu schwanken beginnt. Dies geschieht mit hoher Wahrscheinlichkeit, wenn der Progesteronspiegel im Körper besonders hoch ist, also entweder während der zweiten Hälfte des Menstruationszyklus oder bei einer Schwangerschaft. Eine schlechte Glukosetoleranz führt zu einem dramatischen Absinken des Blutzuckers, wenn Sie einige Stunden nichts gegessen haben. Dieses Absinken wird durch Zucker noch verschlimmert, denn er löst einen Insulinschub aus, wodurch dem Blut Zucker entzogen und in die Fettzellen transportiert wird. Durch Kaffee und süße Getränke fühlen Sie sich etwa eine Stunde lang besser, doch sie rufen später eine gefährliche hypoglykämische (niedriger Blutzucker) Reaktion hervor.
Frauen, die unter dieser Art von Blutzuckerschwankungen leiden, haben oft Gewichtsprobleme. Sie essen nichts, weil sie Angst haben, noch dicker zu werden. Gleichzeitig sind sie nicht in der Lage, dem heftigen Verlangen nach Zucker zu widerstehen. Die einzige Lösung besteht darin, Zucker und Süßstoffe *komplett* zu vermeiden und häufig vollwertige Zwischenmahlzeiten (wie ein belegtes Vollkornbrot) zu essen, bevor man zu hungrig wird. Sie werden sehen, daß Sie überflüssige Pfunde verlieren und weniger Schwierigkeiten mit Ihrem Blutzucker haben werden, wenn Sie rechtzeitig etwas Vollwertiges essen; dann kann die Verzweiflung erst gar nicht aufkommen, die Sie dazu verführen würde, Zucker zu essen.

Brauner Zucker, Fruchtzucker und Traubenzucker (gewöhnlicher Zucker ist eine Kombination von Fruchtzucker und Traubenzucker) werden manchmal als gesunde Alternativen zu weißem Zucker angepriesen. Normalerweise kommt man ohne sie besser aus. Vermeiden Sie alle Zuckerarten, außer jenen, die in natürlicher Form in Früchten und anderen Lebensmitteln vorkommen. Sie enthalten Vitamine und Mineralstoffe, die sie benötigen.

Einige »Anti-Nährstoffe«, die besonders häufig in unserer Nahrung und Umwelt vorkommen, beeinträchtigen den Stoffwechsel und den Transport der Nährstoffe, die für das hormonale Gleichgewicht entscheidend sind wie beispielsweise essentielle Fettsäuren und Vitamin B_6. Viele Frauen, deren Ernährung und Lebensstil anscheinend in Ordnung sind, glauben, daß sie noch Zusätze dieser Nährstoffe benötigen. Ich bin der Ansicht, daß dies auf die »Anti-Nährstoffe« zurückgeführt werden kann.

Den Frauen hilft es, wenn sie zusätzliche essentielle Fettsäuren in Form von Nachtkerzenöl zu sich nehmen.

trans-Fettsäuren und cis-Fettsäuren

An einem wichtigen »Anti-Nährstoff« wird ersichtlich, warum sie nötig sind: trans-Fettsäuren, die in vielen Fetten unserer Nahrung enthalten sind. Trans-Fettsäuren haben eine andere chemische Struktur als die cis-Fettsäuren, die unser Körper benötigt. Diese zwei Arten von Fett konkurrieren im Körper, so daß die Zellen nutzlose trans-Fette statt der wertvollen cis-Fette aufnehmen.

Cis-Fettsäuren sind überaus wichtig für gesunde Zellmembranen und für die reibungslose Produktion von Prostaglandinen, die wesentlicher Bestandteil vieler körperlicher Vorgänge sind, einschließlich jener, die am Schmerzempfinden beteiligt sind. Prostaglandine fungieren als lokale Gewebehormone und regulieren die Zellfunktion. Das ausgewogene Verhältnis der verschiedenen Prostaglandine in unserem Körper ist abhängig von der Art der Fette, die wir essen. Fettsäuren in Fleisch, Kuhmilch und Eiern werden verwendet, um eine Reihe von Prostaglandinen herzustellen; die Prostaglandine bewahren die gesunde Funktion der Fortpflanzungsorgane. Sie werden auch aus pflanzlichen Rohölen und Fischölen gemacht.

Wenn unser Körper Zellmembranen aus cis-Fetten bildet, sind die Zellen Hormonen, insbesondere dem Progesteron gegenüber empfindlicher. Haben wir einen zu hohen Anteil trans-Fette im Körper, benötigen wir mehr Progesteron, um denselben Effekt zu erzielen, so daß wir unter den Symptomen eines Progesteronmangels leiden. Die Folgen können prämenstruelles Syndrom, Brust- und Regelschmerzen sowie trockene Haut, Allergien und erhöhte Anfälligkeit für Herzkrankheiten sein. Falls Sie unter einem dieser Symptome leiden oder herausgefunden haben, daß Ihnen Zusätze in Form von essentiellen Fettsäuren, wie z. B. Nachtkerzenöl, helfen, werden Sie davon profitieren, sobald Sie auf trans-Fette vollständig verzichten und nur noch unbehandelte Fette, wie kaltgepreßte Öle, Brotaufstriche mit Nüssen oder Samen, und qualitativ hochwertige weiche Sonnenblumenmargarine verwenden. Sie alle haben einen hohen Anteil an mehrfach ungesättigten Fettsäuren.

Trans-Fettsäuren befinden sich in den meisten billigen Fetten. Sie werden von Lebensmittelherstellern bevorzugt, weil der Produktpreis niedrig ist und sie auch länger haltbar sind. Um weniger von diesen Fettsäuren zu sich zu nehmen, vermeiden Sie harte Margarine und Kochfette, Backwaren, wie Kuchen, Kekse und Pasteten, sowie mehrfach erhitzte Fette, die man beispielsweise zum Fritieren verwendet. Essen Sie öfter Fisch, und reduzieren Sie Ihren Konsum an Fleisch, Eiern und Käse. Handelsübliche fritierte Lebensmittel, wie Pommes frites, Chips und Krapfen, tragen dazu bei, daß der Körper weniger essentielle Fettsäuren zur Verfügung hat; die direkte Folge davon können Schmerzen während des Menstruationszyklus sein.

Ein weiterer Mangel an Vitamin B_6, der ebenfalls häufig vorkommt, scheint gleichermaßen auf die starke Vermehrung bestimmter »Anti-Nährstoffe« zurückgeführt werden zu können. Das Hauptproblem wird vermutlich durch *»Hydrazine«* verursacht, Chemikalien, die in unserer Umwelt überall zu finden sind. Sie sind im Brennstoff für Raketen enthalten, der infolge der Weltraumflüge in die Atmosphäre abgegeben wird; weiterhin in Wachstumshemmern, die auf Feldfrüchte gespritzt werden, um sie am Reifen und Keimen zu hindern und in industriellen Chemikalien. Einige Medikamente, einschließlich oraler Verhütungsmittel, enthalten Derivate der Hydrazine. Manche Lebensmittelzusätze, wie Tartrazin (E102), werden durch den Stoffwechsel zu Hydrazin umgewandelt.

Erhitzte und behandelte pflanzliche Öle sind weitere Substanzen, die den Bedarf an Vitamin B_6 steigern und sich, wie wir gesehen haben, nachteilig auf den Zustand der essentiellen Fettsäuren auswirken. Aber selbst wenn wir auf Nahrungsmittel dieser Art verzichten, können wir nicht vermeiden, all den Chemikalien ausgesetzt zu sein, die Vitamin-B_6-abhängige Enzymsysteme schädigen. Obwohl viele dieser Chemikalien, wie PCB (polychlorierte Biphenyle) und Pestizide, wie DDT, jetzt verboten wurden, sind sie in der Umwelt immer noch weitverbreitet; das Körperfett von Tieren und Menschen ist mit ihnen belastet. Frauen scheiden diese Gifte in großen Mengen über die Brustmilch aus, dadurch bekommen viele Babys weitaus mehr von ihnen ab, als die Weltgesundheitsorganisation für unbedenklich hält. Es ist daher unvermeidlich, daß wir zusätzliches Vitamin B_6 benötigen. Aber unsere Nahrung enthält weniger davon als früher.

Pestizide können eine Vielzahl von Stoffwechselproblemen verursachen. Bei diesen Chemikalien handelt es sich anerkanntermaßen um Gifte, die entwickelt wurden, um zu töten. Glücklicherweise sind die meisten von uns nicht so hohen Konzentrationen ausgesetzt, daß sichtbare und unmittelbare Schäden entstehen können. Doch auch niedrige Konzentrationen stellen hohe Anforderungen an die Entgiftungssysteme des Körpers. Um damit fertig zu werden und damit alle Systeme optimal funktionieren können, müssen wir die Nährstoffaufnahme intensivieren.

Rauchen entzieht dem Körper Vitamin C

Zu den wichtigen Nährstoffen, die den Körper von Giften schützen, gehören Proteine, insbesondere die schwefelreichen in Eigelb, Nüssen und Samen. Selen, Zink und die Vitamine A, C und E sind ebenfalls unentbehrlich für die Entgiftungssysteme des Körpers. Je mehr wir einer verschmutzten Umwelt ausgesetzt sind, desto mehr benötigen wir von diesen Nährstoffen. Rauchen ist die häufigste Art freiwilliger »innerer Verschmutzung«. Obwohl Zigaretten keine nachweislichen direkten Auswirkungen auf die Hormonsysteme haben, tragen sie zu einer Vielzahl ähnlicher Probleme bei, von Unfruchtbarkeit bis hin zu Osteoporose. Durchs Rauchen wird das hormonale Gleichgewicht indirekt geschädigt; der Bedarf an entgiftenden Vitaminen und Mineralien steigt, um mit den über 200 Giften im Zigarettenrauch fertig zu werden. Diese stehen dadurch nur in begrenztem Umfang für die Hormonsynthese zur Verfügung. Besonders Vitamin C wird dem Körper durchs Rauchen entzogen. Dieses Vitamin ist für die Produktion von Hormonen in den Nebennieren wichtig.

Raucher wissen, daß sie ihre Gesundheit schädigen. Es ist traurig, daß junge Frauen, mehr als jede andere Bevölkerungsgruppe, mit dem Rauchen anfangen und Frauen insgesamt nur sehr ungern damit aufhören. Falls Sie rauchen, könnte eine Änderung Ihres Lebensstils zu einem besseren hormonalen Gleichgewicht beitragen; Sie würden jene emotionale Stabilität erhalten, die Sie benötigen, um es ganz aufzugeben.

Oftmals ist es schwierig, die Wechselwirkung zwischen bestimmten Substanzen und unseren Hormonsystemen exakt zu umschreiben. Die Situation ist nicht so einfach, daß wir sagen können: »Rauchen senkt den Progesteronspiegel«, oder: »Pestizide beeinträchtigen den Östrogenstoffwechsel.« In natürlichen Systemen haben viele Wege eine Reihe verschiedener Funktionen, und jeder Teil des Systems beeinflußt wieder einen anderen. Transportsysteme, die Hormone im Körper befördern, sind auch am Transport anderer Substanzen, wie Medikamenten, beteiligt. Die Enzymsysteme in der Leber wandeln durch den Stoffwechsel Nährstoffe, Hormone und Gifte um. Je mehr Belastungen diese Systeme durch Hormonstörungen, Schadstoffe oder unzulängliche Ernährung standhalten müssen, desto mehr Probleme werden Sie wahrscheinlich bekommen.

Wenn das System mit synthetischen Substanzen total überladen ist, gibt es weniger Raum für natürliche Prozesse, von denen das hormonale Gleichgewicht aber abhängt. Darüber hinaus können künstliche Substanzen die Stoffwechselsysteme schädigen und dauerhafte Probleme verursachen. Sind diese synthetischen Stoffe eng mit natürlichen Hormonen verwandt, leiden Sie wahrscheinlich unter noch schlimmeren und spezifischeren Problemen. Natürliche Enzymsysteme, die mit Sexualhormonen konkurrieren, werden sehr wichtig, wenn der Körper es mit synthetischen Hormonen zu tun hat. Daher ist es nicht überraschend, daß Leberprobleme, die durch die Einnahme der Antibabypille entstehen können, langfristig Hormonstörungen hervorrufen können.

Eine schlechte Ernährung, infolge einer unzureichenden Nährstoffaufnahme, einer Schlankheitskur oder durch »Anti-Nährstoffe« in qualitativ schlechten Lebensmitteln, verschlimmert diese Probleme noch. Wenn Ihre Nahrung ohnehin schon arm an Vitaminen und Mineralstoffen ist, nehmen Ihre Probleme in dem Moment zu, wo Sie »Anti-Nährstoffen« ausgesetzt sind und Ihr Bedarf an ihnen steigt. Um sich vor »Anti-Nährstoffen« zu schützen, müssen Sie ständig sehr viele Nährstoffe zu sich nehmen.

Identifizierung der »Anti-Nährstoffe«

Die erste Präventivmaßnahme besteht darin, die »Anti-Nährstoffe« zu identifizieren, die für Sie besonders wichtig sind. Sind Sie Teetrinkerin oder essen Sie sehr gern Zucker? Essen Sie regelmäßig Pommes frites, Kekse und Krapfen? Beschließen Sie, dies zu ändern. Ersetzen Sie die täglichen »Anti-Nährstoffe« durch Nährstoffe; Sie werden über die Wirkung begeistert sein.

Ist die Luft, die Sie atmen, mit Chemikalien verschmutzt, die zu einem erhöhten Nährstoffbedarf beitragen? Verlassen Sie sich auf Ihre Nase, und verderben Sie sich Ihre Geruchsempfindlichkeit nicht durch Raumsprays oder Zigarettenrauch. Ein beunruhigend häufig vorkommender Schadstoff sind die Dämpfe, die beim Verbrennen

von Plastik entstehen. Der Rauch enthält Dioxine und andere Gifte. Verbrennen Sie niemals Plastik.
Wenn Sie nun an all diesen Fronten aktiv geworden sind, ist möglicherweise das entscheidende Problem, die Fähigkeit, Nährstoffe zu absorbieren, gelöst. Aber falls Sie auf bestimmte Nahrungsmittel empfindlich reagieren, müssen Sie sich damit auseinandersetzen, weil auch Lebensmittelallergien die Nährstoffaufnahme senken. In Kapitel acht erteile ich Ratschläge, was Sie in diesem Fall tun können.
In der Beschäftigung mit den »Anti-Nährstoffen« könnte der Schlüssel zu Ihrem natürlichen hormonalen Gleichgewicht liegen. Vielleicht können Sie »Anti-Nährstoffe« nicht ganz vermeiden, aber jetzt ist Ihnen das Problem bewußt, und Sie werden sicherlich in der Lage sein, die Schwere der Auswirkungen zu verringern.

Zusammenfassung

Unserer verschmutzten Umwelt können wir uns nur bedingt entziehen. Aber gegen die »Anti-Nährstoffe«, die die Absorption bestimmter Nährstoffe verhindern, indem sie den Stoffwechsel und den Nährstofftransport blockieren, können wir etwas tun. Denn sie sind nicht lebensnotwendig. Weil wir tagtäglich mit ihnen in Berührung kommen, ist die Chance groß, daß sie langfristig Schaden anrichten. Der Körper muß nämlich mehr Vitamine als sonst verbrauchen, um die »Anti-Nährstoffe« abzubauen.
Zucker und Zigaretten sind solche »Anti-Nährstoffe«. Fatalerweise bewirken sie bei jedem Menschen eine Sucht. Je mehr Zucker man ißt oder je mehr Zigaretten man raucht, desto mehr verlangt der Körper danach. Man schmachtet regelrecht. Deshalb sollte man sie meiden, wann immer es geht. Der Gesundheit zuliebe.

6. Energie durch Aktivität

Physische Aktivität sollte ein wesentlicher Bestandteil Ihrer Strategie zur Erlangung eines optimalen hormonalen Gleichgewichts sein. Falls Sie sich an die Ratschläge zur Ernährung in den letzten beiden Kapiteln halten und jeden Tag eine halbe Stunde schnell gehen oder aktiv Sport treiben, werden Sie folgende Vorteile davon haben:

- Keine Regelschmerzen
- Keine Brustschmerzen
- Bessere Stimmung
- Weniger klimakterische Symptome
- Keine Gefahr, im Alter Osteoporose zu bekommen
- Keine Gewichtsprobleme

Körperliche Aktivität verändert das hormonale Gleichgewicht sowohl kurz- als auch langfristig. Diese Veränderungen sind komplex und noch nicht vollständig erforscht. Doch eine Reihe von Studien hat ergeben, daß wenig, aber regelmäßiger Sport bei hormonal bedingten Problemen wie Regelschmerzen und PMS von großem Vorteil ist. Aktive Frauen haben weniger Schwierigkeiten mit Schwangerschaft und Geburt, weniger Probleme mit der Menopause und leiden nach den Wechseljahren seltener an Osteoporose. Unabhängig von Ihrem Alter und Ihrem Problem, Bewegung wird Ihnen immer helfen.

Viele Frauen machen sich einfach nicht klar, wie wichtig körperliche Betätigung ist. Sport hält alle Organe und Gewebe gesund. Der Körper funktioniert optimal. Aber in unserem Kulturkreis, wo überwiegend gesessen wird und die meisten Frauen überall hinfahren, anstatt ihre eigene Energie zu nutzen, um sich fortzubewegen, treibt nur eine kleine Minderheit Sport. Die deutlichste Folge dieser Passivität ist, daß die Mehrheit der Frauen sich schlapp und nicht fit genug fühlt; auch das Gewicht stellt ein ständiges Problem für zwei Drittel der weiblichen Bevölkerung Großbritanniens dar. Hormonal bedingte Probleme sind weniger offensichtlich, aber genauso weitverbreitet – denn beides hängt eng zusammen, weil sie auf dieselben Ursachen zurückzuführen sind.

Auch Sport hilft bei hormonal bedingten Problemen

Der Fettgehalt des Körpers hängt wesentlich von der Aktivität eines Menschen ab; und das hormonale Gleichgewicht steht wiederum in engem Zusammenhang mit der Menge an Fett im Körper. Die meisten Frauen glauben, sie seien zu dick. Doch anstatt sich mehr zu bewegen, versuchen sie es mit einer Schlankheitskur. Langfristig verschlechtern sich ihre Launen durch eine Diät, und sie sind mit der Zeit unterernährt; dagegen dauert es gar nicht lang, bis durch das Fasten ihre Körper die Fähigkeit verlieren, mit Schadstoffen und Giften in der Umwelt fertig zu werden. Außerdem bleibt man durch Schlankheitskuren dauerhaft gar nicht schlank, sondern setzt sogar leichter Fett an, weil der Stoffumsatz gesenkt wird. Hormonale Probleme sind dann eine unvermeidliche Folge. Ißt man wenig, bekommt man nicht genug Nahrung, und nimmt man nicht genügend Nährstoffe zu sich, gerät das ganze hormonale Gleichgewicht aus den Fugen.

Körperliche Aktivität und Ernährung gehen Hand in Hand. Ißt man richtig, hat man mehr Energie und somit mehr Spaß daran, aktiver zu sein. Wie ich schon in *»Eat Yourself Thin«*, einem Buch, das ich zusammen mit Colin Johnson verfaßte, ausführlich darlegte, ist dies die einzige Langzeitstrategie, mit der man sowohl schlank als auch gesund bleibt. Ein größeres Maß an Bewegung, gepaart mit einer richtigen Ernährungsweise, bringt einen höheren Stoffumsatz und einen kräftigeren, gesunderen und ausgeglicheneren Körper mit sich. Der Gebrauch der Muskeln verbrennt überschüssiges Fett; dadurch wird das hormonale Gleichgewicht verbessert; hat man Untergewicht, nimmt der Körper Konturen an, sobald sich Muskeln bilden. Räumen Sie der sportlichen Betätigung also einen größeren Stellenwert in Ihrem Leben ein. Sie werden sehen, daß Sie dann viel besser aussehen und sich erheblich besser fühlen! Es gibt viele Gründe dafür, warum eine regelmäßige Bewegung für einen gesunden Hormonhaushalt gut ist. Der einsichtigste ist jedoch, daß Bewegung für die Gesundheit des ganzen Körpers notwendig ist. Man kann nicht erwarten, daß ein System gesundet, solange man die anderen außer acht läßt.

Der Körper braucht regelmäßig Bewegung

An der Hormonproduktion sind viele Körperorgane beteiligt. Um richtig zu funktionieren, muß jede Zelle des einzelnen Organs ausreichend mit Blut versorgt werden. Dort sind nämlich Sauerstoff und Nährstoffe enthalten, die die Energie für jede chemische Reaktion, von der unser Leben abhängt, liefern. Körperliche Betätigung regt die Durchblutung an und sorgt dafür, daß das

Blut mit Sauerstoff, den wir benötigen, angereichert wird. Die Leber, die sowohl die Nahrung in Enzyme, Hormone und Nährstoffe umwandelt, die der Körper nutzen kann, als auch die Gifte neutralisiert, denen wir jeden Tag ausgesetzt sind, ist in jeder Hinsicht für den Stoffwechsel sehr wichtig. Doch eine gute Leberfunktion erfordert regelmäßige sportliche Aktivität.

Auch die Drüsen, die Hormone produzieren, arbeiten besser, wenn man körperlich aktiv ist. Die Nebennieren werden zum Beispiel durch Bewegung dazu angeregt, die Hormonproduktion zu steigern. Zudem trägt physische Aktivität dazu bei, daß die Zellen auf die Auswirkungen der Hormone nicht mehr so empfindlich reagieren, so daß die Hormonsysteme effizienter arbeiten. Anstrengende körperliche Betätigung hat eine schnelle Veränderung aller Hormonspiegel zur Folge. Wissenschaftler glauben, daß dies auf eine direkte Einwirkung der Hirnanhangdrüse zurückzuführen ist, die alle Hormonsysteme steuert. Durch Bewegung nimmt die Sekretion von Testosteron, Progesteron, Östradiol, Prolaktin, Hydrocortison, Wachstumshormonen, Adrenalin und Noradrenalin zu; dagegen nimmt die von Insulin ab, während gleichzeitig die Empfindlichkeit der Zellen gegenüber Insulin steigt. Die metabolischen Veränderungen im Körper sind so tiefgreifend, daß Sie sich durch Sport in der Tat physisch und psychisch komplett anders fühlen können.

Durch Sport verändert sich der Hormonspiegel

Diese Anpassungen nehmen zu, je häufiger Sie sich bewegen und je länger Sie durchhalten. In Maßen gilt: Je mehr Sie machen, desto mehr profitieren Sie davon. Es ist jedoch möglich, daß Sie Ihren Körper überanstrengen und eine neue Form der Störung herbeiführen. Um dies zu vermeiden, müssen Sie auf Warnzeichen Ihres

Körpers achten. Das Ausbleiben der Periode ist beispielsweise ein Signal dafür, daß Sie es übertreiben.
Bei der Erforschung der weiblichen Hormone haben sich Wissenschaftler hauptsächlich auf Östrogen konzentriert. Sie entdeckten, daß durch körperliches Training die Gesamtmenge an freiem Östrogen im Körper reduziert wird und der Stoffwechsel, in dessen Verlauf der Körper Östrogen aufspaltet, sich ändert. Dadurch entsteht ein inaktives Stoffwechselprodukt, das sich vom aktiven Stoffwechselprodukt unterscheidet. Dies ist bei Frauen, die viel sitzen, der Fall. Beide Prozesse haben ähnliche Folgen: Sie verringern die Auswirkungen von Östrogen im Körper.
Durch regelmäßiges anstrengendes Training, wie es zum Beispiel Tänzer und andere Sportler auf sich nehmen, kann der Östrogenspiegel derart absinken, daß die Regel ausbleibt und Frauen sehr anfällig für Probleme werden, die durch einen Östrogenmangel hervorgerufen werden. Falls die Fettreserven des Körpers zu sehr abnehmen, können auch Sportler von den Problemen, unter denen Frauen nach den Wechseljahren leiden, betroffen werden. Besonders magere Tänzer haben durch die hohe Belastung sehr häufig Knochenbrüche. Ständig bemüht, leicht und schlank zu bleiben, verändern sie ihren Hormonhaushalt dermaßen, daß sie sich selbst Schaden zufügen.
Wie so oft sind auch hier extreme Verhaltensweisen gefährlich und unnötig. Es ist falsch, daß eine Frau nicht dünn genug sein kann. Ist dies der Fall, kann durch die hormonalen Veränderungen ein dauerhafter Schaden durch Knochenschwund entstehen. Falls die Regel ausbleibt, muß man das Warnsignal beachten. Solange die Periode regelmäßig kommt, ist wahrscheinlich alles in Ordnung. Es ist töricht, so viel Sport zu treiben oder so

wenig zu essen, daß die Periode aufhört. Möglicherweise verbessert sich vorübergehend die sportliche Leistung; doch sie ist ohne Bedeutung, wenn die Knochen zu brechen anfangen. Mit den Wechseljahren ist man hoffentlich reif genug, um auf übertriebene sportliche Betätigung zu verzichten. Damit wäre dann dieser Einwand irrelevant!

Gemäßigte körperliche Bewegung, die uns nur ein kleines Stückchen voranbringt, ist alles in allem viel nützlicher. Es ist unwahrscheinlich, daß Sie oder ich unsere Körper auch nur annähernd so hart trainieren wie Spitzensportler es tun. Es gibt auch keinen Grund, es zu versuchen!

Ein Hormon, dessen Spiegel durch Bewegung eher steigt als sinkt, ist Progesteron. Nur eine halbe Stunde anstrengende körperliche Betätigung reicht aus, um es im Blutkreislauf auf 40 Prozent ansteigen zu lassen. Dadurch können PMS-Symptome, die durch Progesteronmangel bedingt sind, durch physische Aktivität innerhalb von Minuten gelindert werden.

Sport lindert die Symptome des prämenstruellen Syndroms

Zahlreiche Untersuchungen haben gezeigt, daß mäßige, aber regelmäßige Bewegung das prämenstruelle Syndrom lindert. Besonders die Empfindlichkeit der Brüste, die Flüssigkeitsretention und stimmungsbedingte Symptome lassen nach. Die Regel wird kürzer, schwächer und weniger unangenehm. Aus meiner persönlichen Erfahrung heraus kann ich dies voll und ganz bestätigen. Auch anderen Frauen ist es so ergangen. Paula Weidegger schreibt zum Beispiel in ihrem Buch *»Female Cycles«*: »Ich habe bemerkt, daß ich fast keine Menstruationsbeschwerden habe, wenn ich regelmäßig radfahre und das Rad hauptsächlich als Transportmittel nutze.«

Eine erhöhte Vitaminumsetzung ist nur eine positive

Folge einer besseren Leberfunktion, die das hormonale Gleichgewicht vorteilhaft verändert. Durch Bewegung wird die Fähigkeit des Körpers, Vitamin B_6 zu nutzen, gesteigert. Außerdem kann man mehr nährstoffreiche Nahrungsmittel essen, ohne dick zu werden.

Wieviel körperliche Aktivität ist genug für Sie, um in den Genuß dieser Vorteile zu kommen? Dies hängt von Ihrem Alter und dem Zustand Ihres Körpers ab. Gehen Sie bis an Ihre Grenzen und sind Sie dermaßen hart gegen sich selbst, daß Ihnen tagelang alles wehtut, so ist dies, wie jedes Extrem, weder nötig noch klug. Sie müssen sich im Rahmen Ihrer gegenwärtigen Leistungsfähigkeit bewegen, um Ihr hormonales Gleichgewicht und Ihre körperliche Belastbarkeit zu verbessern. Machen Sie regelmäßig so viel, wie Sie bequem schaffen können; und steigern Sie sich allmählich, wenn sich Ihr Körper daran gewöhnt hat. Auf diese Weise werden Sie nur davon profitieren. So vermeiden Sie, sich Schaden zuzufügen.

Der Spaß sollte dabei immer im Vordergrund stehen. Gehen Sie nach dem Lustprinzip und üben Sie nur solche Aktivitäten aus, die Ihnen Vergnügen bereiten.

Der Umfang und die Art der Bewegung, die Ihrem Körper guttut, ändert sich mit dem Alter. Junge Frauen (fünfundzwanzig Jahre und jünger) können ihre Körper bei anstrengenden Sportarten hart trainieren. Sie bleiben schlank und schützen sich vor durch Hormone geförderte Krebserkrankungen im späteren Leben, vorausgesetzt, sie halten die Östrogenproduktion unter Kontrolle. Rose Frisch von der Harvard University hat diese Auswirkungen im Detail untersucht. Sie fand heraus, daß Studentinnen, die an der Universität sehr sportlich waren, später kaum an Brust-, Unterleibs-, Gebärmutterhals- und Vaginalkrebs erkrankten.

Sport schützt vor Krebserkrankungen

Regelmäßiges Tennis- und Squashspielen ist sehr gut für junge Frauen, die fit und schlank bleiben möchten. Wildes Tanzen, Laufen, schnelles Radfahren, Gymnastik und andere anstrengende Betätigungen sind ausgezeichnet und machen Spaß. Bringen Sie Ihren Körper dreimal die Woche für eine halbe Stunde zum Schwitzen. Sie tun sich selbst einen Gefallen, an dem Sie lange Freude haben werden. Wenn Sie noch aktiver sein möchten, schadet es Ihnen nicht – solange Sie weiterhin Ihre Regel bekommen. Aber hüten Sie sich vor Übertreibungen! Es ist gefährlich, die Warnsignale des Körpers zu ignorieren. Falls die Periode ausbleibt oder Sie häufig an Infektionen erkranken, verlangen Sie zuviel von Ihrem Körper. Gestalten Sie Ihren Trainingsplan dann locker und legen Sie längere Ruhepausen ein.

Für Frauen, die daran denken, eine Familie zu gründen, ist ein leichteres Bewegungsprogramm am besten. Erwachsene Frauen sollten etwas rundlicher sein als Jugendliche. Die Schwangerschaft ist dann leichter, und ihre Babys sind kräftiger und gesünder. Viele Frauen sind jedoch schon mit Mitte zwanzig zu dick, weil sie sich nicht genug bewegen. Durch ein vernünftiges Maß an Bewegung fühlen Sie sich aber wohler und sehen besser aus.

Im Alter zwischen zwanzig und fünfunddreißig, dann also, wenn man eine Schwangerschaft wahrscheinlich in Betracht zieht, sollte man die Aktivitäten am besten variieren. Wechseln Sie zwischen ausgedehnten, leichten Tätigkeiten, wie langen Spaziergängen und Radfahrten, und kürzeren, anstrengenden Aktivitäten ab. Sie könnten Tennis spielen, zweimal pro Woche tanzen gehen oder eine acht Kilometer lange Wanderung machen. Oder Sie machen Ihr Fahrrad straßentauglich und radeln überall hin, manchmal schnell, manchmal langsam, je nachdem, wie Sie sich fühlen. Auf diese Weise sehen Sie noch zwei oder drei Jahrzehnte länger aus wie zwanzig. Ihr Gesicht mag sich ein wenig verändern, doch Ihr Körper wird nicht erschlaffen oder sein jugendliches Erscheinungsbild verlieren; und Ihre Periode stört Sie nicht im geringsten.

Für Frauen, die auf die Wechseljahre zugehen, also ungefähr zwischen fünfunddreißig und fünfzig sind, ist es am besten, sich auf Aktivitäten zu konzentrieren, die etwas anspruchsvoll, aber nicht zu anstrengend sind. In diesem Alter möchte man nicht mehr unbedingt abnehmen; es geht nun vorrangig darum, den Körper zu kräftigen und diese Kraft zu bewahren, mehr Muskeln auszubilden und die Knochen zu stärken, damit sie in den Wechseljahren und im Alter unversehrt bleiben.

Je älter wir werden, desto anfälliger werden wir für Belastungen und Körperschäden. Der Körper regeneriert sich nicht mehr so schnell. Dies sollten wir bei unseren Aktivitäten berücksichtigen. Einige der ziemlich anstrengenden können älteren Frauen durchaus guttun, aber nur, wenn sie stark genug sind, um sie zu meistern.

Spazierengehen spendet dem Körper Energie

Das Wichtigste ist, diese Stärke allmählich und beständig aufzubauen. Regelmäßiges Training in einem Turnverein, das unter Aufsicht langsam gesteigert wird, führt zu einer kontinuierlichen Zunahme der Muskelstärke und -kraft. Man sieht jünger aus und fühlt sich fitter.

Gleich für welche Art von Aktivität man sich entscheidet, es ist ratsam, den ganzen Körper fit zu halten. Der beste Weg, um dies zu erreichen, ist Spazierengehen. Nichts ist besser für die Gesundheit einer Frau als regelmäßige lange Spaziergänge.

Frauen sind für Wanderungen geradezu prädestiniert.

Unsere Beine sind im Vergleich zum übrigen Körper sehr kräftig, und die Art der Verbrennung in unseren Muskeln ist für stetige, langandauernde Bewegung außergewöhnlich gut geeignet. Frauen haben mehr Fett als Männer und weniger Glykogen (kurzfristiger Energiespeicher des Körpers). Die weiblichen Enzymsysteme sind darauf ausgerichtet, Fett als Energiequelle zu nutzen. Die Sportarten, bei denen vorwiegend Fett verbrannt wird, sind nicht sehr anstrengend. Doch sie können und sollten über einen langen Zeitraum ausgeübt werden. Der männliche Körper, mit seinen starken Muskeln und großen Glykogen-Reserven, eignet sich besser für schnelle, intensive Arbeit, während der weibliche Stoffwechsel Fett besser bei ausgedehnten Aktivitäten verbrennt. Je länger man läuft, desto mehr Fett wird von den Muskeln verbrannt. Laufen ist besonders wichtig für die Gesundheit älterer Frauen. Frauen in und nach den Wechseljahren (fünfzig und älter) sind besonders anfällig für Osteoporose (brüchige Knochen). Kapitel 10 erklärt ausführlich, wie der Osteoporose vorgebeugt werden kann. Spazierengehen bleibt jedoch ein wichtiger Teil der Strategie. Frauen, die regelmäßig laufen, brechen sich mit hoher Wahrscheinlichkeit weniger Knochen.

Manch ältere Frau hat Angst, beim Laufen zu stolpern und sich etwas zu brechen. Aber die Wahrscheinlichkeit, an einem kalten Morgen auf Glatteis auszurutschen, wenn man schnell um die Ecke zum Laden läuft oder zu Hause über den Teppich stolpert, ist viel größer, als während eines Spaziergangs hinzufallen, vorausgesetzt man trägt die richtigen Schuhe. Da aber immer ein Restrisiko bestehen bleibt, sollte man aktiv werden, um ernste Schäden durch einen Fall zu vermeiden. Mit anderen Worten, man sollte seine Muskeln und Knochen durch regelmäßiges Spazierengehen kräftigen.

Je länger man läuft, desto gesünder sind die Knochen. Es ist praktisch unmöglich, zuviel zu laufen, aber es ist in unserer verstädterten Gesellschaft sehr leicht, zuwenig zu laufen. Zudem sind regelmäßige Spaziergänge gut für die Figur; auch mindern sie die Gefahr, Arthritis oder Herz-Kreislauf-Beschwerden zu bekommen, und sie halten die Haut gesund. Laufen tut dem Körper rundum gut!

Also, ganz gleich ob Sie sechzehn oder sechzig Jahre alt sind, holen Sie Ihre Wanderschuhe hervor und gehen Sie an die frische Luft. Halten Sie Ihren Kopf immer stolz erhoben und den Rücken gerade, bewegen Sie Ihr Becken und gehen Sie aus der Hüfte heraus. Laufen Sie schnell und entschlossen, schwingen Sie Ihre Arme, und atmen Sie tief durch. Tragen Sie bequeme Schuhe, Turnschuhe sind am besten, und Socken aus Baumwolle oder Wolle, damit die Füße nicht schwitzen. Wählen Sie leichte Kleidung, die Atmung und Kreislauf nicht beeinträchtigt und ziehen Sie überflüssige Kleidungsstücke aus, wenn Ihnen warm wird.

Laufen Sie die Anspannung aus Ihrem Körper heraus, laufen Sie das überschüssige Fett von Ihrem Bauch ab, laufen Sie sich von den Regelschmerzen frei! Laufen Sie alle Wege in Ihrer Umgebung ab, erkunden und entdecken Sie verborgene Plätze, die Sie sonst nicht finden würden. Laufen Sie an Flüssen, in Wäldern und an stillgelegten Eisenbahnstrecken entlang, über Hügel, in bestimmten Gegenden und durch Felder. Meiden Sie große Straßen, wo die Luft durch Abgase verschmutzt ist. Wählen Sie ruhige Nebenstraßen und grüne Vororte. London ist eine wunderbare Stadt zum Spazierengehen.

Man kann dem Verkehr entfliehen und sich in die Parks und Grünanlagen zurückziehen.
Stellen Sie Ihre Routen mit Hilfe einer großformatigen Landkarte oder einem Wanderführer zusammen. Wenn Sie Angst vor Überfällen und Vergewaltigungen haben, denken Sie daran, daß das Risiko, sich eine Hüfte zu brechen, weil die Knochen schwach sind, viel viel größer ist. Natürlich sollten Sie nicht in gefährlichen Stadtvierteln spazierengehen. Die Gewalt wird leider von den Medien, die von Horrorgeschichten leben, sehr hochgespielt, während alltägliche Unglücksfälle, die keine Schlagzeilen liefern, einfach ignoriert werden.
Wenn Sie durch die Stadt laufen, schützen Sie sich besonders bei Nacht durch eine selbstbewußte Körpersprache. Untersuchungen haben gezeigt, daß Menschen, die aufrecht stehen und keinerlei Angst durch ihre Haltung verraten, nicht angegriffen werden. Wenn Sie also den richtigen Weg nehmen, den, der Sie vor Schmerzen bewahrt und der Sie Ihr Laufen genießen läßt, wird auch Ihre persönliche Sicherheit gewährleistet sein. Jeder Wanderer wird Ihnen sagen, daß Sie nichts zu befürchten haben, wenn Sie sich selbstsicher bewegen. Falls Sie immer noch Bedenken haben sollten, gehen Sie zusammen mit Freunden, nehmen Sie einen Hund mit oder bilden Sie eine Wandergruppe mit Ihren Nachbarn. Schon bald werden Sie sehen, daß Sie nichts zu befürchten haben.
Laufen ist ein wenig zeitaufwendig. Doch die Gesundheit ist das wertvollste Gut, das man besitzt. Wenn Sie nicht genügend auf sich acht geben, geht es auf Kosten Ihrer Gesundheit. Bequemlichkeit oder kurzfristige Planungen können möglicherweise irreversible Schäden zur Folgen haben. Laufen erfordert viel weniger Zeit, als die durchschnittliche Frau vor dem Fernseher verbringt.

Sie werden sehen, daß Spazierengehen weit mehr entspannt als das sinnlose Faulenzen, das wir als Erholung betrachten. Durch regelmäßige Spaziergänge ist Ihre Entspannung größer. Sie können tiefer schlafen. Geben Sie dem Laufen Ihr Leben lang einen Vorrang und planen Sie jede Woche etwas Zeit dafür ein.

Wenn Sie jeden Tag daran denken, finden Sie viele Gelegenheiten, um raus zu gehen und sich zu bewegen. Viele Frauen nehmen nach wie vor das Auto zum Einkaufen, selbst wenn die Geschäfte weniger als einen Kilometer entfernt sind. Es ist eine Frage der Einstellung und der Voraussetzungen. Doch da die Gesundheit sehr wertvoll ist, sollten Sie das Auto, wann immer es geht, stehenlassen.

Denken Sie sich etwas aus, um das Laufen angenehmer zu gestalten. Falls Musik Sie dazu antreibt, länger zu laufen, kaufen Sie sich einen Walkman, oder nehmen Sie einen Hund mit – wenn Sie keinen eigenen haben, den Ihrer Nachbarn. Ältere Hundebesitzer wissen es oft zu schätzen, wenn ihr Hund ausgeführt wird. Wenn Sie ein geselliger Mensch sind und Spaß an organisierten Wanderungen haben, treten Sie dem örtlichen Wanderverein bei.

Radfahren hilft bei Regelschmerzen

Kurz gesagt, tun Sie alles, um an die frische Luft zu kommen und zu laufen! Erfinden Sie keine Entschuldigungen wie: »Ich bin den ganzen Tag auf den Beinen«, denn das ist überhaupt nicht dasselbe. Sie müssen spazierengehen, damit Ihre Beine und Füße dem langen Stehen besser gewachsen sind. Laufen Sie einen ganzen Tag, wenn Sie können, oder zehn Minuten am Stück, wann immer Sie Gelegenheit dazu haben. Es gibt kein Limit. Radfahren ist beinahe genauso gesund wie spazierengehen, und vielleicht ziehen Sie es vor. Es ist für jedermann sehr gut.

In den Niederlanden, dem klassischen Fahrradland, kann man Menschen aller Altersgruppen auf ihren Fahrrädern sehen, von kleinen Knirpsen bis hin zu alten Damen in Landestracht.

Radfahren ist sehr gut bei Regelschmerzen. Radeln Sie in den Tagen vor Beginn der Periode sehr viel. Sie werden erheblich weniger Beschwerden haben. Radeln Sie, wenn die Schmerzen anfangen. Sie verschwinden unter Umständen völlig. Ich erinnere mich an einen Tag (bevor ich die Natur des Problems ausreichend verstand und die Schmerzen vermeiden konnte), an dem ich den ganzen Morgen mit meinem Fahrrad unterwegs war; als ich abstieg, hätte ich mich vor Schmerzen krümmen können, also stieg ich schnell wieder auf! Bis nachmittags waren die Schmerzen vorüber, und ich fühlte mich durch die Stunden auf dem Fahrrad viel besser. Der Vorteil beim Fahrradfahren besteht darin, daß das Becken weniger beansprucht wird als beim Laufen. Dennoch sind die Beine ständig in Bewegung und stärken die Beckenmuskulatur und den Kreislauf. Vielleicht haben Sie nicht viel Lust auf Aktivitäten, wenn der ganze Bauch schmerzt, doch Sie werden angenehm überrascht sein, wenn Sie sich überwinden und auf Ihr Rad steigen. Sie haben kein Fahrrad oder können nicht radfahren? Es ist nie zu spät! Ich war schon weit über Dreißig, ehe ich damit anfing. Manchmal kam ich mir ein bißchen dumm vor, wenn ich mit der vierjährigen Tochter meiner Nachbarn, die ihr erstes Fahrrad zur selben Zeit bekommen hatte, zusammen übte. Doch schließlich lernte ich es. Seither finde ich Radfahren unheimlich befreiend. Für mich ist es immer wieder eine Quelle unerwarteter Freude. Ich radele, wenn ich mich schlapp fühle, weil es mir Energie verleiht; und ich radele, wenn ich niedergeschlagen bin, weil der Wind in meinen Haaren meine Stimmung hebt. Ich radele aus Vergnügen und weil Radfahren eine umweltfreundliche Art des Fortbewegens ist. Ich radele im Zentrum von London, weil man so am besten vorankommt. Ich wünschte, es gäbe mehr Radfahrer, damit unsere Bedürfnisse von den Straßenbauern ernster genommen würden.

Tragen Sie beim Radfahren helle, reflektierende Kleidung. Studieren Sie Straßenkarten, um ruhige Wege zu finden. Kaufen Sie sich ein Fahrrad, das zu Ihnen paßt. Achten Sie darauf, daß alles richtig eingestellt ist. Ein bequemer Sattel ist sehr wichtig. Gehen Sie zu einem Fahrradfachgeschäft und kaufen Sie einen Tourensattel für Damen, auf dem Sie gut sitzen können. Und dann ab nach draußen und losgeradelt! Sie werden sich viel besser fühlen.

Aerobic und Tanzen sind sehr nützlich

Aerobic und Tanzen können ebenfalls sehr nützlich sein; doch sollten Sie sich einer Gruppe anschließen, vergewissern Sie sich, daß Sie das richtige Schwierigkeitsniveau wählen. Es hat keinen Sinn, mit einer Handvoll Sportfreaks mithalten zu wollen und sich am Ende ausgepulvert zu fühlen und dumm vorzukommen. Das Entscheidende bei der körperlichen Bewegung ist, daß Sie genügend Spaß daran haben. Nur dann halten Sie durch – und zwar nicht nur nächste Woche oder nächsten Monat, sondern auch das nächste Jahr und den Rest Ihres Lebens.

Wenn Sie sich also nicht wohl dabei fühlen, zwingen Sie sich nicht. Probieren Sie einfach etwas anderes aus, bis Sie eine Sportart gefunden haben, die Ihnen Spaß macht.

Tanzen ist wunderbar geeignet, um die eigene Persönlichkeit auszudrücken und sich abzureagieren. Man kann seine ganzen Gefühle hineinlegen und sich von der Musik und den Bewegungen wegtragen lassen. Falls

Sie gehemmt sind (und die meisten Frauen sind das!), versuchen Sie, allein zu Ihren Lieblingsplatten zu tanzen. Beschränken Sie sich dabei nicht auf die allgemein gängige Tanzmusik. Sie können auch zu einem Quartett von Beethoven tanzen, wenn Ihnen danach zumute ist! Recken, drehen und beugen Sie sich beim Tanzen soviel Sie können. Setzen Sie den ganzen Körper ein, bewegen Sie Ihre Füße im Takt der Musik.

Springen und laufen Sie quer durchs Zimmer, lassen Sie sich gehen! Vergessen Sie alle Tanzschritte, kreieren Sie Ihren eigenen Tanz, der Ihren Gefühlen und Ihrer Persönlichkeit entspricht.

Selbst bettlägerige Menschen können auf ihre Weise tanzen; und falls Sie auf einen Rollstuhl angewiesen sind, können Sie immer noch mit den Teilen Ihres Körpers tanzen, die beweglich geblieben sind. Tanzen ist für jeden Menschen anders. Es hat keine Grenzen.

Aerobic und Bodengymnastik sind strukturierter und oft darauf ausgerichtet, bestimmte Muskelpartien aus bestimmten Gründen zu trainieren. Die Gefahr hierbei ist, daß leicht übertrieben wird, wenn ungewohnte Übungen gemacht werden. Schmerzende Muskeln helfen niemandem. Hören Sie auf, bevor die Schmerzen beginnen. Versuchen Sie nicht, sich selbst oder anderen etwas zu beweisen. Ehrlich gesagt, das wäre dumm. Sie zerren sich höchstens die Muskeln und Bänder, mit dem Ergebnis, daß Sie aufhören müssen, anstatt eine Figur wie Jane Fonda zu bekommen.

Ich mag die Pflichtübungen der Canadian Airforce, die in dem Buch *»Physical Fitness«* (Penguin-Verlag) gezeigt werden. Wenn man den Anweisungen folgt, überanstrengt man sich nicht, sondern wird durch die ausgewogenen Übungen langsam immer fitter. Manchmal mache ich Gymnastik und tanze anschließend eine

Weile, doch ab und zu stören mich die formellen Übungen, so daß ich nur tanze. Zu anderen Zeiten, wenn ich hart gegen mich selbst bin, mache ich nur Gymnastik. Folgen Sie Ihren Stimmungen! Machen Sie das, was Ihnen im Moment passend erscheint, aber machen Sie es! Sie werden nur gesund sein, wenn Sie aktiv sind.

Schwimmen und Jogging

Schwimmen ist die Sportart, die, Umfragen zufolge, bei Frauen am beliebtesten ist. Doch wie viele machen es wirklich? Wann sind Sie zum letzten Mal geschwommen? (Wann bin ich zum letzten Mal dazu gekommen?) Es macht viel Spaß und ist besonders gut, wenn man nicht sehr fit oder gelenkig ist und eine Sportart sucht, die für die Beine nicht zu anstrengend ist. Einen Nachteil hat es jedoch für reifere Frauen und diejenigen von uns, die Sport treiben, um künftige Probleme mit ihren Knochen zu vermeiden: Die Knochendichte erhöht sich durch Schwimmen nicht wesentlich, weil der Körper vom Wasser getragen wird. Wenn Sie gerne schwimmen, sollten Sie noch etwas anderes machen, wie spazierengehen. Auf diese Weise kommen Sie in den Genuß aller Vorteile.

Jogging ist sehr gut für den Kreislauf und um abzunehmen. Es hat jedoch einige Nachteile. Zunächst muß man, um joggen zu können, ziemlich fit sein. Weil es sehr anstrengend ist, führt es zu einigen Veränderungen im Körper. Man muß sehr motiviert und ausdauernd sein. Beginnen Sie zunächst langsam und laufen Sie regelmäßig. Allmählich können Sie dann die Distanz und Geschwindigkeit erhöhen.

Sollten Sie sich entschließen zu joggen, werden Sie bald merken, daß sich die Mühe lohnt. Menschen, die regelmäßig joggen, erleben ein »Jogging-Hoch«. Dies ist eine der Folgeerscheinungen, die durch die Beanspruchung des Körpers beim Joggen entstehen. Diese Art von Belastung führt zu einem plötzlichen Anstieg der natürlichen Opiathormone im Gehirn, die ein tiefes Glücksgefühl auslösen, Schmerzen lindern und Heilungsprozesse beschleunigen. Je öfter Sie joggen, desto schneller werden Sie dieses Phänomen erleben. Regelmäßiges Joggen kann richtig süchtig machen. Man ist lustlos und depressiv, wenn man nicht laufen kann.

Joggen ist harte Arbeit. Man profitiert im Verhältnis zur Arbeit, die man investiert, doch man muß die Grenzen seines Körpers kennen. Laufen Sie nicht, wenn Sie sich unwohl fühlen oder wenn eine Erkältung oder Infektion im Anzug ist. Wenn Ihre Beine schmerzen oder Sie unter einer Zerrung leiden, sollten Sie dies nicht auf die leichte Schulter nehmen; sonst könnten Sie sich ernsthaften Schaden zufügen. Gehen Sie auf Nummer Sicher und fangen Sie langsam wieder an zu laufen, sobald Sie können.

Ich laufe, um schnell ein paar überflüssige Pfunde zu verlieren, wenn ich mich längere Zeit nicht viel bewegt habe (Computerarbeit ist definitiv schlecht für die Figur!), oder wenn ich finde, daß mein rundliches Erscheinungsbild keine besonders gute Werbung für meine Bücher ist. Wenn ich längere Zeit nicht gejoggt habe, kann es sehr schwierig sein, wieder anzufangen. Doch habe ich mich erst wieder daran gewöhnt, fühle ich mich großartig. Mein Gesicht hat eine blühende Farbe, mein Haar glänzt und mein Bauch wird dünner.

Umfragen zeigen, daß Joggen gut für die Stimmung ist. Zwischen 60 und 92 Prozent aller weiblichen Jogger berichten, daß sie sich wohler fühlen, weniger unter Angst und Anspannung leiden und ein besseres Selbstbild und mehr Selbstvertrauen haben. 69 Prozent der Frauen geben an, daß Joggen Depressionen lindert. Im allgemeinen sind Sportler weniger ängstlich, depressiv, angespannt, erregt, verwirrt und müde als Menschen, die keinen Sport treiben. Ich für meinen Teil weiß, daß Joggen mir hilft, wenn ich aus irgendeinem Grund verzweifelt bin. Oft verschwindet die schlechte Laune ganz, so daß ich mich ruhig und stark fühle, wenn ich schließlich unter der Dusche stehe und mir den Schweiß abwasche.

Bevor Sie mit dem Joggen beginnen, sollten Sie sich durch lange, schnelle Spaziergänge dafür fit machen. Gehen Sie abwechselnd schnell und langsam, laufen Sie eine Weile schneller, bis Sie müde sind, und gehen Sie dann langsamer, um sich zu erholen. Wenn Sie eine bessere Kondition haben, werden Sie in der Lage sein, mehrere Kilometer an einem Stück zu laufen. Trainieren Sie nicht wie ein Marathonläufer, es sei denn, Sie möchten wirklich daran teilnehmen. Erholsames Joggen ist besser für Ihre Gesundheit als die hohen Anforderungen eines Marathontrainings.

Idealerweise sollten Frauen wöchentlich in drei Etappen zwischen 16 und 32 Kilometer laufen. Variieren Sie dabei das Tempo. Joggen Sie nicht die ganze Zeit bei einer Geschwindigkeit. Legen Sie manchmal einen Sprint ein und gehen Sie dann wiederum im Schrittempo. So bewegen Sie eine größere Anzahl von Muskeln und profitieren noch mehr davon.

Joggen ist besonders geeignet für Frauen unter Fünfzig. Wenn Sie zwischen Zwanzig und Mitte Dreißig sind und auf die Lebensmitte zugehen, wird das Laufen Ihnen helfen, die Jugend zu bewahren. Sollten Sie in den Wechseljahren immer noch joggen, ist es sehr unwahrscheinlich, daß Sie unter Hitzewellen leiden, denn ihre Temperaturkontrolle funktioniert durch die regelmäßige Erzeugung innerer Hitze, die mit Abkühlung wechselt, viel besser. Aber Frauen in diesem Alter sollten darauf achten, nicht zuviel zu joggen oder zuwenig zu essen, damit sie dünn werden. Dadurch könnte die Östrogenproduktion zu schnell absinken und unnötige Probleme entstehen lassen.

Für jüngere Altersgruppen sind schnelle Sportarten aufregend und nützlich. Schnelle Spiele wie Squash sind ideal für Jugendliche und Frauen Mitte Zwanzig. Ältere Frauen sollten besser Tennis spielen, während Badminton das beste Spiel für Frauen im mittleren und fortgeschrittenen Alter ist; der Oberkörper wird dabei nämlich nicht so beansprucht.

Squash und Tennis eignen sich für jüngere Altersgruppen

Spielen Sie eine lebhafte Partie und halten Sie durch, so lange Sie können. Einzelmatches sind im allgemeinen besser als ein Doppel, weil man sich ständig bewegen muß. Spielen Sie mit Ihrem Ehemann, Ihren Freunden oder Ihren Kindern. – Diese Spiele sind ein großer Spaß für jedermann!

Es gibt viele gesunde Sportarten, die ich hier noch nicht erwähnt habe, von Rudern bis Skilanglauf. Für welche Bewegungsform Sie sich auch entscheiden mögen, Ihr allgemeiner Gesundheitszustand wird in jedem Fall davon profitieren und Ihre hormonalen Probleme sich bessern. Wenn Sie an Diabetes oder Hypoglykämie leiden, Probleme, die besonders akut sind, wenn das hormonale Gleichgewicht in der zweiten Hälfte des Menstruationszyklus aus der Bahn gerät, ist Bewegung sehr wichtig. Der Insulinbedarf muß gesenkt und der Blutzucker stabil gehalten werden.

Bewegung ist der Schlüssel, um die Hormone aktiv in den Griff zu bekommen. Falls Sie noch einen Schritt weitergehen und Ihr physiologisches Gleichgewicht bewußt steuern möchten, können Sie den Umfang und die Art der Akti-

Es gibt maskuline und feminine Sportarten

vitäten verändern. Sie können auf einen Körper hinarbeiten, der Ihren individuellen Bedürfnissen entspricht. Sie können sich selbst »maskuliner« oder »femininer« machen, indem sie typisch männliche oder typisch weibliche Sportarten ausüben.

Männliche Aktivitäten sind jene, bei denen der Körper stark beansprucht wird und die man nicht stundenlang ausüben kann. Laufen, Gewichtheben und Abfahrtski sind Beispiele dafür. Sie sind alle sehr anstrengend und man kommt gehörig ins Schnaufen. Wenn Sie bei solchen Sportarten bis an Ihre persönlichen Grenzen gehen, werden Sie unverzüglich Veränderungen in Ihrem physiologischen Gleichgewicht verspüren. Ihre Figur und das gesamte äußere Erscheinungsbild geben es wider. Ich übe derartige Aktivitäten aus, um meine Stoffwechselrate zu steigern, dünner zu werden und meinen Körper zu kräftigen. Gesunde Männer sind von Natur aus muskulöser und schlanker als Frauen, und je mehr die weiblichen Aktivitäten den entschlossenen, kräftigen, zielgerichteten der Männer gleichen, desto maskuliner werden unsere Körper.

Es ist vorhersehbar, daß diese äußeren Veränderungen auch mit einer Veränderung des hormonalen Gleichgewichts einhergehen. Ich bemerke ein verstärktes Haarwachstum in meinem Gesicht, wenn ich einige Wochen eher männliche Sportarten betreibe, doch gleichzeitig fühle ich mich auch selbstbewußter und attraktiver, denn dieses Verhalten ist ausgeprägter, wenn die männlichen Hormonspiegel höher sind.

Wenn Sie das Gefühl haben, daß Ihre Probleme damit zusammenhängen, weil Ihr Körper oder Verhalten zu feminin und sanft ist, könnte es Ihnen guttun, einige Aspekte des männlichen Lebensstils zu übernehmen. Umgekehrt können Frauen, die einen ziemlich maskulinen Körperbau haben, von Natur aus schlank sind (obwohl sie vielleicht zu einer dicken Taille neigen) und selbstbewußter und entschlossener durchs Leben gehen, durch mehr feminine Sportarten eine wohlproportionierte weibliche Figur bekommen. Ausdauernde und entspannende Aktivitäten wie Spazierengehen, für die wir Frauen so gut geeignet sind, tragen dazu bei, den weiblichen Hormonhaushalt wieder ins Gleichgewicht zu bringen.

Natürlich müssen Veränderungen wie diese durch eine entsprechende Umstellung der Ernährung unterstützt werden. Wenn Sie möchten, daß Ihr Körper maskuliner aussieht und ihn daher großen Anstrengungen aussetzen, müssen Sie verhältnismäßig größere, sehr eiweißreiche Mahlzeiten zu sich nehmen. Ich finde, es klappt besser, wenn man mehr Fisch und Eier ißt und etwas weniger Kohlehydrate. Möchten Sie jedoch einen feminineren Körperbau haben, sollten Sie beim Essen sehr aufpassen. Verteilen Sie mehrere kleine, kohlehydratreiche Mahlzeiten und Imbisse über den Tag, damit Sie sich nicht schlapp und müde fühlen. Doch ganz gleich für welche Aktivitäten Sie sich entscheiden, Sie müssen ausreichend nährstoffreiche Kost zu sich nehmen, um Ihr Energieniveau beizubehalten. Wenn Sie zuwenig essen, werden Sie einfach nicht in der Lage sein, das zu schaffen, was Sie sich vorgenommen haben.

Seien Sie Ihren Kindern ein Vorbild

Es gibt noch mehr Gründe, Sport zu treiben, als nur die Verbesserung der eigenen Gesundheit und das richtige Gleichgewicht im Leben zu erreichen. Man sollte auch seine Kinder ermutigen, aktiv zu sein. Das eigene Beispiel ist sehr wichtig. Treibt man selbst keinen Sport, treiben die Kinder wahrscheinlich auch keinen. Und wenn sie älter werden, ist möglicherweise ihr Hormonhaushalt noch unausgeglichener und ihre Gesundheit noch schlechter als Ihre eigene. Frauen sind verantwortlich für die Gesundheit der nächsten Generation. Eine Verantwortung, die die meisten sehr ernst nehmen, doch nur wenige vollkommen verstehen.

Die zunehmenden gesundheitlichen Probleme unserer Söhne und Töchter sind sehr ernst. Die gegenwärtige Generation von Kindern ist die dickste und unsportlichste, die es je gegeben hat. Dies ist kein Zufall, da die Mütter ihren Nachwuchs ständig mit dem Auto zur Schule fahren, während früher alle zu Fuß gingen; da der Hauptzeitvertreib darin besteht, fernzusehen und Videos anzuschauen, statt aktiv zu spielen; da durch arbeitssparende Geräte praktisch jede Aufgabe im Haushalt mühelos erledigt werden kann. Sportlehrer warnen heute die Kinder vor Kreislaufproblemen, die sie bekommen werden, wenn sie erwachsen sind. Doch der Kreislauf ist nur eines der Körpersysteme, die körperliche Bewegung benötigen, um gesund zu bleiben.

Wenn ein dickes, träges Mädchen heranwächst, ist sie mit Sicherheit ein Kandidat für ernsthafte Hormonstörungen. Das prämenstruelle Symptom wird bei ihr eher auftreten als bei ihrer aktiven Schwester. Die Regel wird früher beginnen, stärker und unangenehmer sein. Untersuchungen haben gezeigt, daß Kinder von aktiven Müttern wiederum aktiver sind. Sie folgen dem Beispiel ihrer Eltern. Wenn Sie Kinder haben, sind Sie ihnen gegenüber verpflichtet, körperlich aktiv zu sein und regelmäßig Sport zu treiben. Das ist der einzige Weg, um sie zu ermuntern, dasselbe zu tun.

Durch regelmäßige Bewegung sichern Sie Ihre eigene Zukunft und die Ihrer Kinder. Haben Sie bisher noch nicht ernsthaft in Betracht gezogen, sich regelmäßig zu bewegen oder Sport zu treiben, sollten Sie es jetzt tun.

Sie schulden es sich selbst und Ihrer Familie, nicht nur, um kurzfristig Beschwerden durch Hormonstörungen zu verhindern, sondern auch um langfristige Folgen, wie Brustkrebs und Osteoporose, vorzubeugen.
Also, werden Sie aktiv und bewegen Sie sich! Es tut Ihnen gut. Und es macht Spaß!

Zusammenfassung

Körperliche Bewegung hält fit und gesund. Daher sollte ein regelmäßiges Trainingsprogramm im Wochenplan einer jeden Frau integriert sein. Sport verhindert hormonal bedingte Störungen bzw. lindert die Symptome. Denn das Hormonsystem funktioniert erst dann richtig, wenn der Körper mit frischem Sauerstoff versorgt wird.
Untersuchungen haben gezeigt, daß sportlich aktive Frauen seltener an Krebs erkranken als nicht aktive, weil Sport den Östrogenspiegel senkt. Welche Sportart ausgeübt wird, muß jeder für sich entscheiden. Wichtig ist, daß es Spaß macht.

7. Gehirn und Körper der Frau

Alles, was den Körper beeinflußt, beeinflußt auch die Seele. Dies gilt gleichermaßen für hormonale Veränderungen. Umgekehrt wirken sich unsere Gedanken und Gefühle auch auf unser hormonales Gleichgewicht und somit auch auf unseren Körper aus. Wir können unsere psychischen, physischen, emotionalen, seelischen und sozialen Seiten nicht voneinander trennen. Dies ist die zentrale Idee des holistischen (ganzheitlichen) Ansatzes.

Wenn irgendeine Veränderung in einem unserer Lebensbereiche Veränderungen in allen anderen zur Folge hat, erhalten wir ein verzerrtes Bild von dem, was los ist, sobald nur ausgewählte Aspekte isoliert betrachtet werden. Die westliche Medizin und Wissenschaft konzentriert sich auf physikalische Phänomene, die relativ einfach zu messen, zu manipulieren und zu bewerten sind. Der wissenschaftliche Ansatz arbeitet mit winzigen, sorgfältig definierten Aspekten des Lebens und sucht nach bestimmten Auswirkungen, die leicht und zuverlässig aufgezeichnet werden können. Folglich betont die Medizin zu stark die Wichtigkeit physikalischer Dinge, während sie die Bedeutung des nicht Greifbaren in Abrede stellt. Wenn Ärzte nicht in der Lage sind, unsere Schmerzen oder Leiden an offensichtlichen physiologischen Funktionsstörungen festzumachen, tun sie sie gerne als eingebildet oder unwichtig ab.

Jahrelang behaupteten die meisten Ärzte, daß die Probleme der Frauen mit den Perioden, den Wechseljahren und anderen Aspekten des hormonalen Gleichgewichts darauf zurückzuführen seien, daß wir uns weigerten, unsere Rolle in der Gesellschaft zu akzeptieren. Die Krankheiten (und jene, die man wissenschaftlich nicht erklären konnte, wie Asthma) wären, so vermutete man, psychologischer Natur. Frauen, die daran litten, wurden als hysterisch beschrieben. Millionen von ihnen verabreichte man Beruhigungsmittel, um sie ruhigzustellen. Die eigentlichen Probleme wurden nicht behandelt.

Heute schwingt das Pendel in die andere Richtung. Emotional bedingte Leiden werden manchmal nur als Folge einer biochemischen Störung gesehen. Wissenschaftler forschen nach eindeutigen Zusammenhängen zwischen Hormonspiegel und seelischem Zustand. Sie erhoffen sich davon, Depressionen und Anspannungen auf anomale Hormonspiegel zurückführen zu können. Die meisten waren bisher nicht sehr erfolgreich. Zum Beispiel konnten Dr. David Rubinow und seine Kollegen am National Institute of Mental Health in Maryland, USA, keinen Unterschied feststellen zwischen den Hormonspiegeln von Frauen mit prämenstruellen Stimmungsschwankungen und jenen ohne. Dennoch behaupten einige Ärzte, daß schwankende Hormonspiegel direkte Auswirkungen auf das Gehirn haben. Dr. Guy Abraham, Spezialist für ernährungswissenschaftliche Erklärungen des prämenstruellen Syndroms, glaubt, daß Progesteron auf das zentrale Nervensystem wie ein Beruhigungsmittel wirkt und Depressionen verursacht; dagegen sollen hohe Östrogenspiegel Anspannung und Angst her-

Hormone wirken auf das Gehirn

vorrufen. Leider entspricht dieses simple Bild nicht den Erfahrungen der Frauen.

Zunächst einmal leiden wir oftmals gleichzeitig unter Anspannungen und Depressionen. Wäre dies nur einfach darauf zurückzuführen, daß wir zuviel von dem einen oder anderen Hormon haben, würden wir entweder an dem einen oder dem anderen Zustand leiden, aber nicht an beiden. Dr. Abrahams eigene Forschungen zeigen jedoch, daß die meisten Frauen mit beidem zu kämpfen haben und daß nur eine sehr kleine Minderheit eindeutig Ängste ohne Depressionen oder Depressionen ohne Ängste hat. Unsere Reaktionen auf schwankende Hormonspiegel sind individuell und unbeständig.

Diese Unbeständigkeit ist zum Teil bedingt durch die Art und Weise, wie wir auf Veränderungen in unserem Körper reagieren und dadurch, für wie wichtig wir sie halten. Was wir fühlen, hängt davon ab, wie wir verschiedene Zustände unseres Körpers interpretieren und welche Bedeutung wir ihnen beimessen. Gleichzeitig beeinflussen unsere Denkprozesse unseren Körper und können hormonal bedingte Veränderungen bewirken.

Jene Teile des Gehirns, die für das Denken, das Erinnerungsvermögen und die Gefühle zuständig sind, sind durch direkte Nervenbahnen mit den Gefühlszentren und der Hirnanhangdrüse, die die Hormonabgabe steuert, verbunden. Die Hirnanhangdrüse hängt am Hypothalamus, der Gefühle, Appetit und Lust kontrolliert. Neurochemiker konnten Substanzen isolieren, die vom Hypothalamus erzeugt werden und auf die Hirnanhangdrüse einwirken. Es sind Neurohormone, direkte Gegenstücke zu den Hormonen, die von der Hirnanhangdrüse produziert werden; sie steuern das Gesamtgleichgewicht der Hormone im Körper. Somit wird der ganze Körper vom Gehirn kontrolliert und reguliert.

Gleichzeitig reagiert das Gehirn auf Veränderungen im Körper; es paßt Gefühle und Denken einander an, um so körperliche Veränderungen zu berücksichtigen. Psychologen konnten nachweisen, daß wir, je nach unserer Umgebung und unseren Erwartungen, sehr verschieden auf einen einzigen Hormonreiz reagieren können. Wie wir uns fühlen, wie wir reagieren und was unserer Meinung nach mit uns geschieht, ist abhängig von unserer geistigen Einstellung. Menschen, denen das Streß- bzw. Wachsamkeitshormon Adrenalin injiziert wird, reagieren zornig und aggressiv, wenn sie von einem Versuchsleiter provoziert werden; bei einer scherzenden Person dagegen lachen sie und amüsieren sich. In jedem Fall sind ihre Reaktionen durch das Hormon übertrieben. Doch die jeweilige spezifische Reaktion kann nicht durch die Biochemie allein vorhergesagt werden.

Um das Ganze noch komplizierter zu machen: Sexualhormone verändern den Stoffwechsel jener Substanzen, die dafür sorgen, daß unsere Nerven funktionieren. Innerhalb des Nervensystems erregt sich jeder Nerv, wenn ihn ein winziger elektrischer Strom durchfließt. Am Ende des Nervs, dort, wo er mit anderen Nerven verbunden ist, ist eine Verdickung, die mikroskopisch kleine Mengen von Neurotransmittern enthält. Dies sind spezialisierte Chemikalien, die die Nervenübergangsstelle (die sogenannte Synapse) zwischen einem Nerv und dem nächsten überwinden können und dabei ein elektrisches Potential aufbauen, das wieder den zweiten Nerv veranlaßt, sich zu erregen.

Die Synapse ist die Übergangsstelle zwischen zwei Nerven

Im Gehirn hat jede dieser synaptischen Verzweigungen viele Verbindungen, die wiederum eine unterschiedlich hohe Zahl Neurotransmitter haben. Der ableitende Nerv reagiert verschieden auf unterschiedliche Mengen und Mischungen von Neurotransmittern. Einige Transmitter verstärken die Wirkung anderer und erhöhen die elektrische Aktivität in bestimmten Bereichen des Gehirns, während andere sie hemmen. Ein einziger Transmitter kann unter bestimmten Bedingungen hemmend, unter anderen erregend wirken. Die Aktivität in einem Teil des Gehirns wird die Reaktivität in anderen Teilen verringern und wiederum in anderen vergrößern.

Es ist somit sehr schwierig, Stimmungen, Verhaltensweisen oder hormonale Veränderungen mit schwankenden Neurotransmitterspiegeln in Verbindung zu bringen. Neurochemiker haben einige allgemeine Prinzipien herausgearbeitet. Doch sie sind im Vergleich zum komplizierten Aufbau des Gehirns sehr vage gehalten.

Östrogen, so wird vermutet, ist für den Abbau der Neurotransmitter verantwortlich. Wird ein bestimmter Neurotransmitter schnell abgebaut, sinkt im Gehirn sein Spiegel. Geht der Abbau langsam vonstatten, wird er dagegen steigen. Die Substanzen, die Neurotransmitter zerlegen, sind die sogenannten Monoaminooxidasen (MAO). Es gibt viele verschiedene Arten, die mit allen Transmittern reagieren. Und um alles noch komplizierter zu machen: Östrogen wirkt sich auf verschiedene MAO unterschiedlich aus.

Wissenschaftler argumentieren, daß hohe Östrogenspiegel zu einem verstärkten Abbau von Dopamin führen, jenem Transmitter, der für die präzise Bewegungssteuerung besonders wichtig ist. Eine veränderte Dopamin-Übertragung im Gehirn wirkt sich wahrscheinlich auch auf die Stimmung aus. Doch wissen wir nur über einen zu geringen Teil dieses komplizierten Bildes genau

Bescheid, um die damit verbundenen Folgen exakt vorhersagen zu können.

Östrogen produziert vermutlich einen Überschuß an Serotonin und Noradrenalin, das sind Transmitter, die für Schlaf und Wachsamkeit wichtig sind. Aber in vielen Gehirnstrukturen arbeiten Serotonin und Noradrenalin auch gegeneinander. Während wir also davon ausgehen können, daß sich schwankende Östrogenspiegel auf das Gehirn auswirken, können wir aus neurochemischer Sicht nicht beurteilen, welche Folgen diese Auswirkungen haben. Nimmt man die Auswirkungen der anderen Hormone noch hinzu, wird alles unwahrscheinlich kompliziert.

Wir können viele geringe psychische Veränderungen im voraus erkennen, nicht aber ihre genaue Natur. Jeder Aspekt der Gehirnfunktion wird davon betroffen, die Empfindlichkeit unserer Sinne und die Intensität unserer Gefühle, die Erinnerungen, die uns im Gedächtnis bleiben und die Schärfe unseres Urteilsvermögens, die Genauigkeit unserer Bewegungen und der Ausdruck unserer Wünsche. Das hormonale Gleichgewicht ist wahrscheinlich dafür verantwortlich, ob wir leicht einschlafen und uns fit fühlen, wenn wir aufwachen. Jeder einzelne Aspekt unseres Lebens wird von Hormonschwankungen berührt.

Bedeutet dies, daß wir wirklich Opfer unserer Hormone sind, »Nichts als ein Mißklang der Hormone«, wie mein Lebensgefährte über mich zu sagen pflegte? Die Antwort lautet ja und nein. Wenn die Dinge ernsthaft aus dem Gleichgewicht geraten, ist man unkontrollierbaren Impulsen und einer Instabilität preisgegeben. Doch solange man sich im Griff hat, ist man vorwiegend ausgeglichen (oder leidenschaftlich oder geduldig).

Wenn Sie schon einmal unter einer ernsthaften Störung

des hormonalen Gleichgewichts gelitten haben, wie sie durch das prämenstruelle Syndrom ausgelöst wird, wissen Sie, wie irrsinnig sich dann Anschauungen und Denkweisen verschieben können. Bei mir begann dieser Wahnsinn mit der Einnahme oraler Verhütungsmittel. Einige machten mich klinisch depressiv und unfähig zu denken oder meine Arbeit zu erledigen. Ich mußte mich an der Universität ein Jahr beurlauben lassen. Andere machten mich so unnormal aggressiv und paranoid, daß mein Lebensgefährte fürchtete, ich würde verrückt werden. Er nahm mir die Pillen weg. Daraufhin hatte ich das Gefühl, aus einem schrecklichen Traum aufzuwachen.

Wenn Ihre Psyche durch einen unausgewogenen Hormonhaushalt ernsthaft aus dem Gleichgewicht geworfen wird, kann alles außer Kontrolle geraten. Unter normalen Umständen können die meisten von uns diese Situation vermeiden; dennoch steht fest, daß Frauen, bei denen Geisteskrankheiten diagnostiziert wurden, mit hoher Wahrscheinlichkeit während der prämenstruellen Phase ins Krankenhaus eingewiesen wurden. Diese Frauen bewegen sich, wie ich, als ich die Pille nahm, so nah am Rande des Wahnsinns, daß sie umkippen können, wenn ihr Gleichgewicht nur ganz wenig gestört wird. Anfällige Frauen müssen daher lernen, ein gesundes Gleichgewicht zu bewahren. Hormone sind nur eine Art der Substanzen, die die Transmittersysteme des Gehirns beeinflussen können. Die Nahrung, die wir essen, die Chemikalien, die wir absorbieren, und der Zustand der Mikronährstoffe können sich sowohl direkt als auch indirekt auf unseren Verstand auswirken. Alles, was unser Gehirn beeinflußt, hat für

Neben den Hormonen beeinflussen auch noch andere Substanzen unser Gehirn

die Körpersysteme, die vom Gehirn gesteuert werden, Konsequenzen.

Ist der Körper irgendeiner Art von Streß ausgesetzt, ändern sich die Hormonspiegel im Gehirn, da dieses die Systeme zur Streßbekämpfung koordiniert. Wenn Sie zum Beispiel bis zur Erschöpfung Sport treiben, steigen die Spiegel von Noradrenalin und anderen Neurotransmittern. Dadurch fühlen Sie sich nach intensiver Bewegung entspannt und munter zugleich. Viele Menschen schwimmen oder joggen morgens vor der Arbeit, um diese psychische Veränderung zu bewirken.

Hormone des Gehirns, Sexualhormone und die anderen Hormone arbeiten alle harmonisch zusammen. Regelmäßige Bewegung, eine ausgewogene Ernährung und genügend Ruhe tragen zu einem optimalen Gleichgewicht der Hormone bei. Sie werden sehen, daß dies nicht nur Ihrem körperlichen, sondern auch Ihrem geistigen Zustand zugute kommt.

Dies bedeutet, daß wir an hormonal bedingten Problemen auf vielerlei Weise arbeiten können, wenn wir uns die Verbindung zwischen Geist und Körper zunutze machen. Wir können unsere physische Gesundheit verbessern und psychisch davon profitieren. Gleichzeitig funktioniert der Körper besser, wenn wir unsere emotionalen Probleme lösen. Und wenn wir bei dem, was wir machen, Geist und Körper in Einklang bringen, ist der Nutzen noch größer.

Im allgemeinen scheint das Gehirn nach Harmonie zu streben. Erfahrungen müssen einen Sinn haben, selbst wenn wir ihnen diesen Sinn erst geben, indem wir etwas auf ungewöhnliche Weise interpretieren. Es ist Ihnen wahrscheinlich nicht unbekannt, daß man, wenn man gereizt ist, sich schnell etwas sucht, das einen reizt, damit das innere Gefühl einen Sinn macht. Ich habe dieses

Phänomen jeden Monat ein paar Tage vor meiner Periode erlebt. Ein Teil meines Gehirns wußte oft ganz genau, daß ich an meinem Lebensgefährten wegen dem, was in mir vor sich ging, herummäkelte und nicht wegen dem, was er machte. Doch mein Gehirn schaltete um und erlaubte mir, unangenehme Einsichten zu ignorieren und mich auf sein gräßliches Verhalten zu konzentrieren! Hätte ich es geschafft, meinen hypersensiblen Zustand zu akzeptieren und mich damit auseinanderzusetzen, indem ich mich richtig ernährt oder einen beruhigenden Spaziergang gemacht hätte, wäre ich mehr mit mir im Einklang gewesen, und wir hätten uns viele Konflikte ersparen können. Doch vielleicht mußte ich meinem Ärger auch Luft machen und wäre ihn auf andere Weise gar nicht losgeworden.

Die meisten Frauen sind sich sehr wohl bewußt, daß sich hormonal bedingte Probleme mit dem emotionalen Zustand ändern. Wenn ich mit meinem Partner streite und ich mich zurückgewiesen und zu wenig geschätzt fühle, leide ich mit hoher Wahrscheinlichkeit unter prämenstruellen Symptomen, wie beispielsweise Wasserretention. Private oder berufliche Probleme können Menstruationsbeschwerden herbeiführen. Es ist nicht ungewöhnlich, daß bei emotionalem Streß kein Eisprung stattfindet und die Periode ausbleibt. Bei Studentinnen kann der regelmäßige Zyklus z.B. während des ersten stressigen Semesters oder zu Beginn des Examens ganz verschwinden. Einige Frauen sind bei psychischem Streß unfruchtbar. Ist er vorüber, können sie wieder schwanger werden.

Stehen Sie also psychisch unter Streß, sollten Sie sich nicht wundern, wenn Ihre Hormone verrückt spielen. Wenn Sie sich bemühen, die Konflikte in Ihrem Leben zu lösen, können Sie auch Ihre hormonalen Probleme loswerden.

Unser Körper funktioniert normal, wenn das Leben als Ganzes ruhig verläuft und wir uns keinen übermäßigen Streß bereiten. Wir können jedoch nicht erwarten, daß dies immer so bleibt — es wäre auch langweilig, wenn dies der Fall wäre! Doch wenn Sie hormonale Probleme haben, sollten Sie versuchen, in allen Bereichen ein ausgeglichenes Leben zu führen. Es ist dumm, nur etwas für den Körper zu tun, wenn die größten Probleme emotionaler Natur sind. Sie können Ihre Zeit bei einem professionellen Berater besser nutzen als in der Sporthalle.

Streß wirkt sich auf die Hormone aus

Schwankungen des psychischen Zustandes, die mit hormonalen Veränderungen einhergehen, beeinflussen die Art und Weise, wie wir mit emotionalen Problemen umgehen. Eine faszinierende Studie über das Gedächtnis und den Menstruationszyklus ergab, daß Frauen sich in der Zeit um den Eisprung herum eher an glückliche Ereignisse erinnern, an unangenehme Begebenheiten dagegen in der prämenstruellen Phase. Sie sind vielleicht sehr ärgerlich auf Ihren Partner wegen Fehlern, die er Ihrer Meinung nach in der Vergangenheit gemacht hat. Doch wenn Sie sich an die Gründe für Ihren Ärger nur im prämenstruellen Zeitraum erinnern können, ist es unwahrscheinlich, daß Sie diese emotionalen Probleme zu einer anderen Zeit aufarbeiten werden. Es mag unerfreulich erscheinen, doch wenn Sie sich diese hormonale Beeinflussung Ihres Gedächtnisses zunutze machen, können Sie besagte Probleme eventuell durch Gespräche lösen.

Am besten fühle ich mich zwischen dem friedfertigen Zustand von Anfang bis Mitte des Monats und dem eher kritischen Zustand, der nach dem Eisprung beginnt und ungefähr bis zum zweiten Tag der Periode andauert. Ich bin in diesem Zeitraum auch nicht ein komplett anderer Mensch. Obwohl es sicher für alle Beteiligten angenehmer wäre, wenn ich mich die ganze Zeit gutgelaunt und unkritisch verhielte, würden meine Bedürfnisse aber ignoriert werden. Ich wäre dann für jeden das Mädchen für alles, anstatt ich selbst. Daher ist es weitaus besser, daß ich aufstehe und für gleichberechtigte Partnerschaft kämpfe, wenn mein innerer Zustand in Ordnung ist, selbst wenn ich dann keine so nette Person zu sein scheine. Doch seit ich auf ein besseres physisches Gleichgewicht achte, geraten die Auseinandersetzungen nicht mehr außer Kontrolle.

Wenn wir unglücklich sind, kann der prämenstruelle Negativismus, der in Maßen auch wertvoll sein kann, überhand nehmen und unser empfindliches Gleichgewicht stören. Ein Teufelskreis entsteht: Man kann sich selbst und die ganze Welt nicht leiden, vernachlässigt sich und fühlt sich dann noch schlechter. Hormonale Störungen und physische Symptome können dazu führen, daß man sich krank und gereizt fühlt. An diesem Punkt sollten Sie Konflikten aus dem Weg gehen, sich Ruhe gönnen und sich um sich selbst kümmern. Manchmal ist es das beste, sich mit einem guten Buch ins Bett zu legen, sobald die Periode nach stürmischen prämenstruellen Tagen endlich beginnt! Sie können Bauchschmerzen als Grund anführen, doch in Wirklichkeit machen Sie viel mehr – Sie entsprechen Ihren persönlichen Bedürfnissen auf Ihre eigene Weise.

Manchmal können prämenstruelle psychische Veränderungen sehr positiv sein. Statt in Wut zu geraten, sprühen Sie vielleicht vor Energie und Kreativität. Es ist schade, daß dieser Aspekt der hormonal bedingten Stimmungsänderungen oft ignoriert wird, weil die negativen Erlebnisse und Ansichten in den Tagen vor der Periode überwiegen. Forscher haben sich auf die ängstlichen und depressiven Frauen konzentriert statt auf die Minderheit, die sich in dieser Zeit überaus wohl fühlt. Dazu kommt noch, daß Frauen, die gebeten werden, sich an prämenstruelle Erlebnisse zu erinnern, häufiger von negativen Ereignissen berichten als jene, die während der prämenstruellen Phase befragt werden. Dies hatte zur Folge, daß die Forschungsergebnisse ständig nur in eine bestimmte Richtung gingen. Da sie unsere Interpretation dessen, was mit uns geschieht, beeinflussen können, fühlen wir uns schlechter, als wir eigentlich müßten.

Während sich unser psychischer Zustand zweifellos mit dem Hormonzyklus ändert, reflektieren unsere Erlebnisse die Wechselwirkung dieser Veränderungen mit den Lebensumständen. Unglückliche Frauen interpretieren ein unbestimmtes Gefühl der Erregung möglicherweise als Anspannung, während glückliche Frauen es als gesteigerte Vitalität empfinden.

Emotionale Erregung schürt die Auseinandersetzungen in einer ohnehin schon angespannten Partnerschaft und erhöht den Reiz, wenn man verliebt ist.

Das Sexualverhalten ändert sich mit dem Zyklus

Zyklische Veränderungen sind in jedem Verhalten erkennbar. Denken, Fühlen, Erinnern, sexuelles Interesse und Empfänglichkeit für bestimmte Dinge sind nur einige, die mit hormonalen Veränderungen in Verbindung gebracht werden. Man könnte meinen, daß Sex in der fruchtbarsten Zeit des Monats, um den Eisprung herum, am reizvollsten ist. Bei einigen Frauen ist dies ohne Frage der Fall. Die sexuelle Aktivität erreicht Mitte des Monats eindeutig einen Höhepunkt. Ich habe dies oft bei mir selbst beobachtet. Unmittelbar vor und am Tag des Ei-

sprungs bin ich am ausgelassensten. Ungefähr seit meinem fünfundzwanzigsten Lebensjahr weiß ich, wann der Eisprung stattfindet; er verursacht abwechselnd auf beiden Seiten meines Unterleibs ein charakteristisches, beinahe schmerzhaftes Gefühl; und dieses Gefühl geht bei mir mit einer manchmal überwältigen Lust einher. Der Einfluß meiner Hormone ist in der Tat so stark, daß ich mich irgendwann entschloß, die Männer vor meinem Wankelmut zu warnen, wenn in dieser Zeit eine neue Beziehung begann. Es ist mir nämlich oft passiert, daß ich in diesen paar Tagen nur sexuell an ihnen interessiert war! Nicht, daß ein Mann die Warnung ernst genommen hätte. Niemand sagte: »Okay, warten wir eine Woche und schauen wir, wie wir uns dann fühlen ...«
Die Monatsmitte ist die Zeit für die denkwürdigsten Abendessen bei Kerzenlicht. Man ist überaus attraktiv, strahlt von innen heraus und macht geistreiche Konversation. Wenn nur alle wichtigen Verabredungen auf die richtigen Tage fallen würden!

Hätte ein potentieller Liebhaber die Warnung bezüglich meiner Wankelmütigkeit beachtet und eine Woche gewartet, hätte er mich an meinem sexuell tiefsten Punkt angetroffen. Auch hier verhalte ich mich nicht untypisch. Ein paar Tage lang bin ich einfach nicht an Sex interessiert. Ich bin vielleicht zärtlich, aber mehr auch nicht. Und wenn ich doch mit jemandem schlafe, bedeutet es mir nicht viel. Ein wichtiger Teil von mir funktioniert einfach nicht. Andere Frauen haben dieses Phänomen ebenfalls beschrieben, und Umfragen zeigen, daß das sexuelle Interesse einen Tag nach dem Eisprung rapide abnimmt und gegen Ende der dritten Woche des Zyklus den tiefsten Punkt erreicht.

In der vierten Woche nimmt das sexuelle Interesse oft wieder zu, obwohl wir dann dazu neigen, gereizt zu sein.

Dies ist für mich die Zeit, in der Sex sehr wohltuend sein kann. Unmittelbar vor der Periode masturbieren viele Frauen und wollen mit ihrem Partner schlafen.
Ein paar Tage nach Einsetzen der Periode erreicht das sexuelle Interesse einen weiteren Höhepunkt. Für einige Frauen ist dies die schönste Zeit, doch menstruelle Tabus und die Tatsache, daß es beim Geschlechtsverkehr blutet, hindern viele daran, in diesen Tagen Sex zu haben. Darüber hinaus leiden Frauen, die Tampons benutzen, unter einer trockenen Vagina, weil Tampons nicht nur das Blut, sondern auch die Scheidensekrete aufsaugen. Manchmal ist die Trockenheit so schlimm, daß die Vagina sich entzündet und eitert. Tatsachen stehen also oft den Gefühlen im Weg und beeinträchtigen unser Sexualverhalten.
In vielen Kulturen ist die Menstruation mit Tabus behaftet. Bei Moslems und Juden ist Sex während der Periode verboten. Dies ist äußerst frustrierend für Frauen, deren Sexualtrieb in dieser Zeit sehr ausgeprägt ist.
Einige Psychologen glauben, daß Frauen in den Tagen vor Beginn der Periode viel empfänglicher sind für starke Reize. Wir reagieren intensiver auf das, was um uns herum vor sich geht. Auch auf soziale Reize reagieren wir mehr. Wir beobachten das Verhalten anderer Menschen sehr kritisch und fühlen uns noch schneller vernachlässigt, wenn es uns nicht gutgeht.
Es war immer sehr schwierig, mit mir in diesen Zeiten zusammenzuleben. Ich bewegte mich ständig am Rande einer Depression. Bei dem geringsten Anlaß wurde ich wütend, lief rot an und war wild entschlossen, bis zum letzten, notfalls bis zum Tod, zu kämpfen, denn der Tod war mir völlig schnuppe.
In diesem Zustand können Frauen Gewaltverbrechen begehen. Die Richter lassen sie eventuell frei, mit der

Auflage, sich in psychiatrische Behandlung zu begeben. Doch es ist kein Sieg, wenn wir einen beträchtlichen Teil unseres Lebens als verrückt eingestuft werden. Wir müssen die Verrücktheit verstehen und besiegen, müssen unsere Verwundbarkeit kennen und Überreaktionen vermeiden, indem wir auf unsere Bedürfnisse achten. Nur so stürzen wir uns nicht in derartige Krisen, die durch eine hormonal bedingte Unausgeglichenheit herbeigeführt werden. Wir können uns an den erwachsenen Teil von uns halten und den kindlichen Teil mit den ungezügelten Impulsen in seine Schranken verweisen, wenn wir uns unsere Wankelmütigkeit eingestehen und etwas unternehmen, um auf vernünftige Weise damit fertig zu werden. Die Bewußtmachung kann dazu beitragen, daß wir ruhiger bleiben. Nur so können wir unsere Verwundbarkeit zugeben und einsehen, daß wir etwas dagegen unternehmen können. Manchmal müssen wir uns zurückziehen, um unseren persönlichen Bedürfnissen gerecht zu werden und Probleme zurückstellen, bis wir uns wieder stärker fühlen.

In der prämenstruellen Phase ist die Reaktionszeit kürzer

Obwohl sie leicht erregbar sind und das Gefühl haben, dem Ganzen nicht gewachsen zu sein, sind Frauen im Zustand prämenstrueller Erregung oft in der Lage, schneller zu denken. Die Reaktionszeiten sind kürzer. Kopfrechnen fällt ihnen in dieser Zeit leichter. Wie zu vermuten, ist die Leistungsfähigkeit von Frauen, die unter prämenstruellen Beschwerden leiden, jedoch sehr unterschiedlich, sobald sie schwierige oder komplexe Aufgaben zu erledigen haben.

In den Tagen vor der Periode haben Frauen häufiger Unfälle im Straßenverkehr, obwohl sie schneller reagieren. Autofahren ist mit Sicherheit eine komplexe Aufgabe, und wenn die eigene Leistungsfähigkeit schwankt, fährt man möglicherweise unsicher. Ich habe beobachtet, daß ich wichtige Dinge vergesse, wie in alle Spiegel zu schauen, ehe ich die Fahrspur wechsele. Es ist gut, wenn man die eigenen Reaktionen kennt, damit man sie berücksichtigen kann. Das Urteilsvermögen ist bei einem geistig sehr angespannten Zustand eingeschränkt. Als ich sehr stark unter diesem Problem litt, bin ich eine Weile, während der kritischen Tage der Periode, überhaupt nicht gefahren; es war zu riskant.

Wir sollten jedoch nicht glauben, daß wir generell in der zweiten Hälfte des Monats leistungsfähiger sind. Wir sind nur *anders*. Zu Beginn des Monats sind wir schnell abgelenkt und können uns nur schlecht konzentrieren. Untersuchungen haben gezeigt, daß Frauen IQ-Tests vor dem Eisprung schneller, aber mit weniger Sorgfalt bearbeiten, in der Woche vor der Periode dagegen langsamer und sorgfältiger.

Die Art und Weise, wie wir menstruelle Veränderungen interpretieren, ist wichtig für unser Wohlbefinden, wenn die Periode einsetzt. Können Sie den Anblick oder den Geruch des Blutes nicht ertragen oder fühlen Sie sich schlecht, weil Sie eine Frau sind, dann sind Sie wahrscheinlich sehr angespannt und erleben die Menstruation als etwas Schmerzvolles. Machen Sie also das Beste aus Ihrer Periode und akzeptieren Sie Ihre weibliche Natur. Machen Sie sich mit den Veränderungen des Scheidenausflusses vertraut; gewöhnen Sie sich an Geruch und Aussehen. Sie könnten versuchen, an dem Blut zu riechen oder es zu probieren – Sie werden sehen, daß es überhaupt nicht eklig ist!

Hormonal ausgelöste psychische und emotionale Veränderungen sind nicht auf zyklische Schwankungen des Menstruationszyklus beschränkt. Während der Schwangerschaft, wenn die Sexualhormonspiegel höher sind als zu jeder anderen Zeit im Leben einer Frau, bilden Stimmungen und Gefühle eine Einheit. Viele Frauen sind gegen Ende der Schwangerschaft ganz gelassen, ruhig und mit sich im Einklang. Dies ist möglicherweise auf die hohe Progesteronabgabe zurückzuführen. Aber wenn das soziale Umfeld der Frau Angst macht, Mutter zu werden, könnte diese Ruhe auch in Depressionen umschlagen.

Nach der Geburt fallen Progesteron und andere Sexualhormone schlagartig ab. Dies ist die Zeit, in der Frauen besonders anfällig für alle Arten von psychischen Krankheiten sind. Postnatale Depressionen können auf die hormonalen Veränderungen zurückgeführt werden. Sie treten häufiger bei Frauen auf, die vorher unter prämenstruellen Depressionen gelitten haben; diese hängen mit einem ähnlichen (wenn auch viel geringeren) Absinken der Hormonspiegel zusammen. Postnatale Depressionen sind jedoch nicht nur eine Folge des hormonalen Ungleichgewichts. Das Erlebnis der Geburt und die Gefühle dem neugeborenen Baby gegenüber sind ebenfalls wichtig. Falls Ihre Einstellung positiv ist, fühlen Sie sich vielleicht einfach nur müde; ist sie negativ, fühlen Sie sich wahrscheinlich unglücklich.

Viele Frauen werden anfällig für Depressionen, wenn die Hormonspiegel in den Wechseljahren sinken. Wird die Menopause künstlich durch eine Hysterektomie herbeigeführt, wobei die Gebärmutter entfernt wird, sind Depressionen sehr häufig. Mehr als die Hälfte der Frauen leidet in dieser Situation bis zu einem gewissen Grad an Depressionen; sie treten dann häufiger auf als nach anderen chirurgischen Eingriffen. Aber noch einmal sei gesagt, daß die eigene Einstellung zur Operation und Tatsache, nun keine Kinder mehr bekommen zu können, eine wichtige Rolle dabei spielt, wie man sich fühlt. Frauen, die sich durch den Verlust ihrer Fruchtbarkeit nicht mehr als richtige Frau fühlen oder glauben, sie seien als Mensch weniger wert, sind nach einer Hysterektomie oder nach den Wechseljahren anfälliger für Depressionen. Nachdem die Zeit der ständigen Hormonschwankungen vorüber ist, finden sie zu einem neuen Gleichgewicht. Angst und Depressionen werden seltener.

Depressionen und andere Formen psychischen oder emotionalen Aufruhrs sind in diesen Zeiten weder unabwendbar noch unvermeidbar. Ein gesunder Lebensstil, der das grundsätzliche Gleichgewicht des Körpers unterstützt, trägt viel dazu bei, diese Leiden zu verhüten. Besonders wichtig ist eine gute Ernährung, die gewährleistet, daß der Körper immer optimal und ausreichend mit Mikronährstoffen versorgt wird. Machen Sie also keine kalorienreduzierten Diäten, weil Sie abnehmen möchten, und essen Sie auch kein nährwertloses Zeug, weil Sie sich selbst egal sind; auf diese Weise machen Sie alles noch schlimmer.

Achten Sie in den Zeiten, in denen Sie anfälliger sind, besonders auf Ihre Bedürfnisse, um kritische Situationen zu vermeiden. Versuchen Sie nicht, mit einem aktiveren Lebensstil zu beginnen, wenn Ihre Motivierung unberechenbar ist. Beginnen Sie lieber früher im Monat damit. Nutzen Sie die Ihnen zur Verfügung stehende Energie in der Zeit vor der Periode, um sich körperlich zu betätigen und emotionalen Streß abzubauen.

In der prämenstruellen Phase steigt die Energie

Ein Übermaß an Energie ist während der prämenstruellen Phase normal. Viele Frauen berichten zwar, daß sie träge sind und weniger schaffen; doch Untersuchungen, bei denen objektive Maßstäbe wie Pedometer angelegt werden, die aufzeichnen, wieviel man läuft, zeigen, daß dies nur eine Illusion ist. Tatsächlich sind wir physisch aktiver. Ich habe bemerkt, daß mir Unordnung ein paar Tage vor Beginn der Periode auf die Nerven geht und ich dann herumrenne, das Haus putze und den Kram aussortiere, der sich im Laufe der Wochen, in denen ich das Durcheinander ignorieren kann, angesammelt hat. Ich dachte immer, ich sei besonders unordentlich in der prämenstruellen Zeit, doch als ich einmal darauf achtete, wurde mir klar, daß ich die Unordnung nur bewußter wahrnahm. Wenn ich in diesem »wahnsinnigen« Geisteszustand bin, liebe ich es, ganz allein zu sein und praktische Aufgaben in Angriff zu nehmen – bevorzugt bei wilder, leidenschaftlicher Musik. Nun, da ich über die Zusammenhänge Bescheid weiß, plane ich meine Aktivitäten dementsprechend.

Sobald die Periode beginnt, nimmt die Energie ab. Ein ruhiger Tag zu Beginn der Regel kann wunderbar sein. Dies ist die Zeit der Entspannung. Die Menstruationshütte, in der Frauen von einigen primitiven Kulturen von den Männern des Stammes während ihrer Periode abgeschirmt werden, erscheint mir oft sehr verlockend. Ich möchte auch von meinen alltäglichen Pflichten befreit sein, herumliegen und mit anderen Frauen plaudern, wenn ich meine Periode habe!

Wenn Sie Ihre emotionalen und mentalen Zyklen erkennen und sie sich für Ihr Leben zunutze machen, können Sie die Dinge zum Positiven wenden. Versuchen Sie jedoch, die Bedeutung der Hormone für Ihre Gefühle zu leugnen, ist dies ein Weg in die Frustration. Erkennen Sie daher die starken und wertvollen Qualitäten von jedem Teil des Zyklus an, um den maximalen Nutzen zu haben.

Es ist ein Fehler, sich auf die unangenehmen Aspekte dieser Schwankungen zu konzentrieren. Wenn wir Beschwerden erwarten, bekommen wir sie höchstwahrscheinlich; wenn wir glauben, die physiologischen Veränderungen in unserem Körper verursachen Probleme, schaffen wir sie uns wahrscheinlich. Während die prämenstruelle Misere noch größer wird, wenn wir ihr besonderes Gewicht beimessen, können wir umgekehrt das Beste daraus machen, wenn wir um die prämenstruelle Empfindlichkeit und Energie wissen. Falls Sie ein Tagebuch führen, das Ihnen Klarheit über Ihre Gefühle und Fähigkeiten im Laufe des Monats verschafft, werden Sie lernen, auf diese Veränderungen zu reagieren und Ihr Leben entsprechend zu planen.

Überzeugungen und Erwartungen beeinflussen unsere Körperwahrnehmung

Überzeugungen und Erwartungen haben einen starken Einfluß darauf, wie wir die Vorgänge in unserem Körper wahrnehmen. Sind Sie überzeugt, daß Ihre Reaktionen unkontrollierbar sind, werden Sie dies wahrscheinlich erleben; wenn Sie sie jedoch konstruktiv sehen und sich klarmachen, daß sie potentiell nützlich sind, werden Sie sich besser fühlen und ihr Körper wird effektiver funktionieren. Ebenso werden Sie mehr leiden, wenn Sie auf Schmerzen gefaßt sind.

Dies ist besonders wichtig für Frauen, die kurz vor der Entbindung stehen. Sie werden die Geburt besser verkraften und weniger Schmerzen haben, wenn Sie daran glauben, daß jeder Schmerz zu ertragen ist, statt Angst davor zu haben, daß Sie es nicht aushalten werden. Es hilft, wenn Sie geburtsvorbereitende Kurse besuchen, in denen Sie lernen, die Schmerzen auf ein Minimum zu reduzieren; Sie wissen dann, daß Sie eine gewisse Kontrolle über sie haben. Weiterhin kann es nützlich sein, mit Frauen zu sprechen, für die die Geburt ein sehr schönes Ereignis war. Sie können auch Bücher lesen (beispielsweise einige der vielen Werke von Sheila Kitzinger), in denen beschrieben wird, wie man positiv mit der Geburt umgeht. Auf diese Weise können Sie lernen, die Schmerzen zu verringern. Falls Sie das Gegenteil tun und sich ganz auf den Schmerz konzentrieren, werden Sie wahrscheinlich mehr leiden.

Wie Ihre Situation auch sein mag, konzentrieren Sie sich immer darauf, was Sie erreichen möchten und wie Sie es erreichen können. Behalten Sie Ihr Ziel im Auge und resignieren Sie nicht angesichts der potentiellen Probleme, die auftreten könnten. Es ist etwas anderes, ob man sich möglicher Schwierigkeiten bewußt ist und entsprechend reagiert, oder ob man in seinem Leid schwelgt. Man kann die Schwierigkeiten durchaus zur Kenntnis nehmen, sollte sich dann aber schnell wieder auf seine eigentlichen Intentionen zurückbesinnen. Vielleicht werden Sie langsamer, wenn sich die Hormone in einem Verhältnis bewegen, das Langsamkeit zur Folge hat, wie gegen Ende der Schwangerschaft; aber Sie funktionieren immer noch und machen weitere Fortschritte. Verschwenden Sie Ihre Energie nicht, indem Sie sich darüber aufregen, was Sie alles hätten machen können, falls Ihre Hormone in einem anderen Verhältnis stünden.

Sind Ihre Hormone mit Ihren Zielen und Aktivitäten im Einklang, zeigt sich das Leben von seiner schönsten Seite. Sie haben sozusagen den Taktstock in der Hand. Die vollständige Kontrolle über das, was das Hormonorchester produzieren kann, haben Sie zwar nicht, doch Sie können ganz bestimmt die Harmonie steuern! Gehen Sie mit der Musik; bekämpfen Sie sie nicht, sondern akzeptieren Sie sie und reagieren Sie auf sie. Stellen Sie sich auf Ihren Körper ein und genießen Sie das Leben.

YOUR RECEIPT
THANK YOU

23-12•02

08 89•90€
- 5•00-

84•90€CA

000#0936
18-11 1

Zusammenfassung

Körper und Geist stehen in einer engen Verbindung. Alles, was den Körper beeinflußt, wirkt sich unweigerlich auf die Seele aus und umgekehrt. Daher geht der holistische Ansatz davon aus, daß Psyche, Emotionen und Körper nicht voneinander getrennt werden können. Auch dies hängt wieder mit den Hormonen zusammen, weil das Gehirn Neurotransmitter produziert, die das gesamte Gleichgewicht im Körper regulieren.

Aber auch die Denkweise spielt eine Rolle. Je nachdem wie die Erwartungen sind, die einem Ereignis entgegengebracht werden, wird es letztlich empfunden werden. Weil aber das Gehirn nach Harmonie strebt, erhöht sich die Chance, daß sich die Frau auf die Situation vorbereitet und es zu keiner Überreaktion kommt.

Also: Ein positives Denken und ein richtiger Umgang mit den prämenstruellen Phasen können dazu beitragen, Streßsituationen zu vermeiden.

8. Mit dem Auf und Ab der Hormone leben

Eine Frau zu sein bedeutet, mit der ständigen Berg- und Talfahrt der Hormone leben zu müssen. Das Leben ist nicht stabil. Wir haben nicht jeden Tag dieselbe Energie, doch die Anforderungen unseres Lebens nehmen oft keine Rücksicht darauf. Manchmal wünschen wir uns, wir könnten es den Robotern gleichtun und genauso zuverlässig funktionieren. Doch wir sind keine Maschinen. Es kann schwierig sein, sich den durch die Hormonschwankungen bedingten Einschränkungen zu fügen.

In der Pubertät schwankt der gesamte Zustand des Körpers wild hin und her, da sich die Hormonzyklen entwickeln und stabilisieren. Diejenigen, die Töchter in diesem Alter haben, kennen das verrückte Auf und Ab nur zu gut. Die kindliche Abhängigkeit schlägt plötzlich in erstaunlich erwachsene Einsicht um. Das Schwanken der Emotionen und des Verhaltens ist unvermeidlich, wenn das zugrundeliegende Gleichgewicht sehr labil ist.

Im Erwachsenenalter erwartet die Welt Beständigkeit von uns Frauen. Doch wir sind weit davon entfernt, es sei denn, unsere Hormonschwankungen werden durch medizinische Mittel dramatisch unterdrückt. Die im letzten Kapitel beschriebenen psychischen Veränderungen, zusammen mit den vertrauten physischen, führen dazu, daß wir uns von Woche zu Woche und Monat zu Monat ändern. Dies ist unsere Natur, und ganz gleich wie konstant die Anforderungen an uns sind, wir müssen uns damit abfinden, was wir wirklich sind.

Eltern zu werden bringt nochmals eine Reihe von Veränderungen mit sich, die, obwohl von der Gesellschaft eher akzeptiert, persönlich oft unakzeptabel sind. Die Anpassung an die Schwankungen während der Schwangerschaft und die Zeit nach der Geburt, wenn das hormonale Gleichgewicht sich wieder einpendelt, erfordern, daß wir tolerant mit uns selbst umgehen. Dann kommt die Menopause. Erneut muß man sich an neue Veränderungen gewöhnen, bis wir schließlich den »goldenen Herbst«, die Stabilität nach den Wechseljahren erreichen.

Pubertät, Schwangerschaft und Menopause bringen unser hormonales Gleichgewicht durcheinander

Unsere sich verändernden Fähigkeiten, Stärken, Schwächen, Bedürfnisse und Wünsche verlangen, daß wir uns selbst verstehen und unsere Persönlichkeit akzeptieren. Doch es gibt keinen Grund, sich wie ein Krüppel zu fühlen, nur weil man eine Frau ist. Wir sind deswegen in keiner Weise weniger wert.

Ernsthafte Unausgeglichenheit kann jedoch lähmend sein. Sie kann scheinbar plötzlich und wie aus heiterem Himmel beginnen. Zunächst suchen wir vielleicht Zuflucht in der Medizin, um damit fertigzuwerden. Leider sind die Folgen einer solchen Intervention oft schlimmer, als vorauszusehen war.

Streß, Krankheit und medikamentöse Behandlung können uns besonders anfällig für hormonale Schwankungen machen. Oft sind es spezifische Ursachen, die besonderes Handeln erfordern, wenn das hormonale

Gleichgewicht sich plötzlich akut oder rapide verändert.

Jede Frau, die für hormonale Probleme anfällig ist, weiß, daß sie sich durch Streß verschlimmern. Wenn wir unter Streß stehen, scheidet der Körper eine Reihe von Hormonen aus, die sowohl mit den Sexualhormonen interagieren als auch deren Stoffwechsel beeinflussen. Normalerweise sind wir in der Lage zu erkennen, was los ist. Um sehr stressige Phasen unbeschadet zu überstehen, kann es schon ausreichen, wenn wir auf uns achtgeben, uns viel Ruhe gönnen, regelmäßig leichten Sport treiben und uns gesund ernähren. Doch manchmal kann Streß auch Krankheiten herbeiführen, und mit dem ganzen System geht es dann beängstigend schnell bergab.

In den Wechseljahren reagieren Frauen besonders empfindlich auf Streß. Hat man in den Jahren vor der Menopause nicht genug auf sich achtgegeben, verfügt man möglicherweise nicht über die notwendigen Reserven, um allem gewachsen zu sein. Man ist unfähig, den Veränderungen zu trotzen. Einige Frauen bekommen Bluthochdruck, Allergien, reagieren empfindlich auf bestimmte Lebensmittel oder leiden häufig unter Altersbeschwerden, die typisch für unsere Kultur sind, wie beispielsweise Diabetes. Diese Symptome an sich können schon zu einer Unausgeglichenheit beitragen oder zur Einnahme von Medikamenten führen, wodurch eine weitere Störung entstehen kann.

Unter diesen Umständen ist eine normalerweise angemessene Ernährung nicht mehr ausreichend. Der Körper ist möglicherweise nicht mehr in der Lage, sein Gleichgewicht zu halten. Man bekommt nicht die Nährstoffe, die man braucht, oder man scheidet mehr aus, als man sollte. Doch um entsprechende Maßnahmen zur

Wiederherstellung der Gesundheit ergreifen zu können, muß das eigentliche Problem verstanden werden. Allergien nehmen in unserer verschmutzten Welt rapide zu. Sie können verheerende Auswirkungen auf das hormonale Gleichgewicht haben. Insbesondere Lebensmittelallergien bringen das Gleichgewicht durcheinander, weil durch sie die Fähigkeit des Körpers beeinträchtigt wird, die Nährstoffe in der Nahrung zu nutzen. Diese Empfindlichkeit scheint mit dem Alter zuzunehmen. Sie kann sich in der Pubertät und in den Wechseljahren rapide verschlimmern. Bei großer hormonaler Veränderung sind wir anfällig für Allergene in der Nahrung und in der Umwelt. Möglicherweise führen wir unsere Probleme auf Veränderungen in unserem Leben zurück, doch das könnte höchstens *ein* Aspekt sein. Wenn wir die Allergie erkennen und behandeln, sind wir in der Lage, leichter mit den anderen Aspekten der Veränderung fertigzuwerden.

Auch Allergien, wie die Lebensmittelallergie, beeinflussen unseren Hormonhaushalt

Lebensmittelempfindlichkeit und Allergien treten besonders dann auf, wenn es uns schon an einigen wichtigen Nährstoffen, die unser hormonales Gleichgewicht unterstützen, mangelt. Besonders essentielle Fettsäuren schützen uns vor hormonalen Problemen. Doch es ist möglich, daß wir sie nicht richtig absorbieren, wenn unser Verdauungssystem gestört ist. Der so entstehende Mangel verschlimmert die Dinge noch, weil die EFS helfen, allergische Reaktionen zu vermeiden. Ich habe viele Frauen gekannt, die sehr unter dem prämenstruellen Syndrom litten, bis es ihnen gelang, eine Ernährungsform zu finden, die für sie optimal war und ihren Körpern ermöglichte, die notwendigen Mikronährstoffe in ausreichenden Mengen aufzunehmen.

Wenn Sie unter chronischem Durchfall, Kolitis oder einer Darmentzündung leiden, ist es wahrscheinlich, daß Sie Hormonstörungen haben. Ihre Darmprobleme sind am ärgsten, wenn die hormonalen Probleme am schlimmsten sind. Mit einer Empfindlichkeit gegenüber bestimmten Lebensmitteln fängt dieses Problem oft an. Maryon Stewart und ihre Mitarbeiter am Women's Nutritional Advisory Centre glauben, daß ungefähr eine von zehn Frauen, die schlimme Symptome des prämenstruellen Syndroms zeigen, eigentlich auf Lebensmittel, besonders auf Weizen, empfindlich reagiert. Nachdem die verdächtigen Lebensmittel aus der Nahrung verbannt wurden, verbesserte sich das prämenstruelle Syndrom erheblich.

Aber Vorsicht, es passiert allzu leicht, daß viele Symptome auf viele Nahrungsmittel zurückgeführt werden. Gerne wird die Ernährung dann so stark eingeschränkt, daß noch mehr Mangelerscheinungen auftreten. Falls Sie den Verdacht haben, bestimmte Lebensmittel nicht zu vertragen, testen Sie die Produkte sorgfältig, um zu sehen, wie Sie darauf reagieren. Streichen Sie die Hauptübeltäter aus Ihrem Speiseplan; und wenn es mit Ihrer Gesundheit wieder bergauf geht, führen Sie sie nach und nach wieder ein, damit Ihre Ernährung so abwechslungsreich wie möglich bleibt.

Unverträgliche Lebensmittel für eine bestimmte Zeit aus dem Speiseplan nehmen, dann wieder einführen

Weizenprodukte wie Brot, Kuchen, Kekse, Cornflakes, Pasta und alles, was Weizenmehl enthält, sind häufig die Ursache für chronische Darmprobleme. Wenn Sie sich entschließen, diese Nahrungsmittel nicht mehr zu essen, werden Sie sehen, daß Sie sich viel wohler fühlen und Ihr hormonales Gleichgewicht sich schnell wieder einpendelt. Vielleicht nehmen Sie auch etwas zu, wenn

Sie sehr dünn sind, oder Sie verlieren ein paar Pfunde, wenn Sie dick sind.
Eliminationsdiäten (Auslaß-Diät) sind nicht einfach zu handhaben. Sie müssen alles, sei es auch nur in kleinster Menge enthalten, untersuchen, ob Sie darauf allergisch reagieren. Falls Sie ganz auf Weizenprodukte verzichten, achten Sie darauf, daß Sie genügend komplexe Kohlehydrate aus anderen Nahrungsmitteln bekommen. Essen Sie auch andere Getreideprodukte, damit Sie die notwendigen Nährstoffe erhalten. Kochen Sie öfter Reis, Kartoffeln und Buchweizenspaghetti, um die Ernährung ausgewogen zu gestalten und Hunger zu vermeiden.
Milch und Molkereiprodukte sind ebenfalls häufige Allergene, die mit Hormonstörungen in Verbindung stehen. Es scheint schwierig zu sein, sie aus dem Speiseplan zu streichen, weil sie in so vielen fertigen Lebensmitteln vorhanden sind. Lesen Sie aufmerksam die Etiketten und schauen Sie nach verräterischen Wörtern wie Kasein (Milchprotein) und Lactose (Milchzucker). Versuchen Sie, auf Milch und Käse zu verzichten und sie nötigenfalls durch Sojaprodukte zu ersetzen. Sie können die Nährstoffe, die diese Nahrungsmittel enthalten, auch aus anderen Quellen bekommen. Dosenfisch oder winzige Fische wie Breitlinge, deren Gräten und alles andere mitgegessen wird, liefern das notwendige Kalzium. Und viel Sonnenschein und regelmäßige Bewegung helfen dem Körper, es zu absorbieren und zu nutzen.
Die Liste der Lebensmittel, die bei empfindlichen Menschen allergische Symptome auslösen können, ist beinahe unendlich. Wenn Sie den Verdacht haben, Ihre hormonalen Probleme könnten mit einer Lebensmittelallergie zusammenhängen, suchen Sie sich Informationen über dieses Thema.

Versuchen Sie, Test-Essenspläne zusammenzustellen, um die Ursache des Problems herauszufinden. Erhöhen Sie gleichzeitig den Anteil der essentiellen Fettsäuren in Ihrer Nahrung; nehmen Sie Nachtkerzenölzusätze, und essen Sie ölige Fische, wie Heringe, Sardinen, Lachs oder Breitlinge, bis die Symptome besser werden. Vegetarier, die überhaupt keine tierischen Produkte essen, sollten Leinsamen (Linusit Gold) unter Nußspeisen rühren.

Falls Sie weitere Informationen über diese Art von Hormonstörungen haben möchten, wenden Sie sich an das Women's Nutritional Advisory Centre in England. Maryon Stewarts Buch *»Beat PMT Through Diet«* basiert auf der Arbeit dieser wertvollen Organisation. Es enthält viele nützliche Details. Ich empfehle jeder Frau mit einem hartnäckigen prämenstruellen Syndrom, dieses Buch zu lesen.

Das Hay-System, auch Trennkost genannt, hilft bei Verdauungsproblemen

Bei einigen Menschen werden sich die Empfindlichkeit gegenüber bestimmten Lebensmitteln und ihre Probleme bei der Nährstoffaufnahme erheblich verbessern, wenn sie ihren Speiseplan sorgfältig zusammenstellen. Das Hay-System, das in *»Food Combining for Health«* (Verlag Thorsons) von Doris Grant und Jean Joice beschrieben wird, hilft vielen, die unter Verdauungsproblemen leiden. Auch kann es bei einigen chronischen Erkrankungen nützlich sein. Die Methode basiert darauf, daß bestimmte Nahrungsmittel getrennt werden, so daß man bei einigen Mahlzeiten nur proteinhaltige Nahrung zu sich nimmt, bei anderen nur Kohlehydrate und Getreideprodukte. Einige Frauen fühlen sich besser, wenn sie diese Methode befolgen. Ihre hormonalen Probleme werden geringer, sobald sich der ganze Körper erholt hat.

Der Nährstoffausgleich wird gestört, wenn man sich zunehmend mineralstoffarm ernährt. Mit hoher Wahrscheinlichkeit liegt bei häufigem Wasserlassen ein Magnesium- und Kaliummangel vor. Denn sie sind für ein gesundes Kreislaufsystem und ein stabiles hormonales Gleichgewicht überaus wichtig. Bestimmte Medikamente und Krankheiten können ihre Spiegel im Körper senken.

Erhöhte Urinproduktion ist symptomatisch für Diabetes. Obwohl sie wieder nachlassen kann, wenn der Zustand unter Kontrolle ist, sind die Filtersysteme der Nieren oftmals geschädigt. Diabetiker verlieren oft Magnesium und andere Mineralien mit dem Urin. Es ist daher sehr wichtig, daß sie Gegenmaßnahmen ergreifen, um hormonale Probleme und andere Formen gesundheitlicher Beeinträchtigungen zu vermeiden.

Dr. Katherina Dalton schrieb, daß die einzigen Männer, die wirklich nachvollziehen können, was es heißt, unter dem prämenstruellen Syndrom zu leiden, Diabetiker sind. Denn auch sie leiden unter hormonalen Veränderungen, die ihre Psyche und alle Körpersysteme beeinflussen. Ich würde sogar noch einen Schritt weiter gehen und behaupten, daß viele Diabetiker oftmals an einer ähnlichen Hormonstörung leiden. Daher sind die Behandlungsmethoden gegen das prämenstruelle Syndrom sowohl bei männlichen als auch bei weiblichen Diabetikern angebracht! Eine Frau hat sogar in zweifacher Hinsicht Probleme; doch kann sie sie zum größten Teil überwinden, indem sie auf wohlüberlegte Weise Nahrungsergänzungen verwendet.

Magnesium trägt dazu bei, PMS zu verringern. Gleichzeitig lindert es die Symptome für Diabetes. Seien Sie aber vorsichtig, wenn Sie damit experimentieren. Versuchen Sie, mit Ihrem Arzt oder der Klinik, in der Ihre Diabetes behandelt wird, zusammenzuarbeiten. Ihr Körper benötigt wahrscheinlich nicht mehr soviel Insulin, wenn Sie diese Nahrungsergänzung nehmen. Möglicherweise müssen Sie die Dosis verringern. Auf lange Sicht kommt dies Ihrer Gesundheit sicher zugute, doch kurzfristig müssen Sie sorgfältig auf Ihren Blutzuckerspiegel achten. Falls Ihnen bei dem Gedanken, eine Ergänzung zu verwenden, die direkte Auswirkungen auf den Blutzucker hat, nicht wohl ist, sollten Sie auf keinen Fall zusätzliches Magnesium nehmen. Gut für Diabetiker sind auch viele Hülsenfrüchte (Erbsen und Bohnen) und essentielle Fettsäurezusätze.

Die meisten Medikamente (Diuretika), die die Urinproduktion steigern, haben ein erhöhtes Ausscheiden von Kalzium und Magnesium zur Folge. Man wird für hormonale Probleme anfälliger. Vielleicht hat man Ihnen diese Medikamente verordnet, weil Sie unter hohem Blutdruck leiden und Gefahr laufen, an Herz oder Blutgefäßen zu erkranken. Falls es Ihnen gelingt, Ihren Blutdruck auf andere Weise zu senken, beispielsweise durch mehr Ruhe, Meditation, regelmäßige Bewegung und eine Umstellung der Ernährung (weniger Salz, viel frisches Obst und Gemüse, keinen Kaffee), sollten Sie eigentlich keine Diuretika mehr benötigen. Ihre Gesundheit wird sich langfristig bessern.

Durch Diuretika werden vermehrt Mineralien ausgeschieden

Viel Tee, Kaffee oder Alkohol kann zu Mangelerscheinungen führen, die mit einer übermäßigen Urinproduktion in Zusammenhang stehen. Diese alltäglichen »Drogen« sind Diuretika und führen zu einer erhöhten Ausscheidung von Magnesium und anderen Mineralien durch die Nieren. Versuchen Sie, Ihren Konsum auf ein Minimum zu beschränken.

Steroide[1], die bei Allergien und vielen anderen chroni-

1 Steroide = z.B. das Hormon der Keimdrüsen und der Nebennierenrinde

schen Krankheiten verschrieben werden, verursachen eine ernsthafte Störung des Mineralstoffausgleichs im Körper. Dann sind auch die Sexualhormone unweigerlich betroffen. Sie tun sich selbst einen Gefallen, wenn Sie auf Steroide ganz verzichten.

Orale Verhütungsmittel enthalten Hormone, die das innere Gleichgewicht des Körpers verändern und den Bedarf an bestimmten Nährstoffen erhöhen. Wenn Sie die Pille nehmen oder eine Monatsspritze bekommen, benötigen Sie zusätzliches Vitamin B_6.

Durch die Pille braucht der Körper mehr Vitamin B_6.

Durch Krankheit und Streß steigt der Bedarf an Mikronährstoffen. Mangelerscheinungen, die Ihre hormonalen Probleme noch verschlimmern, werden oft durch Anforderungen herbeigeführt, die Sie an Ihren Körper stellen. Kämpft ein Körper mit Infektionen, wird viel Vitamin C und Zink verbraucht. Falls Sie für Infektionen oder das prämenstruelle Syndrom anfällig sind, ergänzen Sie Ihre Nahrung mit diesen Nährstoffen und essen Sie viel frische Salate, rohes Obst und Fleisch aus artgerechter Tierhaltung. Streßgefühle können ausgelöst werden, weil der Körper nicht ausreichend mit Vitaminen der Gruppe B versorgt wird. Ist dies bei Ihnen der Fall, leiden Sie wahrscheinlich auch unter einer Störung des hormonalen Gleichgewichts. Achten Sie darauf, daß Ihre Nahrung viele Vitamine der Gruppe B enthält (Vollkornprodukte sind am besten), und nehmen Sie Zusätze der Gruppe B, falls Sie glauben, immer noch nicht genug aufzunehmen.

Ihr Nährstoffbedarf steigt auch durch Schwangerschaft und Stillen enorm an. Frauen, die durch weniger essen versuchen, ihr Gewicht wiederzubekommen, das sie vor der Schwangerschaft hatten, sind in dieser Zeit besonders anfällig für Mangelerscheinungen. Zählen Sie nicht ständig die Kalorien! Ernähren Sie sich vernünftig, beachten Sie die Empfehlungen in den Kapiteln vier und neun und essen Sie, wann immer Sie Hunger haben. Sobald sich der innere Nährstoffausgleich Ihres Körpers verbessert und Sie Ihre Energie wiedererlangt haben, werden Sie Ihre überzähligen Pfunde verlieren.

Vielen Frauen wird erst bewußt, daß sie unter Hormonstörungen leiden, nachdem sie synthetische Hormone eingenommen haben. Das Absetzen der Pille löst oft das prämenstruelle Syndrom aus, besonders, wenn man sich den ganzen Monat, in dem man sie nahm, sozusagen prämenstruell fühlte! Problematisch bei der Einnahme von Hormonen ist, daß die natürliche Produktion des Körpers unterdrückt wird; und die eigenen Hormonsysteme brauchen lange, um sich von diesem künstlichen Eingreifen zu erholen. Wenn Sie sich in einer solchen Situation befinden, sollten Sie besonders sorgfältig darauf achten, Ihre natürlichen Hormone wieder ins richtige Gleichgewicht zu bringen.

Angesichts der Störungen, die durch Medikamente auf hormonaler Basis verursacht werden können, mutet es einen schon ironisch an, daß diese von vielen Ärzten zur Behandlung von Hormonstörungen verordnet werden. Arzneimittel, die bei Regelschmerzen, prämenstruellen Beschwerden, Fasergeschwülsten und Beschwerden während der Wechseljahre verschrieben werden, können alle Substanzen enthalten, die den natürlichen Hormonen gleichkommen.

Schlimme Regelschmerzen und starke Perioden können mit verschiedenen Arten der Pille behandelt werden. Frauen, die die Pille nehmen, haben gewöhnlich leichte Perioden und nur geringe Schmerzen, weil die Hormone in der Pille den normalen monatlichen Zyklus verhindern. Viele Ärzte glauben daher, es wäre sinnvoll, diese

Hormone jenen Frauen zu verordnen, die schwierige Perioden haben und die nicht schwanger werden wollen. Diese Behandlungsmethode verringert normalerweise die Symptome; doch die Frau wird allen potentiellen Problemen ausgesetzt, die mit oralen Kontrazeptiva verbunden sind. Zu den schweren Nebenwirkungen zählen Thrombosen, Schlaganfälle und andere Formen von Kreislauferkrankungen. Diese Reaktionen sind zwar selten, können aber Frauen jeden Alters betreffen. Manchmal sind sie sogar tödlich. Ein anderes ernsthaftes und langfristiges Problem ist das erhöhte Krebsrisiko. Brustkrebs tritt erst viele Jahre später auf. Die Risiken sind desto höher, je länger die Pille eingenommen wird, je höher die Dosis der darin enthaltenen Hormone ist und je jünger man war, als man sie verschrieben bekam.

Die Pille kann schwere Nebenwirkungen haben

Kurzfristig sind Depressionen eine sehr ernste Nebenwirkung, weil sie zu Selbstmord führen können. Untersuchungen haben ergeben, daß Frauen, die die Pille nehmen, viel häufiger Selbstmord begehen als Frauen, die andere Verhütungsmethoden anwenden. Diejenigen, die die Pille einnehmen, leiden auch häufiger an Allergien, Migräne, Diabetes, Leberproblemen und Scheideninfektionen. Gewichtszunahme ist ein weiterer häufiger Nebeneffekt.

Falls Sie mehr über die Risiken von Verhütungsmitteln auf Hormonbasis wissen möchten, lesen Sie das Buch von Dr. Ellen Grant »*The Bitter Pill*« (Elm Tree Books). Dr. Grant arbeitete für die Family Planning Association (Verein für Familienplanung) und beschäftigte sich mit der Pille vom Tag der Zulassung in Großbritannien. Zuerst dachte sie, sie sei das perfekte Verhütungsmittel; doch im Laufe der Jahre sah Dr. Grant so viel Leid und

Krankheiten bei Frauen, die die Pille nahmen, daß sie eine erbitterte Gegnerin von ihr wurde.

Ich habe die Erfahrung gemacht, daß die Nebenwirkungen der Pille langsam und schleichend entstehen. Als ich sie als Studentin in den sechziger Jahren zum ersten Mal nahm, war ich begeistert. Alles schien so sicher, ich mußte mir keine Sorgen mehr machen. Mit der allmählichen Verschlechterung meiner Gesundheit brachte ich sie nicht in Verbindung. Es dauerte vier Jahre, bevor mir der Verdacht kam, daß es einen Zusammenhang zwischen der Pille und meinen Depressionen, meiner Korpulenz, Migräne und den wiederkehrenden Schwämmchen im Scheidenbereich geben könnte. Kein Arzt hatte mich vor den Risiken gewarnt, und niemand legte mir nahe, die Pille abzusetzen, um die Symptome zu lindern.

Kein wirksames Medikament ist absolut risikofrei

Ich hoffe, daß in der heutigen Zeit, in der das Bewußtsein für die Nebenwirkungen von Medikamenten viel größer ist, niemand mehr die Qualen durchmachen muß, die ich damals aufgrund der Pille durchgemacht habe. Meine Erfahrung hat mich gelehrt, mich vor Ärzten in acht zu nehmen, die mir versichern, ich würde keine Probleme mit dieser oder jener Marke haben, oder die sagen, ich würde mir meine Probleme nur einbilden, sie hätten nichts mit dem Medikament zu tun. Derartige Behauptungen beruhen gewöhnlich auf Wunschdenken kombiniert mit Ignoranz, nicht aber auf erwiesenen Tatsachen. In Wirklichkeit ist kein wirksames Medikament völlig risikofrei. Und es ist in der Tat sehr schwierig, mit Sicherheit festzustellen, ob die Krankheit mit der Einnahme eines bestimmten Medikaments, wenn es auch noch als Hormon fungiert und somit weitreichende und schleichende Auswirkungen auf die Körpersysteme hat, zusammenhängt.

Ich gestehe ein, daß es Frauen gibt, die sagen, sie fühlten sich großartig, weil sie die Pille nehmen, und daß nur wenige so verrückt spielen wie ich. Aber selbst jene Frauen, die sie sehr gut vertragen, können langfristig Schäden davontragen. Bei einigen bleiben Eisprung und Periode nach Absetzen der Pille aus. Es ist schwer zu sagen, in welchem Ausmaß die natürlichen Hormone unterdrückt werden. Auch die Folgen sind nur schwer abzuschätzen. Dies kann beunruhigend sein für diejenigen, die sich entschlossen haben, sie abzusetzen, um eine Familie zu gründen. Falls Sie die Pille genommen haben, lassen Sie mindestens drei Monate vergehen, bevor Sie versuchen, schwanger zu werden; verwenden Sie in der Zwischenzeit andere Verhütungsmethoden wie Kondome.

Bei anderen Frauen kehrt der natürliche Zyklus schnell zurück. Er geht jedoch oft mit dem prämenstruellen Syndrom einher. Es ist nicht ungewöhnlich, daß Frauen, die früher keine prämenstruellen Probleme hatten, plötzlich darunter leiden, wenn sie die Pille absetzen. Der Körper muß einen neuen Hormonausgleich finden und sich von der unterdrückenden Wirkung der Pille erholen. Es kann sein, daß das neue Gleichgewicht nicht ganz so ausgewogen ist wie das vorherige.

Wenn Sie Ihren Arzt wegen des prämenstruellen Syndroms aufsuchen, könnte es sein, daß er Ihnen wieder Hormone verschreibt. Das in England am häufigsten verschriebene Medikament bei prämenstruellem Syndrom ist Duphaston (Dihydrogesteron), eine synthetische Form des Progesterons; oder er verschreibt Ihnen natürliches Progesteron in Zäpfchenform (Cyclosert). Zu den Nebenwirkungen von Duphaston gehören Übelkeit, Erbrechen, Durchbruchsblutungen und Gewichtszunahme; natürliches Progesteron kann ebenfalls eine Gewichtszunahme zur Folge haben.

Klinische Versuche, bei denen das PMS mit Hormonen behandelt wurde, ergaben, daß diese Methode nur bei 30 Prozent der Betroffenen erfolgreich war; bei 30 Prozent war überhaupt keine Wirkung zu verzeichnen. Bei den restlichen 40 Prozent wurden die Symptome teilweise gelindert. Dies scheint mir keine vernünftige Therapieform zu sein, weil die Ursache des Problems nicht angegangen wird; die Methode erzeugt lediglich eine andere Störung im Körper. Dennoch ist Progesteron relativ harmlos. Falls Ihr prämenstruelles Syndrom dadurch unter Kontrolle gehalten wird, schadet es Ihnen höchstwahrscheinlich nicht.

Viele andere Frauenleiden können mit synthetischen Hormonen behandelt werden. Einige Ärzte verschreiben sie sogar, wenn sie keine Ahnung haben, was los ist. Sie sind die universellen Allheilmittel für »weibliche Probleme«. Ärzte werden in dieser Hinsicht noch vom maßgebenden Nachschlagewerk für Mediziner in Großbritannien, dem *British National Formulary*, unterstützt. Dies verkündet selbstsicher: »Gestagene sind bei vielen menstruellen Leiden nützlich. Sie werden beim prämenstruellen Syndrom, bei schwerer Dysmenorrhö[1] und anomalen Uterusblutungen eingesetzt, um Schmerzen zu lindern, Blutungen zu verhindern oder zu stillen ... Alternativ können kombinierte orale Kontrazeptiva verwendet werden.«

Obwohl solche Probleme wahrscheinlich mit einer Hormonstörung zusammenhängen, ist es dennoch verrückt, sie damit lösen zu wollen, daß auf gut Glück noch mehr Hormone geschluckt werden. Es ist schon schwie-

1 Dysmenorrhö = gestörte, schmerzhafte Monatsblutung

rig genug, sich der Berg- und Talfahrt der Hormone so auszuliefern, ohne die Hügel noch höher und die Abhänge noch steiler zu machen. Die Folgen einer derartigen Strategie sind nicht abzuschätzen und langfristig nicht von Vorteil. Falls die Hormontherapie überhaupt anschlägt, unterdrückt sie lediglich die Symptome; hört man mit ihr auf, geht es einem womöglich noch schlechter als vorher.

Praktisch verursacht jede Langzeittherapie mit Medikamenten gesundheitliche Probleme; denn der Körper versucht, sich dem Gleichgewicht, das vor der Einnahme der Medizin bestand, anzupassen; dabei kompensiert er die Auswirkungen des Medikaments. Setzt man sie wieder ab, hält der Widerstand des Körpers an, wodurch sich die Symptome verschlimmern. Nimmt man also Medikamente auf unbestimmte Zeit ein, steigt das Risiko der Nebenwirkungen. Die Ursache, die den Körper aus dem Gleichgewicht brachte und jene Symptome hervorrief, die dazu führten, daß man medizinische Hilfe suchte, besteht aber weiterhin. Es ist viel sinnvoller, dem Problem auf den Grund zu gehen und es mit natürlichen Mitteln zu behandeln. Das Gleichgewicht des Körpers wird wieder hergestellt, und die Symptome verschwinden, wenn den Bedürfnissen in angemessener Form entsprochen wird.

Langzeittherapien sind für den Körper schädlich

Werden Hormone für kurzfristige Störungen verordnet, entsteht diese Gefahr nicht. Doch selbst kurze Behandlungen mit starken Hormonen können gefährlich sein, wie der Einsatz von Hormonen während der Schwangerschaft. Eine Hormonstörung in der Schwangerschaft kann zu einer Fehlgeburt führen. Aus diesem Grund verordnen Ärzte eine Hormontherapie, sobald eine Fehlgeburt droht. In einigen Fällen hatte dies tragische Folgen.

Falls es irgend etwas gibt, um die Warnung ausdrücklich zu unterstreichen, sich vor einer Störung des hormonalen Gleichgewichts in acht zu nehmen, weil wir synthetische Substanzen schlucken, dann ist es die DES-Geschichte. DES (Diäthylstilböstrol) ist eine synthetische Form des Östrogens. Vor dreißig Jahren wurden Frauen auf Wunsch damit behandelt, bei denen das Risiko einer Fehlgeburt bestand, hauptsächlich in Amerika, in den vornehmen Kliniken Neuenglands. Tausenden von Schwangeren wurden DES-Injektionen in dem Glauben verabreicht, daß sie ihnen helfen würden, ihre Babys nicht zu verlieren.

Sie bekamen ihre Babys auch, und alles schien in Ordnung zu sein, bis diese Babys das Teenageralter erreichten. Bei ihnen wurde eine Reihe seltener Krebsarten festgestellt.

Als junge Frauen erkrankten einige der ehemaligen DES-Babys an ungewöhnlichen Krebsarten der Fortpflanzungsorgane. Bei vielen mußten wichtige Teile des Fortpflanzungssystems operativ entfernt werden. Andere starben. Kurz danach entdeckte man, daß auch die Jungen, deren Müttern DES verabreicht worden war, unter Anomalien der Genitalien litten. Viele waren unfruchtbar. Später fand man heraus, daß auch bei den Müttern infolge der DES-Injektionen ein erhöhtes Krebsrisiko bestand.

Die Beliebtheit von DES als Mittel, um Fehlgeburten zu verhindern, hielt nicht lange an. Obwohl man die Gefahren jahrzehntelang nicht erkannt hatte, stellte es sich bald als unwirksam heraus. Aber die tragische Spur, die dieses Hormon hinterließ, setzte sich fort. DES wurde an Hühner verfüttert, damit sie schneller wuchsen. So kam es in die Nahrung von Kindern in Puerto Rico. Die Folgen waren, daß bei vierjährigen Mädchen Brüste wuchsen und die Periode einsetzte. Kleine Jungen wurden feminin. In einigen Teilen der Welt wird DES immer noch als Wachstumsbeschleuniger bei Vieh eingesetzt, und es taucht immer noch in Rindfleischprodukten auf. In Großbritannien wurde DES wenig verwendet. Doch dafür waren andere starke Hormonprodukte beliebt und richteten ebenfalls weitaus mehr Schaden als Nutzen an. Als amerikanische Ärzte Schwangeren Östrogene injizierten, verabreichten britische Ärzte synthetische Formen des Progesterons. Es zeigte sich, daß sie Mißbildungen bei Babys verursachten. Ich habe Frauen getroffen, die bei späteren Schwangerschaften mit diesen Hormonen behandelt worden waren, weil sie schon früher Babys verloren hatten. Stellen Sie sich das Leid dieser Frauen vor, als das langersehnte Baby endlich auf die Welt kam und mißgebildet war. Manchmal kann man durch eine Reihe schwerer Operationen dem Kind vielleicht noch helfen. Doch der Preis für eine Behandlung mit solch zweifelhafter Wirkung ist viel zu hoch.

Jede dieser Hormonbehandlungen stufen die Ärzte, die sie anwenden, als sicher und wirkungsvoll ein. Doch mit der Zeit stellt sich heraus, daß sie gefährlich sind. Manchmal dauert es Jahrzehnte, ehe die Gefahren sichtbar werden.

Hormonbehandlungen sind immer risikoreich

Die Schlußfolgerung liegt auf der Hand: Man muß immer davon ausgehen, daß Hormonbehandlungen risikoreich sind; bei Schwangeren sogar sehr.

Es ist gefährlich zu versuchen, den Körper wieder ins Gleichgewicht zu bringen, indem man synthetische Hormone in großen Mengen schluckt. In den sechziger Jahren, als ich die Pille nahm, glaubte man, sie sei völlig harmlos. Heute wissen wir, daß sie es nicht ist. Dennoch verschreiben viele Ärzte sie immer noch so unbekümmert wie vor zwanzig Jahren. Andere Hormonbehandlungen (wie bei drohenden Fehlgeburten und Schwangerschaftstests) werden heute nicht mehr eingesetzt, weil sie den Fötus in einem frühen Stadium schädigen können. Aber die Ansicht, daß Hormone eine sichere und wirkungsvolle Medizin seien, hält sich hartnäckig. Die Zeit wird uns noch lehren, sie in Frage zu stellen.

Abgesehen von oralen und injizierten Kontrazeptiva werden Hormone heute hauptsächlich in den Wechseljahren und bei Knochenschwund nach der Menopause eingesetzt. Dies ist ein kontroverses Thema, auf das ich in Kapitel 10 ausführlich eingehen werde.

Weitere Medikamente gegen Hormonprobleme sind Bromkriptin (Parlodel) und Danazol (Danol). Bromkriptin stimuliert die Gehirnrezeptoren für den Transmitter[1] Dopamin. Es ist der Transmitter, von dem man annimmt, daß er reduziert wird, sobald der Östrogenspiegel sehr hoch angestiegen ist. Für eine Vielzahl hormonal bedingter Probleme kann es verordnet werden; beim prämenstruellen Syndrom angefangen über die Unterdrückung der Milchbildung bis hin zu Menstruationsleiden und Brusterkrankungen. Bromkriptin hat viele Nebenwirkungen wie Übelkeit, Erbrechen, Verstopfung, Kopfschmerzen, Schwindelgefühl, Schläfrigkeit, Verwirrung, Halluzinationen, Mundtrockenheit, Beinkrämpfe und Probleme mit den Blutgefäßen. Danazol verändert den Sexualhormonspiegel, indem es auf die Hirnanhangdrüse einwirkt. Oft wird es bei Endometriose verwendet. Zu den Nebenwirkungen zählen Übelkeit, Schwindelgefühl, Hautausschläge, Rückenschmerzen, Hitzeanfälle, Muskelkrämpfe, Haarausfall, Akne und Virilisierung[2].

Bromkriptin und Danazol verändern die Hormonspie-

1 Transmitter = Überträgersubstanzen
2 Virilisierung = Vermännlichung

gel, weil sie störend auf die Steuersysteme im Gehirn einwirken. Aber ihre Wirkung beschränkt sich nicht nur auf die Wiederangleichung der Hormone, weil die Hirnanhangdrüse und das dopaminerge System nicht nur die Sexualhormone steuern. Ihr Einfluß ist noch weitreichender und daher potentiell gefährlicher.

Die konventionelle Medizin bietet diverse Medikamente an, die Symptome lindern, ohne die Hormonspiegel zu beeinflussen. Dazu gehören die bekannten Schmerzmittel wie Aspirin, Paracetamol, Ibuprofen und ähnliches, sowie Diuretika, Entspannungsmittel für Muskeln und Beruhigungsmittel. Was sie verschrieben bekommen, hängt zum einen davon ab wie Ihr Arzt Ihre Beschreibung der Symptome interpretiert, zum anderen von seinen Ansichten und Vorurteilen. Klagen Sie zum Beispiel über Wasserretention vor Ihrer Periode, bekommen Sie möglicherweise ein Diuretikum. Dadurch werden Ihre Nieren mehr Urin produzieren. Leiden Sie unter nervöser Anspannung, verschreibt er ihnen vielleicht ein Beruhigungsmittel, und das garantiert, wenn Sie wegen des prämenstruellen Syndroms weinend in der Arztpraxis ankommen. Und falls es Schmerzen sind, erhalten Sie unter Umständen ein schmerzstillendes Mittel.

Keines dieser Medikamente löst Ihr Problem, obwohl sie kurzfristig dazu beitragen werden, daß Sie sich ein wenig besser fühlen. Sie alle haben Nachteile.

Einfache Schmerzmittel wie Aspirin sind gewöhnlich ungefährlich, wenn sie nur gelegentlich eingenommen werden. Einige Menschen reagieren auf Aspirin und Ibuprofen allergisch. Paracetamol ist bei Regelschmerzen weniger wirkungsvoll, weil es nicht wie Aspirin und Ibuprofen spezifische Auswirkungen auf die Prostaglandine hat. Machen Sie sich nicht die Mühe, Ihren Arzt wegen eines Rezepts für Schmerzmittel zu konsultieren. Er kann Ihnen mit großer Wahrscheinlichkeit nichts wirksameres als die Medikamente, die rezeptfrei über den Ladentisch verkauft werden, verabreichen. Es ist auch nicht nötig, mehr zu bezahlen, nur weil auf der Packung »Speziell für Frauen« oder etwas ähnliches steht; dies sind Marketingtricks, die dazu dienen sollen, Ihnen für billige Arzneimittel das Geld aus der Tasche zu ziehen. Bleiben Sie beim altbewährten Ibuprofen oder den Aspirin-Brausetabletten, die Sie mit einem großen Glas Wasser, das einen kleinen Teelöffel Bicarbonat enthält, um eine potentielle Schädigung der Magenauskleidung zu verringern, einnehmen.

Menschen mit Magen- oder Zwölffingerdarmgeschwüren oder Blutungsproblemen sollten weder Aspirin noch Ibuprofen nehmen. Auch Schwangere sollten diese beiden Mittel meiden, weil sie dem Baby Probleme machen könnten. Ebenso Asthmatiker, sie könnten negativ auf diese Medikamente reagieren.

Wie ich an anderer Stelle in diesem Kapitel bereits erklärte, können Duretika das prämenstruelle Syndrom verschlimmern, weil sie den Körper in größerem Ausmaß wichtige Mineralien über den Urin ausscheiden lassen. Wahrscheinlich werden Sie solche Mittel nicht benötigen, wenn Sie die Empfehlungen befolgen, die ich in den Kapiteln vier bis sechs gegeben habe.

Manchmal werden bei Regelschmerzen Entspannungsmittel für Muskeln eingesetzt. Sie sind den Medikamenten gegen Reisekrankheit ähnlich und im allgemeinen harmlos, wenn sie über einen kurzen Zeitraum eingenommen werden. Allerdings helfen sie nur bei spasmodischer Dysmenorrhö – kolikartige Schmerzen im Unterleib.

Beruhigungsmittel waren schon immer das Allheilmittel gegen Frauenleiden. In den letzten Jahren weigerten sich die Ärzte jedoch zunehmend, sie zu verschreiben. Sie räumten endlich ein, daß sie süchtig machen. Es ist unbedenklich, sie ein paar Wochen lang zu nehmen, aber nicht länger. Natürlich helfen sie nicht im geringsten bei hormonalen Problemen. Sie bewirken nur, daß Sie nicht mehr so viel darüber nachdenken. Wenn Sie aus irgendeinem Grund Beruhigungsmittel nehmen, sollten Sie nicht Autofahren oder Dinge tun, die Ihre ganze Aufmerksamkeit erfordern. Ihr Denkvermögen ist beeinträchtigt, als ob Sie getrunken hätten. Die Wahrscheinlichkeit, einen Unfall zu verursachen, ist viel höher. In einigen europäischen Ländern sind die Strafen wegen Fahrens unter Einfluß von Beruhigungsmitteln genauso hoch wie für Alkohol am Steuer.

Beruhigungsmittel sollten nur kurzfristig eingenommen werden

Andere Therapieformen sind im allgemeinen weniger risikoreich als die herkömmliche Medizin. Kräuterheilkunde, Akupunktur, Homöopathie und andere alternative Behandlungsmethoden können auch helfen, das Gleichgewicht des Körpers wiederherzustellen. Es gibt jedoch wenig objektive Beweise dafür, daß diese Behandlungsformen sich vorteilhaft auf Hormonstörungen auswirken. Denn Heilpraktiker bekommen nicht dieselbe finanzielle Unterstützung für ihre Forschungen wie Mediziner. Versuche mit konventionellen Medikamenten werden von Arzneimittelherstellern aus den enormen Gewinnen finanziert. Auch für die medizinische Forschung wird heute zunehmend Geld von Pharmakonzernen bereitgestellt. Natürlich finanzieren sie in erster Linie jene Versuche, die für ihre Produkte verkaufsfördernd sind.

Die Hersteller von Kräuterheilmitteln sind gegenüber den multinationalen Pharmakonzernen enorm im

Nachteil. Kräuter können bei hormonalen Problemen durchaus hilfreich sein. Doch soweit ich weiß, ist ihre Sicherheit und Wirksamkeit noch nicht gründlich getestet worden. Ein Kräuterheilmittel, das Sie in Reformhäusern kaufen können, ist *Agnus Castus*[1]. Es ist in Westdeutschland sehr beliebt, wird in Großbritannien jedoch selten verwendet. *Agnus Castus* wird bei prämenstruellen Beschwerden und Regelschmerzen eingesetzt. Himbeerblattee soll ebenfalls bei Regelschmerzen wirken und angeblich die Geburt erleichtern. Er schmeckt gut und ist meines Wissens nach völlig unschädlich. Trotzdem läßt man sich am besten individuell beraten und befolgt peinlich genau die Anweisungen auf der Packung. Doch noch einmal sei betont, daß es an klinischen Beweisen fehlt, um die Forderungen nach mehr traditionellen Heilmitteln, wie beispielsweise Himbeerblättern, zu unterstützen.

Kräuter stören den Hormonhaushalt nicht

Viele Menschen glauben, Kräuterheilmittel seien von Natur aus besser als synthetische Medikamente. Aber wir dürfen nicht vergessen, daß Kräuter- und Pflanzenextrakte genauso stark und gefährlich sein können wie moderne Arzneimittel; immerhin werden viele starke Medikamente, die von Ärzten verschrieben werden, aus alten Kräuterheilmitteln hergestellt. Fingerhut, jahrhundertelang erprobt bei Herzproblemen, wird heute in verfeinerter Form immer noch verordnet. Früher war es ein gefährliches Heilmittel und ist es heute noch in den Händen konventioneller Ärzte. Es kann aber auch sehr wertvoll sein und Leben retten, denn es gibt kein sicheres Ersatzmittel. Wenn Sie also Kräuter verwenden, seien Sie vorsichtig.

Kräuter wie *Agnus Castus* haben einen Vorteil gegenüber

---

1 Agnus Castus = Mönchspfeffer; eine Pflanze

herkömmlichen Heilmitteln. Sie führen nicht zu einer langfristigen Störung der Hormonsysteme. Während synthetische Hormone die natürliche Hormonproduktion unterdrücken können, hat *Agnus Castus* angeblich den gegenteiligen Effekt. Auf lange Sicht ist es das sicherere Mittel.

Aber jedes Heilmittel, ob auf der Basis von Kräutern hergestellt oder nicht, bekämpft immer nur die Symptome und nicht die Ursachen. Es sollte stets als vorübergehender Notbehelf angesehen werden, solange ein veränderter Lebensstil noch keine Wirkung zeigt.

Langfristig liegen die besten Heilmittel in Ihren eigenen Händen. Behandeln Sie Ihren Körper entsprechend seiner Bedürfnisse. Er wird gut funktionieren, so wie es sein sollte. Wenn Sie Ihre Hormone auf natürliche Weise ausgleichen, wird sich Ihr Gesundheitszustand insgesamt verbessern und Ihre persönliche Leistungsfähigkeit ansteigen, und zwar ganz ohne unangenehme Nebenwirkungen.

Ist Ihr Gleichgewicht durch Hormone, Medikamente oder Krankheit schwer gestört, konzentrieren Sie sich darauf, gesund zu werden. Machen Sie alles, was Sie können, um die Gesundheit zu fördern. Sie sollten versuchen, nicht immer nur an die Symptome zu denken; sie werden allmählich abklingen, wenn sich Ihr Gesamtzustand langsam bessert.

Ergänzen Sie Ihre Gesamtstrategie auf jeden Fall mit Medikamenten. Kompetente holistische Therapeuten werden Sie in punkto Ernährung, Bewegung, Entspannung und anderen Aspekten, die die Gesundheit betreffen, beraten und alles tun, was in ihrer Macht steht, damit Sie sich von Ihren augenblicklichen Schwierigkeiten erholen. Wahrscheinlich besteht kein großer Unterschied zwischen meinen Empfehlungen für einen gesunden

Hormonhaushalt durch natürliche Mittel und den Ratschlägen, die Therapeuten Ihnen geben werden. Vielleicht hilft Ihnen deren Unterstützung bei Ihren Bemühungen, ein gesünderes Leben zu führen.

Hormonale Probleme, die durch Krankheit, Streß oder medikamentöse Behandlung entstehen, können durch einen ausgeglichenen Lebensstil behoben werden. Die Fortschritte mögen frustrierend langsam vonstatten gehen, doch Sie werden eine allmähliche Besserung erleben. Denken Sie an die wichtigen Merkmale eines gesunden Lebensstils: eine ausgewogene, abwechslungsreiche Ernährung, die reich an Nährstoffen ist; ausreichende, regelmäßige Bewegung, wenn möglich täglich; genügend Ruhe und Entspannung, damit Ihr Körper verbrauchte Reserven wieder aufbauen kann, und eine Lebensweise, die in emotionaler Hinsicht befriedigend ist.

Unsere Gesundheit muß im Leben an erster Stelle stehen

Es ist von entscheidender Bedeutung, daß Sie nicht gleich wieder aufgeben, sobald Ihre Bemühungen um eine bessere Gesundheit Früchte tragen. Sie dürfen keine abrupte Kehrtwende erwarten. Ihre Beschwerden lösen sich nicht einfach in Luft auf, besonders wenn Sie schon lange Zeit darunter leiden. Aber die Fortschritte, die Sie machen, sind voraussichtlich von Dauer. Und wenn Sie sich besser fühlen, sind Sie in der Lage, weitere Dinge zu unternehmen. Sie werden mehr Freude am Leben haben.

Änderungen des Lebensstils zugunsten der Gesundheit sollten Sie für den Rest Ihres Lebens planen. Dazu gehört, daß Sie die Gesundheit an erste Stelle setzen, etwas, das wirklich Sinn macht, wenn die ständige Unpäßlichkeit in so starkem Maße alles beeinträchtigt, was Sie machen möchten.

In unserer Kultur sprechen wir zwar immer davon, auf unsere Gesundheit zu achten; doch in Wirklichkeit konzentrieren wir uns auf die Krankheiten. Wir sind voll und ganz damit beschäftigt, bestehende Probleme zu behandeln, anstatt sie zu vermeiden oder unseren Lebensstil zu ändern, damit sie zu existieren aufhören. Der einzige Weg, auf dem wir hoffentlich langfristig gesund bleiben, ist eine gesunde Lebensweise. Therapie ist kein Ersatz für einen richtigen Lebensstil.

Wie sorgfältig wir unser Leben auch organisieren mögen, Probleme gibt es immer. Unerwarteter Druck, Traumata und Krankheiten können jeden von uns betreffen. Aber um diese Probleme zu lösen, müssen keine drastischen Änderungen vorgenommen werden, wenn ohnehin täglich genügend auf die Gesundheit geachtet wird. Wir sollten uns selbst nur etwas mehr Zeit und Aufmerksamkeit widmen, um die Erholung zu unterstützen. Ist man gesund und befindet sich der Körper in einem guten Zustand, kann man es sich vielleicht kurzzeitig leisten, mit Ernährung und Lebensstil nachlässig umzugehen. Geht es einem nicht so gut, muß mehr darauf geachtet werden. Es ist eine einfache und einleuchtende Wahrheit, die wir aber oft zu unseren Ungunsten ignorieren.

Zusammenfassung

Pubertät, Schwangerschaft und Menopause sind natürliche Anlässe für enorme Hormonschwankungen. Geringere machen wir monatlich mit der Menstruation durch. Frauen erleben also eine ständige Berg- und Talfahrt ihrer Hormonhaushalte.
Eine ernsthafte Unausgeglichenheit kann durch Streß, Krankheit und Medikamente hervorgerufen werden. Noch problematischer wird es, wenn außerdem nicht genügend auf die Ernährung geachtet wird und ein Mangel entsteht. Hormonstörungen sollten aber nicht unbedingt mit Hormonzusätzen behandelt werden. Denn Hormontherapien können u. U. mehr schaden als nützen.
Aber auch Lebensmittel können Hormonstörungen hervorrufen. Plötzlich reagiert der Körper allergisch auf irgendwelche Substanzen. Mittels einer Eliminationsdiät kann festgestellt werden, um welche Allergene es sich handelt, so daß sie für einen bestimmten Zeitraum vom Speiseplan gestrichen werden sollten.

9. Fruchtbarkeit und Schwangerschaft

Eine einwandfreie Gesundheit ist die beste Voraussetzung für eine problemlose Schwangerschaft und ein gesundes Kind. Eine Schwangerschaft stellt große Anforderungen an die Frau. Daher ist eine gute Ernährung sowohl vor der Empfängnis als auch während der Zeit, in der das Baby im Mutterleib heranwächst, sehr wichtig. Während der Schwangerschaft nimmt die Hormonproduktion beachtlich zu. Die Nährstoffe, die für einen gesunden Hormonhaushalt nötig sind, werden jetzt in größeren Mengen als sonst gebraucht.

Medizinische Fortschritte und eine bessere Schwangerschaftsvorsorge haben die Risiken bei der Geburt auf ein sehr niedriges Maß gesenkt. Doch die wirkungsvollste Maßnahme, die Sie ergreifen können, um Ihr persönliches Risiko zu verringern, besteht darin, Ihre Bedürfnisse und die Ihres Babys hinreichend zu befriedigen. Falls Sie sich entscheiden, ein Baby zu bekommen, haben Sie die Verpflichtung, auf Ihre Gesundheit zu achten; denn davon hängt auch die Gesundheit Ihres Babys ab. Frauen, die nicht genug auf sich achtgeben, riskieren nicht nur, ihr Baby zu verlieren, sondern sie erhöhen auch die Chance, daß es mißgebildet geboren wird oder sein Leben lang krank ist.

Sie selbst müssen die größte Verantwortung für Ihre Gesundheit tragen. Sie ist das Produkt eines wirklich ausgeglichenen Lebensstils. Wenn von Ihrer Gesundheit ein anderes Leben bzw. der Rest Ihrer Familie abhängt, müssen Sie sie sehr ernst nehmen. Die Faktoren, die für eine problemlose Schwangerschaft wichtig sind, sind im Grunde dieselben wie die für einen gesunden Hormonhaushalt, wenn man nicht schwanger ist. Eine perfekte Schwangerschaft erfordert sorgfältige Vorbereitung. Sobald Sie empfangen haben, ist Ihr Körper auf einem automatischen Kurs. Ihre Hormone und Ihr körperlicher Zustand werden größtenteils durch Prozesse gesteuert, die das Baby in Gang setzt, wenn es sich im Mutterleib entwickelt. Die Zeit, in der Sie noch die Chance hatten, Entscheidungen zu treffen, war, als Sie beabsichtigten, schwanger zu werden.

Das Baby setzt im Mutterleib Prozesse in Gang

Wurde Ihr Körper vor der Schwangerschaft ausreichend mit all den Nährstoffen versorgt, die für eine gute Gesundheit von Bedeutung sind, wird Ihr Baby die besten Chancen im Leben haben. Viele Körpersysteme des Kindes durchlaufen in den allerersten Wochen der Schwangerschaft wichtige Entwicklungsstufen – es sind Wochen, in denen Sie vielleicht noch nicht wissen, daß Sie schwanger sind oder, falls doch, in denen Ihnen oft übel ist und Sie nichts essen oder nicht so auf sich achten können wie unter normalen Umständen.

Diese erste Zeit entscheidet, ob Ihr Baby gesund zur Welt kommt oder nicht; ob Ihr Kind anfällig für Infektionen ist oder nicht; ob Ihre Schwangerschaft bis zum Ende normal verläuft und Sie ein gut entwickeltes Baby gebären. All diese Faktoren hängen sehr stark davon ab, wie es zu Beginn der Schwangerschaft um den Ernährungszustand der Mutter bestellt ist. Und dies hängt wiederum im wesentlichen von ihrem Zustand vor der Schwangerschaft ab.

Das Alter spielt bei Ihrer ersten Schwangerschaft längst keine so große Rolle mehr, wie die meisten Ärzte einst glaubten. Wichtig ist, daß Sie so fit und gesund wie möglich sind. Doch wenn Sie ein zweites oder drittes Baby haben wollen, sollten Sie die Altersabstände zwischen den Kindern bedenken. Archäologische Zeugnisse und Studien über primitive Stämme wie die, von denen wir abstammen, zeigen, daß in einer natürlichen Umgebung Frauen ihre Babys in ziemlich großen Abständen bekamen. Normalerweise wurden sie nur alle vier bis fünf Jahre schwanger. Dieser Abstand zwischen den Schwangerschaften erlaubte ihrem Körper, sich von den physischen Anstrengungen der Geburt zu erholen. In unserer Gesellschaft, wo Essen stets im Überfluß vorhanden ist, können wir Babys schneller nacheinander bekommen. Doch Statistiken zeigen, daß eine zweijährige Pause am besten ist.

Sollten Sie eine Schwangerschaft in Erwägung ziehen, müssen Sie Ihre künftigen Bedürfnisse im voraus bedenken. Zuerst möchten Sie natürlich so fruchtbar wie möglich sein, um die Enttäuschung und den Kummer gering zu halten, wenn Monate ohne die ersehnten Anzeichen für eine Empfängnis vergehen. Obwohl unsere natürlichen Zyklen die besten Voraussetzungen für eine Mutterschaft stellen, sind wir vielen Belastungen und Einflüssen der modernen Welt ausgesetzt, die sich störend auswirken. Sie reichen von der Mode, die den Frauen eine Knabenfigur vordiktiert, bis hin zur Arbeitsmoral, die Arbeit an erste Stelle setzt. Die Bedürfnisse der Frauen und ihrer Babys werden dabei oftmals gar nicht berücksichtigt. Technische Errungenschaften für den

Alltag und Instant-Nahrungsmittel, die dazu beitragen, daß wir Frauen zu dick werden, sind weitere Faktoren.

Die Fettreserven unseres Körpers sind wichtig, um schwanger zu werden

Sind unsere Körper nicht in der Lage, mit einer Schwangerschaft fertig zu werden, schützt uns die Natur durch Unfruchtbarkeit. Junge Mädchen werden erst dann geschlechtsreif, wenn sie genügend Fett haben, um ein Baby während der neunmonatigen Entwicklungszeit im Mutterleib und der Stillzeit nach der Geburt zu ernähren. Gesunde Frauen haben mindestens zehn Prozent mehr Fett als Männer. Diese zusätzlichen Fettreserven werden in der Jugend angelegt. Ein heranwachsendes Mädchen wird keine Periode haben und nicht schwanger werden können, bevor es nicht genügend Fettreserven hat. In gleicher Weise werden Frauen unfruchtbar, die durch Hungern ihr normales Körperfett verloren haben.

Leider gehen die Schutzmechanismen der Natur nicht so weit, wie wir es uns vielleicht wünschten. Es gibt einen Grenzzustand, der durch unzulängliche Ernährung hervorgerufen wird. Zwar ist eine Empfängnis dann noch möglich, aber der Körper ist nicht in der Lage, die Entwicklung eines gesunden Babys zu unterstützen. In Großbritannien befinden sich viele Frauen in diesem Grenzzustand. Die beunruhigend hohe Zahl behinderter Kinder (eines von fünfzig Babys ist mißgebildet) verdeutlicht diese Situation. Ist der Ernährungszustand der Mutter nicht dermaßen schlecht, daß ihr Baby offensichtlich mißgebildet ist, kann er unter Umständen aber immer noch nicht gut genug sein, um dem Kind eine gesunde Entwicklung bis ins Erwachsenenalter zu garantieren.

In unserer Gesellschaft führt falsche Ernährung oft zu Übergewicht anstatt zur Schlankheit. Menschen mit einer schlechten Ernährungsweise führen ihrem Körper zu viele Kalorien zu, so daß sie Fett ansetzen. Doch die meisten dieser Kalorien stammen von Zucker und verarbeiteten Lebensmitteln, die einen geringen Nährwert haben und voller »Anti-Nährstoffe« sind.

Beide Extreme, übermäßige Dickheit und übertriebene Schlankheit, hängen mit schlechter Ernährung und Hormonstörungen zusammen. Möchten Sie also schwanger werden, sollten Sie versuchen, wohlgerundet zu sein, weder dick noch dünn. Vergessen Sie die Models aus den Modezeitschriften mit ihren langen Beinen und dem knabenhaften Aussehen. Jungen können keine Babys bekommen. Frauen sollten Kurven haben. Natürlich sind wir alle unterschiedlich gebaut; sind Sie schmächtig, können Sie zwar dünn, aber dennoch vollkommen gesund sein. Entscheidend ist, daß Frauen nicht danach streben, total mager zu werden, wenn sie gesunde Kinder haben möchten. Es ist sehr wichtig, in den Monaten vor Beginn der Schwangerschaft gut zu essen. Wenn Sie also das Gefühl haben, dicker oder dünner zu sein, als Sie idealerweise sein sollten, dann unternehmen Sie besondere Anstrengungen, um regelmäßig sorgfältig zusammengestellte, nährstoffreiche Mahlzeiten zu sich zu nehmen. Sorgen Sie für tägliche Bewegung, damit Ihr Körper die Nahrung bestmöglich verwerten kann.

Wir bereiten uns auf eine Schwangerschaft unterschiedlich vor. Manchmal ist es uns gar nicht bewußt. Für die meisten Frauen sind ein ordentliches Zuhause und eine stabile Partnerschaft Voraussetzungen für eine Schwangerschaft. Doch sie betrachten es als selbstverständlich, daß ihr Körper in guter Form ist. Sie sorgen nicht dafür, daß die dringendsten Bedürfnisse des Babys nach den Substanzen, aus denen es sich selbst erschafft, zuverlässig befriedigt werden. Wenn Sie ein Baby planen, sollten Sie vor der Empfängnis sicherstellen, daß Ihre eigenen Hormonsysteme im richtigen Gleichgewicht sind. Unsere monatlichen Zyklen sind darauf ausgerichtet, in regelmäßigen Abständen einen höchst fruchtbaren Zustand herbeizuführen. Falls diese Zyklen nicht so funktionieren, wie sie sollten, läßt die Fruchtbarkeit nach. Es ist unschwer zu erraten, daß weitverbreitete hormonale Probleme eine Rolle spielen, wenn Frauen zunehmend Schwierigkeiten mit der Empfängnis haben. Falls Sie also unter dem prämenstruellen Syndrom, unregelmäßigen oder starken Perioden oder sonstigen Anzeichen für Hormonstörungen leiden, sollten Sie diese Probleme mit den in diesem Buch bereits beschriebenen natürlichen Mitteln angehen. Sind Ihre Hormone im richtigen Gleichgewicht, wird ein Eisprung regelmäßig stattfinden. Die hormonal gesteuerte Vorbereitung des Körpers auf die Empfängnis wird so funktionieren, wie sie sollte.

Ein gesunder Hormonhaushalt ist Voraussetzung für eine erfolgreiche Schwangerschaft

Wenn Sie etwas unternehmen, um Ihre Hormone in das richtige Gleichgewicht zu bekommen, pendelt sich auch Ihr Gewicht von selbst ein. Dicke Frauen produzieren im Verhältnis zu ihrem Östrogen zu wenig Progesteron, während dünne Frauen zu wenig Östrogen produzieren. Ohne genügend Progesteron sind die Veränderungen in der zweiten Hälfte des Menstruationszyklus, die die richtigen Voraussetzungen für die Einnistung der befruchteten Eizelle schaffen, nicht gegeben; ohne genügend Östrogen findet kein regelmäßiger Eisprung statt. Doch wenn Sie ausreichend biologisch angebaute Vollwertkost essen, damit Sie kein Hungergefühl haben, Sport treiben, um fit zu bleiben und sich so viel Ruhe

gönnen, wie Sie für nötig befinden, werden diese Systeme problemlos funktionieren.
Die Umweltverschmutzung stellt ein weiteres Problem für werdende Eltern dar. Sie kann nicht nur nachteilig für das richtige hormonale Gleichgewicht sein, wie in Kapitel fünf dargelegt worden ist, sondern sie kann auch die Keimzellen der angehenden Eltern schädigen und dem heranwachsenden Baby im Mutterleib Schaden zufügen. Chemikalien können sich sowohl vor als auch während der Schwangerschaft auf Frauen auswirken. Babys werden möglicherweise mit genetischen Defekten oder Mißbildungen geboren, je nach Art der Chemikalien und je nach dem Zeitpunkt, an dem die Frau ihnen ausgesetzt war. Männer, die mit giftigen Chemikalien und toxischen Metallen wie Blei in Berührung kommen, können an Unfruchtbarkeit leiden. Die männlichen Hoden sind sehr anfällig für chemische Auswirkungen. Diese können dazu führen, daß zu wenige oder beschädigte Spermien vorhanden sind, daß das genetische Material verändert wird oder daß die Spermien nicht schnell genug sind, um die Eizelle zu befruchten. Es ist unmöglich, allen toxischen Chemikalien und Umweltverschmutzungen aus dem Weg zu gehen, doch man kann seine Situation verbessern. Einige Mittel, die ich vorschlage, mögen Sie ziemlich drastisch anmuten; doch sie können erforderlich werden, um das Leben Ihres Kindes zu schützen. Und was kann wichtiger sein als das?
Denken Sie zuerst einmal über den Beruf nach, den Sie und Ihr Partner ausüben, und über die Gegend, in der Sie leben. Arbeitet einer von Ihnen mit potentiell gefährlichen Chemikalien, mit Dingen wie Lösemitteln oder Pestiziden? Wenn ja, wechseln Sie die Stellung. Leben Sie in einem Landstrich, wo die Luft durch Indu-

strie- oder Autoabgase verschmutzt ist? Ziehen Sie um. Und da Sie so viel Unannehmlichkeiten ausgesetzt sind, engagieren Sie sich im Kampf gegen die Umweltverschmutzung – es sind unsere Kinder, die unter der zunehmend verschmutzten Welt leiden werden.

Dann denken Sie über Ihr Haus nach. Verwenden Sie Chemikalien, von Farbentfernern bis hin zu Fliegensprays? Verzichten Sie darauf. Lassen Sie Holzvertäfelungen nicht gegen Fäulnis oder Würmer behandeln. Mit etwas Überlegung sollte es Ihnen gelingen, natürliche Mittel zu finden, um mit derartigen Haushaltsproblemen fertig zu werden. Feuchtigkeit ist zum Beispiel oft auf mangelnde Belüftung zurückzuführen. Vermeiden Sie auf jeden Fall alle Chemikalien. Rauchen Sie? Hören Sie beide auf.

In Kapitel 5 habe ich die Belastung von Lebensmitteln angesprochen, doch Sie sollten auch an die Schadstoffe im Wasser denken. Versuchen Sie, etwas über Ihre lokale Wasserversorgung herauszufinden; falls Sie nicht wissen, wie Sie an Informationen kommen, wenden Sie sich an eine Umweltschutzgruppe. Wenn Sie Bleileitungen haben, tauschen Sie sie aus. Blei schädigt das Nervensystem Ihres Babys. Wenn Sie eine private Wasserversorgung und Kupferleitungen haben, überprüfen Sie den Säuregrad. Die notwendige Ausrüstung bekommen Sie in einem Geschäft für Aquarien. Liegt der pH-Wert unter 7, ersetzen Sie Ihre Kupferleitungen durch Plastik, oder lassen Sie eine Wasserumwälzanlage installieren, um das Wasser alkalisch zu machen. Ansonsten riskieren Sie eine Kupfervergiftung, und Ihr Baby wird sich nicht gut entwickeln. Filtern Sie Ihr Trinkwasser z. B. mit einem Britta-Wasserfilter, wenn Sie irgendeinen Grund haben, mißtrauisch zu sein.

Falls Sie Medikamente gegen chronische Erkrankungen

nehmen, sollten Sie versuchen, Ihre Gesundheit ohne sie in den Griff zu bekommen. Es gibt natürliche Heilmittel, die Ihnen bei den meisten Krankheiten ebenso gut helfen. Je weniger Arzneimittel Sie nehmen, desto besser ist dies für Ihr Baby. Reduzieren Sie auch die gesellschaftlichen Drogen wie Alkohol auf ein Minimum. Sie vergrößern die Wahrscheinlichkeit, fruchtbar zu sein, und die Chancen, ein gesundes Baby zu bekommen, wenn Sie diese Maßnahmen ergreifen. Ihr Körper wird sich in einem ausgeglichenen Zustand befinden. Jedes Organ und System wird optimal funktionieren, so daß im Falle einer Schwangerschaft die Hormone, die die Schwangerschaft unterstützen, in den richtigen Mengen produziert werden.

Wie der Menstruationszyklus und die Fruchtbarkeit, wird auch der ganze Prozeß der Schwangerschaft, der Geburt und des Stillens durch Hormone gesteuert und koordiniert. Das Follikelstimulierende Hormon (FSH) und Östrogen veranlassen, daß eine Eizelle im Eierstock heranreift. Ungefähr am vierzehnten Tag des Menstruationszyklus verläßt sie den Eierstock, um in den Eileiter hinuntertransportiert zu werden. Dies ist der Eisprung.

FSH und Östrogen lassen eine Eizelle heranwachsen

Hormonale Veränderungen schaffen eine Umgebung, die die Chancen erhöht, daß die Eizelle befruchtet wird. Sie ändern Ihre Stimmung, damit Sie sich attraktiv fühlen; sie verändern Ihren Geruch, so daß Ihr Partner Sie besonders begehrenswert findet. Und im Gebärmutterhals stimulieren Hormone die Zellen, um einen besonders nahrhaften Schleim zu erzeugen, der das Sperma ermuntert, zur Eizelle durchzuschwimmen.

Hohe Östrogenspiegel und dieser spezielle Schleim in der Mitte des Monats machen den Geschlechtsverkehr leicht und angenehm. Mit etwas Übung können Sie beurteilen, wann Sie schwanger werden können; nehmen Sie ein wenig von diesem Schleim auf Ihre Finger und betrachten Sie seine Konsistenz. Wenn er naß, glitschig und beinahe klar ist und eher aussieht wie rohes Eiweiß, ist Ihre Fruchtbarkeit auf dem Höhepunkt. Dieser Zustand hält in der Mitte des Zyklus ein paar Tage an. Falls Sie schwanger werden möchten, müssen Sie jetzt Geschlechtsverkehr ausüben. Es ist jedoch nicht notwendig, mehrere Male pro Tag miteinander zu schlafen, einmal genügt. Eine häufigere Ejakulation kann die Spermamenge des Mannes reduzieren, so daß er weniger zeugungsfähig ist. Die Befruchtung erfolgt normalerweise innerhalb von 24 Stunden nach dem Eisprung. Der Schleim wird dann dicker und bildet einen Pfropf am Gebärmutterhals, der kein Sperma mehr hereinläßt. Die Folge davon ist ein vermindertes Interesse an Sex.

24 Stunden nach der Befruchtung findet der Eisprung statt

Vielleicht wissen Sie sofort, daß Sie schwanger sind, noch ehe moderne Tests dies bestätigen. Sie spüren die Reaktion Ihrer Hormonsysteme auf die Einnistung der befruchteten Eizelle in die Uteruschleimhaut. Dies führt zu subtilen Veränderungen des hormonalen Gleichgewichts, die schwer in Worte zu fassen sind, deren Bedeutung Sie jedoch interpretieren können.

Nach ungefähr sieben Tagen heftet sich die befruchtete Eizelle an die dicke, schwammige Uteruswand und sondert Hormone ab; jetzt ist das Gonadotrope Chorionhormon von großer Bedeutung, weil es verhindert, daß der Corpus luteum schrumpft, aus dem die Eizelle entsprang. Dies ist wichtig, weil es zuerst der Corpus luteum selbst ist, der Hormone, besonders Progesteron, absondert. Hat keine Empfängnis stattgefunden, nimmt die Menge an Progesteron, die vom zurückgehenden Corpus luteum abgesondert wird, rapide ab, bis nicht mehr genügend vorhanden ist, um die Uterusschleimhaut zu versorgen. Ein neuer Zyklus beginnt mit der Monatsblutung. Nistet sich die Eizelle jedoch ein, darf dieser Vorgang nicht geschehen. Die Produktion von Progesteron muß andauern, um die Schwangerschaft aufrechtzuerhalten.

Die Eierstöcke und der winzige Embryo arbeiten auf diese Weise zusammen, damit ein hormonales Gleichgewicht erzeugt wird, das die frühesten Entwicklungsstadien des Babys unterstützt. Sind Ihre Hormonspiegel nicht hoch genug, kann es sein, daß Sie Durchbruchsblutungen haben. Die Schwangerschaft besteht jedoch weiter fort. Doch wenn die Spiegel zu niedrig sind, verlieren Sie den Embryo mit Ihrer Menstruationsblutung.

Während der Einnistung steckt die befruchtete Eizelle mikroskopisch kleine Finger in das Endometrium oder die Gebärmutterschleimhaut. Diese Finger entwickeln sich zur Plazenta, die, abgesehen davon, daß sie das heranwachsende Baby mit Nährstoffen versorgt und seine Ausscheidungsprodukte beseitigt, auch große Mengen Hormone produziert. Diese Hormone sorgen dafür, daß die Fortpflanzungsorgane der Mutter für jede einzelne Phase der Schwangerschaft im richtigen Zustand sind, und sie bereiten sie auf künftige Anforderungen vor.

HCG, HPL und Relaxin werden während einer Schwangerschaft vermehrt produziert

Zu Beginn der Schwangerschaft produziert die Plazenta hauptsächlich das Gonadotrope Chorionhormon (HCG). Dies veranlaßt die Eierstöcke, noch mehr Progesteron herzustellen. Die Produktion von HCG erreicht ungefähr am 70. Tag der Schwangerschaft ihren Höhepunkt. Danach fällt sie für den Rest der Schwangerschaft auf einen konstanten Wert. Man nimmt an, daß HCG mit der morgendlichen Übelkeit zusammenhängt; denn bei Frauen, die zu Beginn der

Schwangerschaft darunter litten, wurden hohe Anteile dieses Hormons im Blut festgestellt.

An diesem Punkt der Schwangerschaft könnte es sein, daß Sie Probleme haben, genügend Nahrung zu sich zu nehmen, die Sie aber brauchen, um sowohl mit der Geschwindigkeit Schritt halten zu können, mit der die Nährstoffe verbraucht werden, um das Wachstum des Babys und der Plazenta zu fördern, als auch die massive Abgabe von Hormonen voranzutreiben. Dies ist ohne Bedeutung, wenn Sie gut auf die Schwangerschaft vorbereitet waren. Essen Sie trockenen Toast, Obst und Nüsse, braunen Reis, alles, was Sie bei sich behalten. Aber vermeiden Sie Lebensmittel mit Zuckerzusätzen, selbst wenn Sie Appetit darauf haben.

Im späteren Verlauf der Schwangerschaft sondert die große und gut entwickelte Plazenta jene Hormone ab, zu deren Produktion sie zuvor die Eierstöcke stimuliert hatte. Sie entwickelt Östrogene und Progesteron aus Substanzen, die von den Nebennieren ausgeschieden werden.

Östrogene sind in jeder Hinsicht für die Schwangerschaft wichtig, besonders für die Gesundheit der Fortpflanzungsorgane und Brüste. Hohe Östrogenspiegel führen dazu, daß die Scheidenauskleidung dicker wird und größere Mengen Gleitmittel abgesondert werden, wodurch der Spaß am Sex steigt. Progesteron stimuliert das Wachstum des Körpergewebes, einschließlich der Haare, Muskeln und des Fetts, das ein wichtiger Speicher ist und für die Milchproduktion gebraucht wird. Progesteron erhöht die Körpertemperatur und die Stoffwechselrate; gegen Ende der Schwangerschaft entspannt es die Gelenke und Bänder und bereitet sie so auf die Geburt vor. Es verändert auch die Haut. Manchmal wird sie fettig, und gelegentlich entwickelt sich auf Ge-

sicht und Rücken eine Akne, die gewöhnlich von selbst wieder abklingt, je weiter die Schwangerschaft voranschreitet.
Zusammen stimulieren Östrogene und Progesteron die Vergrößerung der Milchgänge in den Brüsten. Schon in den ersten drei Monaten der Schwangerschaft beginnen die Brüste Kolostrum, die Vormilch, zu produzieren. Diese kann schon abgesondert werden, lange bevor das Baby auf die Welt kommt.
Ein weiteres Hormon, das von der Plazenta produziert wird, ist das melanozytenstimulierende Hormon, mit dessen Hilfe die Haut braune Pigmente (Melanin) herstellt und die Brustwarzen sich braun färben. Bei einigen Frauen verursachen hohe Anteile dieses Hormons Pigmentflecken im Gesicht und auf den Oberschenkeln sowie eine braune Linie, die vom mittleren Unterleib abwärts verläuft und normalerweise kurz nach der Geburt verschwindet. Sie werden feststellen, daß Sie, wenn Sie schwanger sind, aufgrund dieses Hormons leichter bräunen. Das laktogene Hormon der Plazenta (HPL) ist ein weiteres Hormon, das für die Milchproduktion sehr wichtig ist. Seine Nachweisbarkeit wird als Beweis für die Leistungsfähigkeit der Plazenta gegen Ende der Schwangerschaft gesehen. Relaxin, ein Hormon, von dem man annimmt, daß es von der Plazenta produziert wird, macht den Gebärmutterhals für die Geburt weich und entspannt das Becken.
Die Hormonabgabe während der Schwangerschaft ist riesig, größer als zu jedem anderen Zeitpunkt in Ihrem Leben. Die maximale Produktion von Progesteron zum Beispiel beträgt, selbst wenn sie während der zweiten Hälfte des Menstruationszyklus ihren Höhepunkt erreicht, nur wenige Milligramm pro Tag; aber gegen Ende der Schwangerschaft kann sie auf 250 mg pro Tag anstei-

gen. Die Abgabe von Progesteron erhöht sich um ein fünfzigfaches oder mehr, die von Östrogenen um ein zwanzig- bis dreißigfaches. Diese dramatischen Veränderungen wirken sich zwangsläufig auf Ihr Befinden aus.

Die meisten Schwangeren neigen zu großen Stimmungsschwankungen. Manchmal fühlen sie sich deprimiert oder sind übernervös und reagieren beim geringsten Anlaß viel zu heftig. Doch wenn das hormonale Gleichgewicht in Ordnung ist, werden auch sie ein wundervolles Gefühl der Ruhe und Zufriedenheit erleben, das sogenannte »madonnenhafte« Aussehen. Man vermutet, daß Progesteron für dieses Gefühl der Ruhe verantwortlich ist; es entspannt physisch und psychisch.

Die Wehen werden durch Oxytocin hervorgerufen

Wenn Ihr Körper sich auf die Geburt vorbereitet, macht Ihr Hormonhaushalt eine Reihe neuer Veränderungen durch. Besonders ein Hormon ist sehr wichtig für das Einsetzen der Wehen: Oxytocin. Es wird von der Hypophyse im Gehirn erzeugt. Prostaglandine, lokale Hormone, sind ebenfalls an der Geburt beteiligt. Sie regen die Gebärmutter zur Kontraktion an. Prostaglandine kontrollieren den Schmerz und das Anschwellen auf zellulärer Ebene.

Oxytocin sorgt als Hormon für den Milchfluß, d. h., die Milch wird in Speicher nahe der Brustwarzen geleitet. Aufgrund seiner zweifachen Funktion, einmal bei den Kontraktionen der Gebärmutter und dann bei der Milchproduktion, trägt es dazu bei, daß der Uterus nach der Geburt auf seine normale Größe zurückschrumpft. Dies geschieht während des Stillens. Beim Stillen nimmt die Gebärmutter schneller ihre alte Form wieder an, und der ganze Körper erholt sich rascher von der Geburt.

Diese massive Hormonabgabe und das Wachstum des Babys und Ihres eigenen Körpers stellen fortwährend Anforderungen an Ihre Nährstoffspeicher. Damit alles so funktioniert, wie es sollte, müssen Sie sich schon vor der Empfängnis bis zum Ende der Stillzeit gut und ausgewogen ernähren. Die Hormonproduktion verbraucht eine Menge Mikronährstoffe. Sie müssen sorgfältig darauf achten, daß es Ihnen an keinem Hormon mangelt. Findet die Produktion eines Hormons, das für die Schwangerschaft, das Stillen und die Geburt notwendig ist, aufgrund eines Nährstoffmangels nur in begrenztem Umfang statt, werden sowohl Sie als auch Ihr Baby leiden. Viele Komplikationen bei einer Schwangerschaft hängen mit unzureichenden Hormonspiegeln zusammen.

In den ersten Kapiteln dieses Buches habe ich erklärt, wie wichtig eine ausgewogene Ernährung für die Aufrechterhaltung des normalen Menstruationszyklus ist. Bevor Sie eine Schwangerschaft in Betracht ziehen, sollten Sie zunächst alles in Ordnung bringen. Beginnen Sie mit Ihrem hormonalen Gleichgewicht, so daß Sie fruchtbar sind und Ihren Körper auf die kommenden Anforderungen vorbereiten.

Während einer Schwangerschaft werden die gleichen Nährstoffe in noch größeren Mengen benötigt. Wenn Ihr Körper zum Beispiel nicht genügend Progesteron produzieren kann, laufen Sie Gefahr, Ihr Baby zu verlieren. Um diesem vorzubeugen, müssen Sie sicherstellen, daß Sie all die Nährstoffe bekommen, die Sie auch gegen das prämenstruelle Syndrom schützen. Dieses hängt ebenfalls mit einer unzureichenden Produktion von Progesteron zusammen. Zu Ihrer Erinnerung: Die Vitamine der Gruppe B, insbesondere Vitamin B_6 sind sehr wichtig; ebenfalls die Vitamine C und E, die Mineralien

Magnesium, Zink und Chrom und die essentiellen Fettsäuren.

Eine gute Ernährung ist, wie Sie wissen, die Grundlage für Ihre Gesundheit. Dies gilt um so mehr in der Schwangerschaft. Wenn Ihnen zu Anfang der Schwangerschaft übel wird, müssen Sie besonders darauf achten, genügend zu essen, denn die Anforderungen an Ihren Körper sind bereits sehr hoch. Viel frisches Gemüse, Vollkornprodukte und Vollkornbrot aus biologischem Anbau sowie Nüsse, frisches Obst und Trockenfrüchte sind sehr wertvoll.

Das Heranwachsen Ihres Babys und die Plazenta, die es ernährt, verbrauchen andere Nährstoffe. Kalzium, Eisen, Zink und Folsäure sind besonders wichtig. Sie werden in großen Mengen für die Entwicklung von neuem Gewebe, den Knochen des Babys und für die Steigerung Ihrer Blutversorgung benötigt. Eisen und mit Vitamin C angereicherte Folsäure sind unerläßlich, damit Ihr Körper die Stoffe überhaupt aufnehmen und nutzen kann; sie sind in grünen Blattgemüsen enthalten.

Sollten Sie Vegetarier sein, wird man Ihnen möglicherweise sagen, daß es Ihnen an Eisen mangelt; vor allem dann, wenn Ihr Arzt glaubt, daß nur das »Häm«-Eisen, welches in Fleisch enthalten ist, vollkommen absorbiert wird. Lassen Sie sich nicht beirren: Die Wahrscheinlichkeit, daß Vegetarier eine Anämie bekommen, ist nicht größer als bei Fleischessern. Eisenhaltiges Gemüse hat viel Vitamin C, und dieses erhöht die Eisenaufnahme. Sorgen Sie dafür, daß viele verschiedene Gemüsesorten auf Ihrem Speiseplan stehen, besonders Erbsen, Bohnen und grüne Gemüse, und daß Sie immer genug essen. Sowohl Vegetarier, die auf Käsegerichte schwören oder normal essen und nur das Fleisch weglassen, als auch Vegetarier, die überhaupt keine tierischen Produkte essen, laufen Gefahr, sich falsch zu ernähren, wenn sie nicht sorgfältig über ihre Ernährung nachdenken und dafür sorgen, daß sie ausgewogen ist.

Während einer Schwangerschaft kann es schädlich sein, zu viele tierische Produkte zu essen. Überzeugte Fleischesser haben mehr chemische Schadstoffe im Körper und leiden schnell an einem essentiellen Fettsäuremangel. Fertige Fleischgerichte (Tiefkühlprodukte, Pasteten und kaltes Fleisch) sowie bestimmte Weichkäse sind besonders gefährlich. Sie enthalten viele Bakterien, wie beispielsweise *Listeria*, die Ihrem Baby schaden können. Falls Sie Zweifel hegen, wenden Sie sich an das Gesundheitsministerium und bitten Sie um die neuesten Informationen. Falls es unbedingt Fertiggerichte sein müssen, kaufen Sie solche, die keine tierischen Produkte enthalten.

Während der Schwangerschaft besonders auf ausgewogene Ernährung achten

Ersetzen Sie, wann immer Sie können, tierische Produkte durch pflanzliche, wie Nüsse, und falls Sie dennoch Fleisch oder Wurst essen, wählen Sie fettarme Sorten (Toxine sind im Fett in konzentrierter Form enthalten), schneiden Sie alles sichtbare Fett ab und entfernen Sie beim Hähnchen die Haut, damit Sie weniger Chemikalien abbekommen. Beziehen Sie Ihr Kalzium aus fettarmen Produkten, wie Magermilch, fettarmem Joghurt und Fisch, beispielsweise Sardinen, deren Gräten Sie mitessen können. Vollmilch ist zwar ein Kalziumlieferant, doch das Fett, das sie enthält, ist weder für Sie noch für Ihr Baby gut. Kaltgepreßte und unbehandelte pflanzliche Öle sowie das Fett der Nüsse und Samen sind viel besser, sie liefern die cis-Fettsäuren, die sehr wichtig sind für die Produktion von Prostaglandinen und den Aufbau gesunder Zellmembranen.

Fisch ist hervorragend für Schwangere. Er enthält in einem ausgewogenen Verhältnis viele Nährstoffe. Essen Sie also viel Fisch jeglicher Art, außer gefärbtem Frisch- oder Räucherfisch und bestrahlten Schalentieren. Durch Bestrahlung wird die Folsäure zerstört, die für die Entwicklung Ihres Babys wichtig ist. Wenn Sie schwanger sind, sollten Sie besondere Anstrengungen unternehmen, um alle Chemikalien zu vermeiden; denn sie können die Entwicklung Ihres Kindes stören und die Muttermilch mit Schadstoffen belasten. Essen Sie keine Lebensmittel, denen Konservierungs-, Geschmacks- oder Farbstoffe zugesetzt sind. Kaufen Sie nach Möglichkeit keine Dosen oder bearbeitete Lebensmittel, sondern frische, unbehandelte Produkte. Machen Sie einen Bogen um die, die weißes Mehl oder Zucker enthalten – es ist jetzt wichtiger denn je, daß Sie biologisch angebaute Vollwertprodukte essen.

Schimmelige Lebensmittel und alles, was im Supermarkt schon ein wenig heruntergesetzt wurde oder alt ist, sollte ebenfalls gemieden werden. Einige Schimmelarten erzeugen Gifte, die Ihr Baby schädigen können. Es ist nicht genug, schimmelige Stellen einfach abzuschneiden. Die Pilze, durch die Lebensmittel schimmelig oder faul werden, dringen tief ein. Sie können sich daher nicht sicher sein, alles weggeschnitten zu haben. Werfen Sie sie lieber weg, wenn Sie sich nicht sicher sind.

Ein erhöhter Östrogen- und Progesteronspiegel kann dazu führen, daß Sie für bestimmte Krankheiten anfällig werden, besonders für Diabetes und Schwämmchen im Scheidenbereich. Schützen Sie sich davor, indem Sie komplett auf Zucker und andere verfeinerte Kohlehydrate verzichten. Meiden Sie Weißmehlprodukte, stark bearbeitete Cornflakes und Zucker, die Ihrem Körper Nährstoffe, hauptsächlich Vitamine der Gruppe B und

Chrom, entziehen. Sie machen Sie nur anfälliger für Diabetes und Schwämmchen.

Präeklamptische Toxämie[1] ist eine potentiell ernsthafte Krankheit gegen Ende der Schwangerschaft, die in erster Linie auf Magnesiummangel zurückzuführen ist. Die ersten Symptome sind übermäßige Gewichtszunahme, Wasserretention und erhöhter Blutdruck. Magnesium ist für ein gesundes hormonales Gleichgewicht wichtig, besonders dann, wenn durch die Anforderungen der Schwangerschaft der Bedarf des Körpers an diesem Mineral steigt. Magnesiummangel macht Frauen anfälliger für Streß, wodurch eine Toxämie (Blutvergiftung) entstehen kann. Wie bereits in Kapitel vier dargelegt wurde, ist Magnesiummangel infolge des starken Einsatzes von Chemikalien in der Landwirtschaft weitverbreitet. Er wird durch das Mahlen von Weizen zwecks Herstellung von weißem Mehl nur noch größer. Beim Mahlen werden die Kleie und der Keim entfernt, die beide reichhaltige Magnesiumquellen sind.

Die Präeklamptische Toxämie wird durch Magnesiummangel hervorgerufen

Ich lebe auf einer Farm und halte Schafe. Als Schäferin bin ich mir der Bedeutung von Magnesium sehr wohl bewußt. Mutterschafe sind sehr anfällig für Toxämie, wenn sie Zwillinge austragen. Es ist allgemein anerkannt, daß Toxämie mit Magnesiummangel zusammenhängt. Ich versuche, meine Schafe davor zu schützen, indem ich magnesiumreichen Seetang auf meine Weiden streue. Sie können dasselbe tun, indem Sie Blatttangtabletten einnehmen. Ich habe schon oft gedacht, daß es sonderbar ist, daß britische Ärzte den Zusammenhang zwischen Toxämie und Magnesiummangel schein-

1 Präeklamptische Toxämie = leichte bis schwere schwangerschaftsbedingte Blutvergiftung

bar nicht sehen. Dabei verabreichen in solchen Fällen Schäfer, Tierärzte und Ärzte in Amerika regelmäßig Magnesiumspritzen.

Falls Sie vor Ihrer Schwangerschaft Probleme mit dem prämenstruellen Syndrom hatten, leiden Sie möglicherweise unter chronischem Magnesiummangel. Sie sollten darauf achten, daß Sie von diesem wichtigen Mineral genug bekommen. Essen Sie viel biologisches Vollkornbrot und nehmen Sie Blattangzusätze, wenn Sie sich über Ihre Magnesiumversorgung nicht im klaren sind.

Wenn Sie regelmäßig genügend biologisch angebaute Nahrungsmittel essen und »Anti-Nährstoffe«, die Ihren Hormonhaushalt beeinflussen, vermeiden (siehe Kapitel fünf), müßten Ihre natürlichen Hormonspiegel hoch genug bleiben, um Probleme während der Schwangerschaft zu vermeiden. Viele Frauen verhalten sich natürlich nicht so, und einige Ärzte werden versuchen, die dadurch entstehende Hormonstörung mit Hormonspritzen zu korrigieren. Doch diese richten oft mehr Schaden an, als sie nützen.

Hormone werden verabreicht, um bei unfruchtbaren Frauen den Eisprung zu stimulieren, um drohende Fehlgeburten zu verhindern und um die Wehen einzuleiten. Von weiteren Verwendungen hat man wegen des Schadens, den sie anrichten können, mittlerweile Abstand genommen. Früher wurden sie zum Beispiel bei Schwangerschaftstests eingesetzt, bis man herausfand, daß sie beim wachsenden Fötus Mißbildungen verursachen können. Manchmal nehmen Frauen aus Versehen die Pille, weil sie nicht wissen, daß sie schwanger sind. Auch dies kann zu Mißbildungen führen.

Das Problem bei der medizinischen Verwendung von Hormonen besteht darin, daß sie geradezu eine »Hamm-

erwirkung« haben, die für den Körper oft zu stark ist. Wird mit Hilfe von Hormonen ein Eisprung stimuliert, kann es sein, daß mehrere Eisprünge zur gleichen Zeit stattfinden. Eine Mehrlingsschwangerschaft entsteht. Dann können die Ursachen der Hormonstörung, die zuerst eine Schwangerschaft verhinderte, dazu führen, daß es schwierig wird, die Schwangerschaft aufrechtzuerhalten. Es ist viel sicherer und vernünftiger, eine Hormonstörung durch natürliche Mittel zu beheben, so daß der Eisprung auf normalem Wege stattfindet und (normalerweise) nur jeweils eine Eizelle freigesetzt wird.
Auch rückt man immer mehr davon ab, drohende Fehlgeburten mit Hormonen zu behandeln. Seit die Ärzte erkannt haben, daß sie das Risiko einer Mißbildung beim Baby nicht ausschalten können, verabreichen sie während der Schwangerschaft keine Hormone mehr.
Einige synthetische Hormone, die mit Progesteron (Progestogene) verwandt sind, bewirken, daß sich bei weiblichen Babys männliche Sexualhormone ausbilden; andere verursachen Mißbildungen des Herzens, der Gliedmaßen und des Verdauungssystems. Synthetische Hormone riefen bei Kindern von Frauen, die sie eingenommen haben, Krebs hervor. Das maßgebende Nachschlagewerk für britische Ärzte, das *»British National Formulary«* kommentiert: »Progestogene wurden bei einem habituellem Abort (Neigung zur Fehlgeburt) eingesetzt, doch es gibt keinen Beweis dafür, daß sie von Nutzen sind.« Es ist tragisch, daß diese nutzlosen Mittel so viel Schaden angerichtet haben. Im Jahre 1989 war nur ein Produkt für einen habituellen Abort zugelassen: Gestanin, ein Progestogen.
Fehlgeburten kommen häufig vor. Mindestens eine von zehn Schwangerschaften endet auf diese Weise, zum großen Kummer vieler Frauen. Schätzungsweise erleidet

eine von drei Frauen während der ersten Schwangerschaft eine Fehlgeburt. Gewöhnlich passiert es in den ersten drei Monaten. Viele dieser Schwangerschaften wären wegen Anomalien der Plazenta oder des Fötus niemals normal verlaufen. Warnzeichen sind Blutungen. Haben Sie sowohl Schmerzen als auch Blutungen, ist eine Fehlgeburt in der Regel unvermeidbar.

Da eine Hormonstörung im allgemeinen sehr häufig bei Frauen auftritt, ist es nicht überraschend, daß auch Fehlgeburten öfters vorkommen. Wie Ihnen nun hoffentlich klar geworden ist, hängt der positive Verlauf einer Schwangerschaft davon ab, ob viele Hormone in sehr großen Mengen produziert werden. Hat Ihr Körper schon Probleme, genügend Hormone für ein gesundes Gleichgewicht zu produzieren, obwohl Sie nicht schwanger sind, könnten die Anforderungen einer Schwangerschaft zu groß sein.

Fehlgeburten treten häufig in den ersten Monaten einer Schwangerschaft auf

Medikamente helfen gar nicht, wenn die Gefahr besteht, daß Sie eine Fehlgeburt erleiden werden. Ruhen Sie sich statt dessen viel aus und ganz wichtig, RAUCHEN SIE NICHT! Raucherinnen sind doppelt so stark gefährdet, ihre Babys zu verlieren; die Säuglinge sind bei der Geburt auch nicht so vollkommen gesund und sterben vielleicht schon im ersten Lebensjahr. Diejenigen, die überleben, sind als Kinder häufiger krank. Jede Mutter möchte, daß ihr Kind den bestmöglichen Start im Leben hat; das bedeutet, *nicht rauchen.*

Oxytocin (als Dauertropfinfusion verabreicht) ist das Hormon, das Schwangere am häufigsten bekommen, um die Wehen einzuleiten. Manchmal werden die Wehen auch durch die Verwendung von Pessaren oder Gele eingeleitet, die Prostaglandine enthalten.

Die Einleitung der Wehen durch Oxytocin war in den

späten siebziger Jahren sehr beliebt, bis Proteste von Frauen und Enthüllungen in den Medien die Ärzte veranlaßten, damit aufzuhören. In einigen Krankenhäusern war die Einleitung der Geburt ein Mittel, um sicherzustellen, daß Frauen ihre Babys zu für die Ärzte bequemen Zeiten entbanden; es war eine Geburt nach der Uhr, zwischen neun und fünf, nur werktags.

Da Oxytocin ein natürliches Hormon ist, das die Wehen einleitet, nahm man an, daß die künstliche Einleitung ziemlich sicher sei. Leider ist dies nicht der Fall. Die Tropfinfusion spendet Hormone nicht in derselben exakten Ausgewogenheit wie die natürlichen Systeme des Körpers. Daher ist dieser nicht richtig auf die Geburt vorbereitet. Eingeleitete Wehen sind oft extrem stark und schmerzhaft, und bei den Frauen muß häufiger eine Epiduralanästhesie[1] oder Zangengeburt vorgenommen werden, die für Mutter und Kind schädlich sein können.

In einigen Krankenhäusern wird die Geburt bereits eingeleitet, wenn der errechnete Geburtstermin um eine Woche überschritten ist – auch wenn die Frauen vollkommen gesund sind. Angesichts der Ungenauigkeit dieser Termine mutet es einen tollkühn an, eine Geburt derartig schnell künstlich einzuleiten. Sie sollten nicht überrascht sein, wenn Ihr Baby nicht pünktlich kommt. 80 Prozent werden später geboren, nur fünf Prozent kommen zum erwarteten Termin. Meine Mutter schwört, daß ich sechs Wochen zu spät geboren wurde!

Es gibt Zeiten, in denen der sorgfältige Einsatz von Oxytocin gerechtfertigt sein kann. Zum Beispiel, wenn die Wehen sehr lange dauern und die Kontraktionen zu schwach geworden sind, um die Geburt zu beenden; oder wenn die Plazenta aufhört zu funktionieren, so daß das Baby nicht die Nahrung bekommt, die es benötigt.

---

1 Epiduralanästhesie = Rückenmarksnarkose

Oxytocin kann als Tablette verabreicht werden, die Sie unter Ihre Zunge legen und vorsichtig lutschen, oder es kann durch eine Tropfinfusion direkt in Ihren Blutstrom gegeben werden.

Nur bei sehr wenigen Geburten besteht wirklich die Notwendigkeit, Oxytocin einzusetzen. Stimmen Sie also nicht zu, wenn Sie nicht hundertprozentig davon überzeugt sind, daß Ihr Baby gefährdet ist. Besonders die Tropfinfusion verursacht starke und schmerzhafte Kontraktionen, die schlecht für Ihr Baby und schlimm für Sie sein können. Sie weinen leichter, wenn die Wehen eingeleitet werden, so daß ziemlich sicher bei Ihnen ein Scheiden-Damm-Schnitt vorgenommen werden muß (ein chirurgischer Einschnitt zwischen Vagina und After, der nach der Geburt zusätzlich für Schmerzen sorgt).

Es ist möglich, den Körper durch sexuelle Erregung auf natürliche Weise zur Produktion von Oxytocin anzuregen. Ausgiebige sexuelle Erregung und ein langer Orgasmus können den Oxytocinspiegel in Ihrem Blutstrom ansteigen lassen und die Wehen in Gang setzen, wenn es soweit ist. Eine Stimulierung der Brustwarzen ist besonders wirkungsvoll. Bei einem Orgasmus zieht sich der Uterus naturgemäß zusammen; dies ist gut für die Muskeln, doch die Kontraktionen werden sofort wieder aufhören, wenn Ihr Körper für die Geburt nicht bereit ist.

Geschlechtsverkehr schadet dem Baby nicht, es sei denn, Ihre Fruchtblase ist bereits geplatzt, dann besteht die Gefahr einer Infektion.

Sobald das Baby geboren ist, pendelt sich wieder sehr schnell ein hormonales Gleichgewicht ein. Ohne die gewaltige Produktion von Hormonen durch die Plazenta sinken die Progesteron- und Östrogenspiegel im Körper. Der rasche Abfall der Sexualhormone ist möglicher-

weise zum Teil für die Depressionen vieler Frauen nach der Geburt verantwortlich; aber die ganze Situation, die Beanspruchung durch das Baby, die schlaflosen Nächte, der Frust, wenn man allein mit den schmutzigen Windeln dasitzt, kann einen schon deprimieren!
Hormone steuern die Milchproduktion und bewirken bei Ihren Brüsten, daß sie Milch absondern. Prolaktin, ein Hormon der Hirnanhangdrüse, stimuliert die Milchproduktion. Oxytocin sorgt dafür, daß das Baby seine Milch bekommt. Der bloße Gedanke daran, Ihr Baby zu stillen, kann schon ausreichen, daß Ihre Brüste Milch produzieren. Dies ist ein weiteres Beispiel für die enge Verbindung zwischen Geist und Körper, die im gesamten endokrinen System zu finden ist.

Vermutlich löst das schnelle Absinken des Sexualhormonspiegels die postnatalen Depressionen aus

So, wie ein Gedanke einen plötzlichen Anstieg der Hormone auslösen kann, kann auch emotionale Anspannung die Hormonproduktion beeinträchtigen. Psychischer Streß führt zu Schwierigkeiten beim Stillen. Das richtige Gleichgewicht der Hormone ist wieder einmal davon abhängig, wie ausgeglichen Ihr Leben insgesamt verläuft. Natürlich ist es wichtig, gut zu essen und Chemikalien zu vermeiden; denn Sie möchten ja, daß Ihr Baby die bestmögliche Nahrung bekommt. Aber es ist ebenso wichtig, daß Sie auf sich selbst achtgeben, sich ausruhen, wenn Sie müde sind, und sich, wann immer Sie können, entspannen. Ihr persönliches Wohlbefinden muß Vorrang haben, denn die Gesundheit Ihres Babys hängt davon ab. Machen Sie sich nicht verrückt, wenn Ihr Haus unaufgeräumt ist, lassen Sie andere die Arbeit machen oder ignorieren Sie es. Sie haben ein neugeborenes Baby, um das Sie sich kümmern müssen, und das bedeutet, daß Sie auf sich achten müssen.

Da die Milchproduktion durch Hormone gesteuert wird, würde sie durch die Einnahme zusätzlicher Hormone unweigerlich beeinflußt. Manche Ärzte verschreiben jungen Müttern die Pille oder spritzen Verhütungsmittel mit Langzeitwirkung. Falls Sie sich für diese hormonalen Verhütungsmethoden entscheiden, werden Sie zunächst zu wenig Milch haben, um stillen zu können. Und wenn es nach einiger Zeit mit dem Stillen wieder klappt, ist Ihre Milch mit Sexualhormonen angereichert; dies hat unabsehbare Folgen für Ihr Baby.

Wenn Sie regelmäßig stillen, sind Sie nicht fruchtbar, weil Ihr hormonales Gleichgewicht nicht im geeigneten Zustand ist, um eine neue Schwangerschaft zu unterstützen. Dies wurde von der Natur so eingerichtet, damit man die Babys nicht zu schnell nacheinander bekommt. Leider funktioniert es nicht immer hundertprozentig. Die Fruchtbarkeit kehrt schneller zurück als erwartet, besonders wenn Ihr Baby nicht nur mit der Muttermilch ernährt wird. Um sicherzugehen, sollten Sie Verhütungsmittel benutzen, wenn Sie wieder mit Ihrem Partner schlafen, nachdem Sie sich von der Geburt erholt haben.

In diesem Kapitel habe ich mich auf die Rolle der Hormone während einer Schwangerschaft konzentriert. Es gibt noch viele weitere Informationen für werdende Eltern, die hier nicht wiedergegeben werden, weil das hormonale Gleichgewicht nur ein Teil des Gesamtbildes ist. Der ganze Gesundheitsaspekt vor der Empfängnis und während der Schwangerschaft wurde eingehend von der karitativen britischen Organisation Foresight untersucht, der Association for the Promotion of Pre-Conceptual Care (Verein zur Förderung der Gesundheit vor der Empfängnis). Foresight hat eine Reihe von Broschüren für künftige Eltern herausgegeben. Diese enthalten eine

Fülle detaillierter Informationen, um jenen zu helfen, die Schwierigkeiten haben, schwanger zu werden, oder die ihren Babys den bestmöglichen Start ins Leben ermöglichen möchten.

Zusammenfassung

Eine einwandfreie Gesundheit und ein ausgeglichener Hormonhaushalt sind Voraussetzungen für eine erfolgreiche Schwangerschaft. Wichtig ist und bleibt auch die Ernährung. Bei einer Schwangerschaft muß sogar noch mehr darauf geachtet werden, daß der Körper die notwendigen Vitamine und Mineralien bekommt, weil sie für das Wachstum des Kindes von entscheidender Bedeutung sind. Jede Schwangerschaft muß daher »körperlich« vorbereitet werden, um Schäden am Kind vorzubeugen.
Während einer Schwangerschaft produziert der Körper noch mehr Hormone als sonst. Denn er muß nun größeren Belastungen standhalten und neue Funktionen übernehmen. Weil von ihm auch eine massive Hormonabgabe gefordert wird, ist eine ausreichende Ernährung unabdingbar, um den »Nährwertspeicher gefüllt zu halten«. Dieser entscheidet darüber mit, ob das Baby gesund auf die Welt kommt oder nicht.

10. Menopause: Mit den Veränderungen fertig werden

Menopause nennt man die Zeit, wenn unsere Perioden aufhören. Sie wird oft definiert als das erste komplette Jahr ohne Blutungen. Im Durchschnitt setzt sie ein, wenn Frauen die Fünfzig überschreiten. Bei einigen kann sie auch schon mit vierzig beginnen; Ärzte bezeichnen es allerdings als »verfrüht«, wenn sie vor dem vierzigsten Lebensjahr anfängt.

Während der Wechseljahre verändert sich das hormonale Gleichgewicht. Es unterstützt jetzt nicht mehr die Fruchtbarkeit, sondern einen dauerhaften Zustand der Unfruchtbarkeit. Die Menopause oder, wie sie oft genannt wird, »die Veränderung«, kann eine Zeit des totalen Umbruchs sein; oder aber man durchlebt sie und nimmt kaum etwas von den Veränderungen wahr, die im Körper vor sich gehen. Wie man sich fühlt, hängt von vielen Faktoren ab, die sich gegenseitig beeinflussen. Es sind nicht nur physische Gegebenheiten, wie die Hormonmengen, sondern auch alle kulturellen, gesellschaftlichen und psychologischen Begleiterscheinungen des Älterwerdens.

Die Menopause ist mehr als das Aussetzen einer Körperfunktion, über das die meisten Frauen in dem Alter sogar glücklich sind. Sie markiert den Übergang von der Jugend zum Alter; und die Gefühle, die dies in uns auslöst, sind eng mit unseren Einstellungen zum Älterwerden, zur Fruchtbarkeit und Unfruchtbarkeit, Schönheit und Weisheit verknüpft. Dies sind Problembereiche, bei denen die Menschen in vielen westlichen Kulturen nicht mehr weiterwissen; denn sie versuchen, nach Wertmaßstäben zu leben, die die biologische Realität leugnen oder verzerren.

Viele Frauen fürchten die Wechseljahre. Sie halten sie für eine unglückliche, schwierige Zeit, aus der sie als gebeugte und faltige alte Frauen, deren Knochen leicht brechen und deformiert werden können, hervorgehen werden. Gewiß ist dies der Eindruck, den die medizinische Literatur vermittelt, denn sie hebt Östrogenmangel und Osteoporose besonders hervor. Es drängt sich einem der Gedanke auf, daß die Natur einen fürchterlichen Fehler begangen hat. Wir Frauen leben viel zu lange, und unsere Körper sind dafür nicht geeignet. Die einflußreiche amerikanische Gynäkologin Vicki Hufnagel glaubt, daß die Abnahme von Östrogen, die auf den Beginn der Menopause folgt, »ein Mangelzustand ist, der wegen unserer außergewöhnlichen langen Lebenszeit ausschließlich bei Menschen auftritt.«

Es ist nur folgerichtig, daß diejenigen, die die Wechseljahre in einem so negativen und pathetischen Licht sehen, meinen, die Natur überlisten zu können, indem sie dem Körper die »fehlenden« Hormone wieder zuführen. Was von der Natur nicht vorgesehen ist, könne durch den menschlichen Geist und die Technik wettgemacht werden. Derartige Ansichten implizieren, daß es eine reine Zeit- und Energieverschwendung wäre, würde man versuchen, die Situation zu verstehen, um auf natürliche Weise mit den Problemen fertig zu werden.

Aber die Probleme mit den Wechseljahren reflektieren, wenn sie auftauchen, jene Probleme, mit denen Frauen in unserer Kultur konfrontiert werden. Es kann nur eine halbe und unbefriedigende Lösung sein, sie zu unterdrücken (soweit dies überhaupt möglich ist), indem zurückgehende Hormone ersetzt werden. Ein holistischer Ansatz bietet weitreichende Vorteile sowie die Möglichkeit, selbst Kontrolle auszuüben.

Ich glaube, die Menopause ist ganz und gar kein Fehler der Natur, sondern einer ihrer Triumphe. Das hervorstechendste Merkmal des menschlichen Wesens ist das Gehirn: gewunden, hochentwickelt und in der Lage, große Mengen an Informationen zu speichern und zu manipulieren. Im Laufe des Lebens lernen wir ständig etwas dazu (oder sollten es zumindest), so daß ältere Menschen einen wertvollen Schatz an Erfahrungen, Wissen und Weisheit angesammelt haben. Die Überlebenden in primitiven Kulturen sind diejenigen, die Glück und eine rasche Auffassungsgabe haben; der Beitrag, den sie leisten können, ist besonders groß.

Es ist nicht damit getan, synthetische Hormone einzunehmen, um die Beschwerden der Wechseljahre zu bekämpfen

Mit dem Älterwerden des Körpers werden Schwangerschaften zunehmend beschwerlicher. Es kommt eine Zeit, in der die ältere Frau mit ihrer Weisheit einen größeren Beitrag zum Überleben der Gesellschaft leisten kann als durch das Gebären von Kindern. Daher schützt die Natur sie vor dem Risiko einer wiederholten Schwangerschaft; sie verändert ihre Hormonspiegel, so daß sie unfruchtbar wird. Aufgrund der Menopause haben Frauen noch viele kostbare Jahre vor sich, einen goldenen Herbst der Stabilität und maßvollen Energie.

Der Übergang ist nicht immer einfach. Nach vierzig Jahren, in denen das Gebot der Fortpflanzung eine enorm wichtige Rolle in unserem persönlichen Leben gespielt hat, können die zyklischen Schwankungen unseres Körpers enorme Auswirkungen für unser soziales Leben haben. Und falls man in den vierzig Jahren seinen Körper und seine gesundheitlichen Bedürfnisse vernachlässigt und mißbraucht hat, wird man die Folgen davon nun zu spüren bekommen. Die Wechseljahre können auch eine Zeit sein, in der wir von unserer Vergangenheit eingeholt werden, so daß die Zukunft für uns düster aussieht – eine Zeit der Vorahnungen und Verluste.

In unserer Kultur gilt jugendliches Aussehen als Ideal, besonders für Frauen. Während die Gesichter der Männer als zerfurcht bezeichnet werden, wenn die Erfahrung ihre Spuren hinterlassen hat, werden Frauen, deren Gesichter nicht mehr so glatt aussehen wie in der Jugend, als häßlich betitelt. Die vielsagenden Spuren des Alters, äußere Zeichen von angesammelter Weisheit, werden nicht geschätzt. Weisheit wurde durch Wissen ersetzt, Verstehen von Technik verdrängt. Das Informationspotential unserer Kultur wird auf Papier und Disketten festgehalten, nicht aber in unseren Köpfen. Zu weit vorauszuschauen bedeutet, auf sofortigen Profit zu verzichten. Fällt die Weisheit der Techno-Kultur zum Opfer, stellt das Alter keinen Wert mehr dar.

Unsere Kultur idealisiert zu sehr die Jugend – die Folge ist ein depressives Verhalten von Frauen in den Wechseljahren

Daher versuchen viele Frauen, ihr Alter zu leugnen. Sie wollen die Realität der körperlichen Veränderung so lange wie möglich nicht wahrhaben. Daher nehmen die seelischen Schmerzen und die Angst mit jedem unbestreitbaren Zeichen des Älterwerdens zwangsläufig zu. Wir opfern unsere Fähigkeiten auf dem Altar der Überheblichkeit. Die emotionale Belastung ist ganz und gar negativ, absolut schädlich.

Kein Wunder, daß Frauen die Wechseljahre fürchten!

Wenn Einstellungen wie diese existieren, müssen Depressionen weitverbreitet sein. Wissenschaftliche Untersuchungen haben gezeigt, daß Frauen in Kulturen, in denen Kinder eine zentrale Rolle spielen, sehr stark darunter leiden, wenn sie keine Babys mehr bekommen können. In Amerika ist die Quote der Frauen, die während der Wechseljahre Depressionen haben, bei Jüdinnen am höchsten; bei anderen weißen Frauen liegt sie im mittleren Bereich und bei schwarzen Frauen ist sie am niedrigsten. Anthropologen berichten, daß in China vor der Revolution, als alte Frauen eine sehr angesehene Stellung hatten, klimakterische Depressionen scheinbar überhaupt nicht existiert haben. Die Anthropologin Clara Thompson schreibt in ihrem Buch *»On Women«* (New American Library, 1971): »Die größten Gefahren der Menopause sind bei weitem psychogener oder kultureller Natur ... Eine Psychiaterin, die in China arbeitete, erzählte mir, daß sie bei einer chinesischen Frau niemals eine klimakterische Psychose beobachtet habe. Sie führt dies auf die Tatsache zurück, daß die älteren Frauen in China eine sichere und begehrte Position einnehmen.«

Kulturelle Erwartungshaltungen spielen eine große Rolle dabei, wie man die physiologische Veränderung erlebt und welches Gefühl man hinsichtlich der Anzeichen für das Älterwerden entwickelt. Dies ist viel wichtiger, als im allgemeinen angenommen wird. In unserer materialistischen Welt ignorieren wir oft die psychologische Komponente der Beschwerden während der Wechseljahre, obwohl gerade in diesem Bereich die Probleme entstehen! Symptome sind nur unangenehm, wenn wir sie als solche empfinden; und wenn wir mit Angst reagieren, werden sie noch intensiver und zahlreicher.

Natürlich sollten die physiologischen Veränderungen,

die all dies in Gang setzen, nicht außer acht gelassen werden. Sie stellen weitreichende Umstellungen dar. Weibliche Sexualhormone beeinflussen jede Zelle und jede Reaktion unseres Körpers. Ihre Schwankungen können uns verrückt oder friedlich, energiegeladen oder verzagt, stark oder schwach machen. Und die Wechseljahre sind zweifellos eine Zeit des hormonalen Aufruhrs.

Die Anzahl der Eizellen in den Eierstöcken nimmt, wenn wir älter werden, stetig ab, bis schließlich in den Wechseljahren gar kein Eisprung mehr stattfindet. Der Wert des follikelstimulierenden Hormons steigt um ein zehn- bis zwanzigfaches gegenüber früher an. Die Natur will bewirken, daß die Eierstöcke ihre traditionelle Funktion wieder aufnehmen. Progesteron, normalerweise nach einem Eisprung produziert, sinkt auf einen nicht mehr nachweisbaren Wert ab. Der Östrogenspiegel nimmt rapide ab, und die Anteile der verschiedenen Hormonarten ändern sich.

Der gesamte Hormonhaushalt verändert sich

Das luteinisierende Hormon, das ebenfalls von den Eierstöcken produziert wird, nimmt zu. Die plötzliche Freisetzung dieses Hormons hängt mit den Hitzeanfällen während der Wechseljahre zusammen. Andere Hormone geraten durch diese Anfälle ins Schwanken, insbesondere Corticosteroide und andere Nebennierenrindenhormone. Testosteron wird weiterhin in gleichbleibender Menge von den Eierstöcken produziert. Vom hormonalen Durcheinander bleibt es scheinbar unberührt.

Obwohl es den Anschein hat, daß diese Veränderungen ausgelöst werden, weil aus den Eierstöcken nun hormonabsondernde Drüsen werden, sind die Eierstöcke dennoch nicht die einzigen Determinanten des physiologischen Prozesses. Androstendion, von den Nebennieren erzeugt, wird in den Fettzellen zu Östrogen umgewandelt. Wieviel dem Körper zur Verfügung steht, um den Ablauf der Menopause erträglicher zu machen, hängt davon ab, wieviel die Nebennieren produzieren können, wie schnell der Körper es transportiert oder aufspaltet, und wie viele gefüllte Fettzellen es für die endgültige Umwandlung gibt.

Frauen, die während ihrer fruchtbaren Jahre Hormonstörungen hatten, freuen sich möglicherweise auf die Menopause. Sie hoffen, daß Ihre Schwierigkeiten dann ein Ende haben. Aber gerade diese Frauen werden einen sehr schwierigen Übergang erleben. Ihre früheren Probleme werden sich sogar noch vergrößern, sollten sie es versäumen, positiv zu handeln, um Dinge zu ändern. Menstruationsprobleme sind starke Vorboten klimakterischer Symptome. Aber so wie es möglich ist, Menstruationsprobleme in den Griff zu bekommen, können auch richtige Maßnahmen helfen, dieselben Hormonsysteme während der Wechseljahre im Gleichgewicht zu halten.

Hitzeanfälle sind unangenehm, doch keineswegs schmerzhaft

Was also sind die Symptome der Menopause? Bei ungefähr einer von zehn Frauen bleibt lediglich die Regel aus. Trotz vieler Befürchtungen der Frauen in den Jahren vor der Menopause, bringt die »Veränderung des Lebens« für die große Mehrheit sehr wenig Neues mit sich. Dennoch leiden drei von vier Frauen über einen Zeitraum von zwei oder drei Jahren unter Hitzeanfällen. Ihre Häufigkeit und Intensität ist schwer vorhersagbar, doch sie sind nicht im geringsten schmerzhaft. Man hat das Gefühl, als ob eine heiße Welle den Körper durchläuft; manchmal beginnen sie mit einem Kribbeln, begleitet von einer sich rasch ausbreitenden Röte und Schwitzen. Sie können so stark sein, daß man knallrot anläuft; oder so schwach, daß man lediglich das Gefühl hat, das Zimmer sei ein wenig überheizt. Nach der Hitzewelle, die wenige Sekunden oder ein paar Minuten dauern kann, frösteln viele Frauen, weil die Körpertemperatur etwas absinken kann.

Hitzeanfälle können in jedem Alter auftreten. Den meisten von uns sind sie vertraut, lange bevor wir in die Wechseljahre kommen. Vielleicht ist Ihnen bei scharf gewürzten Gerichten schon einmal heiß geworden oder bei Alkohol, Infektionen, plötzlicher Aufregung oder Verlegenheit. Der Unterschied besteht darin, daß die Hitzewellen in den Wechseljahren einen überfallen können, wenn man nur ganz ruhig irgendwo sitzt; allerdings sind sie kürzer als die anderen.

Hitzeanfälle können sehr unangenehm sein, wenn sie nachts in Abständen auftreten. Einige Frauen wachen so viele Male in der Nacht auf, so daß sie schließlich unter Schlaflosigkeit leiden. Tagsüber sind die peinlichen Situationen das Hauptproblem; es kann äußerst unangenehm sein, wenn man bei einer formellen Zusammenkunft knallrot anläuft und sich am liebsten die Kleider vom Leib reißen würde! Bei den meisten Frauen läßt sich dieses Problem dadurch beheben, daß sie einfach mehrere Kleidungsstücke übereinander tragen und dann ein Teil ausziehen können, wenn ihnen zu heiß wird.

Nervosität, Wutanfälle, Reizbarkeit, Erregbarkeit und Depressionen sind ziemlich häufige Symptome der Wechseljahre. Manche Frauen klagen über Schwindelgefühl und Schwächeanfälle, Kopfschmerzen und Schlaflosigkeit. Natürlich sind dies alles Probleme, die auch zu anderen Zeiten im Leben nicht ungewöhnlich sind. Es kann schwierig sein festzustellen, ob sie tatsächlich mit dem hormonalen Aufruhr zusammenhängen.

Gewichtszunahme, Völlegefühl und Juckreiz im Scheidenbereich sind weitere, häufig vorkommende Probleme während der Menopause. Die Vagina sowie die Brüste und andere Sexualorgane sind östrogenabhängig; fällt der Spiegel dieses Hormons, schrumpfen die Gewebe. Trockenheit und Wundsein im Scheidenbereich können den Geschlechtsverkehr schwierig machen. Seltene Symptome sind entzündetes Zahnfleisch, Gelenkschmerzen, Rückenschmerzen, Muskelschmerzen, Haarausfall oder Haarwuchs, trockener Mund und Schluckbeschwerden.

Es ist offensichtlich, daß viele Körpersysteme von der Menopause betroffen werden können; gleichzeitig könnten aber auch diejenigen von uns, die die Wechseljahre als Verursacher großer Probleme sehen, praktisch alle Beschwerden auf sie zurückführen. Einige Ärzte reagieren auf fast alle Klagen der Frauen zwischen vierzig und sechzig mit: »Es ist Ihr Alter, die Veränderung des Lebens.« Falls Sie möchten, können Sie dies glauben; doch mit einem holistischen Ansatz gehen Sie mit dem Problem anders um, egal, ob es durch die Wechseljahre bedingt ist oder nicht, denn Sie konzentrieren sich darauf, Ihre Gesundheit aufzubauen.

Die sexuelle Aktivität kann sich ändern – sie muß es aber nicht

Bei einigen Frauen geht die Menopause mit einem Schwinden des Interesses an Sexualität und einem deutlichen Rückgang der sexuellen Aktivität einher. Zwischen dem fünfzigsten und sechzigsten Lebensjahr verlieren ungefähr 40 Prozent der Frauen ihr Interesse an Sex. Doch Untersuchungen zu diesem Thema zeigen, daß dies nicht unbedingt so sein muß; eine derartige sexuelle Atrophie ist in erster Linie eine Folge der Einstel-

lungen und Voraussetzungen und nicht der physiologischen Veränderung.
Nach der Menopause dient die sexuelle Aktivität nur noch dem puren Vergnügen. Sex bewahrt und fördert Glück und Nähe zwischen den Menschen. Wenn man also nicht aus ganzem Herzen *der puren Lust wegen* miteinander schlafen möchte, hören die biologischen Systeme auf, dieses Verlangen zu unterstützen. Diejenigen, für die Sex in erster Linie eine Möglichkeit ist, um Kinder zu zeugen, werden höchstwahrscheinlich sexuell inaktiv, sobald sie nicht mehr fruchtbar sind. Wurde Sex sowieso als ziemlich langweilig empfunden, kann die Menopause eine gute Entschuldigung sein, sich von dieser unangenehmen Aufgabe zu verabschieden. In unserer Kultur ist Sex, außer bei jungen Menschen, verpönt; und diejenigen, die diese Einstellung verinnerlicht haben, lehnen ihre eigene Sexualität bei den ersten Anzeichen des Älterwerdens bereitwillig ab.
Ist Sex ein wichtiger Bestandteil einer intakten Liebesbeziehung, kann die Menopause ihm nichts anhaben. Viele Frauen haben dann mehr Spaß als je zuvor. Das sexuelle Interesse kann nach den Wechseljahren also auch zunehmen, nicht nur abnehmen; befreit von dem Risiko einer Schwangerschaft, kehren Spaß und Spontaneität zurück. In vielen primitiven Gesellschaften gelten ältere Frauen als besonders gute sexuelle Partnerinnen für junge Männer, weil sie in sexueller Hinsicht nicht mehr gehemmt sind und aufgrund ihrer Erfahrung gute Lehrmeisterinnen sein können.
Untersuchungen zum Thema Sex und Menopause zeigen deutlich, daß fortgesetztes sexuelles Interesse und sexuelle Aktivität davon abhängen, wie man dazu steht und was man darüber denkt. Frauen, die ein aktives Sexualleben haben, behalten ihr sexuelles Interesse. Eini-

ge Studien ergaben, daß ein interessierter Partner die wichtigste Voraussetzung für das sexuelle Interesse und die sexuelle Aktivität einer Frau ist.

Scheinbar hängen also die physiologischen Veränderungen von psychologischen Faktoren ab. Und der zeitliche Ablauf der Veränderungen bestätigt dies in der Tat. Die Mehrheit der Frauen hat fünf Jahre nach der Menopause keine Beschwerden mehr im Scheidenbereich, bedingt durch den Rückgang des Östrogens im Körper; doch viele hören direkt mit dem Sex auf, wenn ihre Periode ausbleibt. Es scheint, daß jüngere, fruchtbare Frauen Geschlechtsverkehr oftmals problemloser ausüben können, selbst wenn sie gar keine Lust daran verspüren. Doch ältere Frauen müssen ihn wirklich wollen. Wenn eine Frau nach der Menopause keinen Sex mehr möchte, kann sich ihre Vagina tatsächlich so verändern, daß sie nicht mehr imstande ist, einen Koitus zu vollziehen: die Vagina wird dünnwandig, ist nicht mehr schlüpfrig und elastisch und wird empfindlich und anfällig für Infektionen. Der Geschlechtsverkehr verursacht dann Schmerzen und Probleme.

Osteoporose, (Knochenschwund) kann zum Tod führen

Das gefährlichste der langfristigen Probleme, von denen Frauen nach den Wechseljahren heimgesucht werden können, ist die Osteoporose, das Schwächerwerden der Knochen. Der Knochenschwund beginnt unmittelbar nach der Menopause. Bis zum siebzigsten Lebensjahr brechen sich 40 Prozent der Frauen das Handgelenk, die Hüfte oder die Wirbelsäule. Hüftfrakturen, von denen 80 Prozent auf eine Osteoporose zurückzuführen sind, werden immer häufiger. Die Folgen davon können sehr ernst sein; 17 Prozent führen innerhalb von drei Monaten zum Tod.

Kompressionsfrakturen[1] der Wirbelsäule sind eine weitere häufige Folge der Osteoporose. Der Wirbelknochen im runden Rücken einer älteren Frau kann brechen und verwachsen; nun ist sie in ihrer Bewegung eingeschränkt und hat außerdem Schmerzen. Ein Viertel aller weißen Frauen in den USA haben wirbelsäulenbedingte Kompressionsfrakturen.

Knochenschwund hängt mit der Abnahme von Östrogen und Progesteron zusammen. Wird Frauen eines dieser beiden Hormone verabreicht, verlangsamt er sich. Aber nicht nur Hormone spielen eine wichtige Rolle bei der Entwicklung einer Osteoporose, wie im folgenden ersichtlich wird.

Natürliche Mittel beim Umgang mit der Menopause können die Entstehung von Langzeitproblemen, wie Osteoporose, verhindern. An diesem Problem sind wirklich alle Aspekte unseres Lebens beteiligt. Und die steigende Anzahl ernsthafter Symptome reflektiert die Vielzahl der Veränderungen, die unseren Lebensstil prägen. Führt man in den Wechseljahren ein Leben, das dem Körper nicht guttut, kann dies besonders schlimme Folgen haben; daher ist es sehr wichtig, daß Frauen in dieser Zeit auf ihre gesundheitlichen Bedürfnisse achten.

Eine gute Ernährung ist natürlich überaus wichtig. Ohne genügend reichhaltige Nahrungsmittel funktioniert keines unserer Körpersysteme so, wie es sollte. Wenn wir nicht die Mineralien und Vitamine bekommen, die wir brauchen, um Hormone zu erzeugen, werden sie wahrscheinlich schneller zurückgehen als erwartet; und nehmen wir nicht die Nährstoffe zu uns, die für starke und gesunde Knochen wichtig sind, werden sie schließlich schwach werden.

---

1 Brüche, die durch Druck oder Quetschungen entstehen

Die richtige Ernährungsweise für Frauen in den Wechseljahren unterscheidet sich nicht wesentlich von der der Jüngeren, doch auf einige Aspekte müssen Sie besonderen Wert legen. Eine Ernährung mit biologisch angebauten Vollwertprodukten verhindert Verstopfung und Gewichtszunahme, die viele von uns in den Wechseljahren plagen. Sie schützt auch vor Lebensmittelempfindlichkeit und anderen Allergien, die oft im Zuge dieses Rückgangs der Hormone ausbrechen. Abgesehen davon benötigen Sie Lebensmittel, die Bor, Magnesium, Zink und Kalzium enthalten, Mineralstoffe also, die für gesunde Knochen sehr wichtig sind.

Erst kürzlich konnte man nachweisen, daß Bor für ältere Frauen unentbehrlich ist. Eine Studie über den Stoffwechsel bei Frauen im Alter zwischen 48 und 82 Jahren, die vom Human Nutrition Research Centre in North Dakota durchgeführt wurde, zeigt, daß zusätzliches Bor (3 mg pro Tag) die Ausscheidung von Kalzium, Phosphor und Magnesium verringert und somit sowohl Knochen als auch Kreislauf schützt. Durch Bor steigen die Östrogen- und Testosteronspiegel im Körper an, die beide zusammen das sexuelle Verlangen und Potential aufrechterhalten und klimakterische Beschwerden verhindern. Innerhalb von acht Tagen verbesserte sich der Mineral- und Östrogenstoffwechsel durch die Borergänzungen erheblich. Arthritis und Rheumatismus bessern sich ebenso durch eine borreiche Ernährung.

Bor ist in vielen Nahrungsmitteln pflanzlichen Ursprungs enthalten, besonders in frischen Früchten und Gemüse. Gemüse enthält pro Gramm 13 Mikrogramm Bor, Milchprodukte 1,1 Mikrogramm, Getreide 0,92 und Fleisch nur 0,16. Essen Sie also am besten mehr Gemüse, um Ihre Boraufnahme zu erhöhen. Achten Sie darauf, daß es frisch und vorzugsweise roh ist; kaufen Sie nach

Möglichkeit Gemüse aus biologischem Anbau, denn es enthält mehr Mineralien.

Milchprodukte und Fischgräten enthalten viel Kalzium; doch viele Frauen, die unter Osteoporose leiden, vertragen bestimmte Milchprodukte nicht, weil sie gegen Laktose empfindlich sind. Fettarmer Joghurt ist eine viel bessere Kalziumquelle als Vollmilch oder Käse, weil die Laktose durch den Milchsäurebazillus, den sie enthält, vorverdaut wird. Wenn Sie also jeden Tag eine große Portion natürlichen Joghurt essen, idealerweise mit frischem Obst, wie Bananen, Birnen, Aprikosen oder Pfirsichen, erweisen Sie sich selbst einen großen Gefallen. Ganze Fische, wie Breitlinge, Sardinen (deren Gräten mitgegessen werden können) und Lachs in Dosen sind ebenfalls sehr gut; weiterhin Paranüsse und Mandeln, Bohnen, Erbsen und Brunnenkresse.

In Kapitel vier wurden Nahrungsmittel mit einem hohen Magnesiumgehalt vorgestellt, doch zur Erinnerung hier noch einmal eine Auswahl: Essen Sie Vollkorngetreide, Bohnen, Erbsen, Nüsse, Samen und grünes Gemüse. Praktischerweise sind dies die Nahrungsmittel, die auch die anderen Nährstoffe liefern, die Sie benötigen.

Zink ist ebenfalls in Nüssen, biologisch angebautem Getreide, Eigelb, Erbsen und Bohnen enthalten, doch die reichhaltigsten Quellen überhaupt sind Austern und rotes Fleisch. Vegetarier leiden schnell an Zinkmangel, wenn sie nicht darauf achten, viele pflanzliche Proteine zu essen.

Lebensmittel, die sie meiden sollten, sind Kleie, Rhabarber, rote Bete und Spinat, denn sie können die Absorption von Mineralien verringern. Tee, Kaffee und Alkohol reduzieren ebenfalls die Absorption, besonders von Zink, das man über die Nahrung aufnimmt. Trinken Sie nie mehr als eine Tasse oder ein Glas von einem dieser Getränke, und trinken Sie niemals Tee zu den Mahlzeiten.

Osteoporose wird mit einem hohen Konsum an Fleisch und Milchprodukten in Verbindung gebracht. Diese Art der Ernährung ist in den westlichen Industrienationen, wo Osteoporose am häufigsten vorkommt, sehr beliebt, denn sie ist oft sehr praktisch; und in vielen verarbeiteten Lebensmitteln sind große Mengen »Anti-Nährstoffe« und wertlose Kalorien enthalten. Osteoporose wird auch mit Krebs in Zusammenhang gebracht, besonders mit Brustkrebs, an dem eine von neun Frauen erkrankt. Um die Knochen zu schützen, kann es für eine Nahrungsumstellung nie zu früh sein. Osteoporose kann nach den Wechseljahren ernsthaften Schaden anrichten; ein starker Knochenaufbau vor den Wechseljahren ist der beste Schutz dagegen.

Durch eine richtige Ernährung können noch weitere Symptome der Wechseljahre gelindert werden. Vitamin B_6 und Vitamin E sind sehr nützlich. Versuchen Sie es mit Zusätzen von 50 bis 100 mg Vitaminen B_6 pro Tag; 50 bis 500 Einheiten Vitamin E, wenn Sie unter Hitzeanfällen leiden. Probieren Sie verschiedene Dosen, um herauszufinden, welche die richtige Dosis für Sie ist.

Eine ausgewogene Ernährung schützt vor Problemen während der Wechseljahre

Pflanzenöle, Nüsse und Samen, Eier und grüne Gemüse enthalten Vitamin E.

Viele Frauen im mittleren Alter machen sich Sorgen wegen ihres Gewichts. Die schlechten Ernährungs- und Bewegungsgewohnheiten früherer Jahre holen sie dann ein, wenn der Stoffumsatz sich verlangsamt und an Taille und Hüften Speckpolster entstehen. Doch die offenkundige Gewichtszunahme ist kein Grund zur Beunruhigung. Bleiben Sie rundlich und mühen Sie sich nicht ab, um so schlank wie ein junges Mädchen zu werden. Bei molligen Frauen sind klimakterische Beschwerden weitaus weniger schlimm und Osteoporose viel seltener, weil die Östrogenspiegel wesentlich höher bleiben. Am meisten betroffen sind dünne Frauen. Bereiten Sie sich daher auf die Menopause vor, indem Sie darauf achten, nicht zu dünn zu werden! Sollten Sie zur Schlankheit neigen, essen Sie immer gut und reichlich; vermeiden Sie Streß, gönnen Sie sich viel Ruhe, meditieren Sie, hören Sie auf zu rauchen und trainieren Sie Ihren Körper durch ein wenig sportliche Betätigung.

Der Aufbau gesunder Knochen und Muskeln ist jedoch nicht dasselbe wie Gewichtszunahme. Überschüssiges Körperfett macht uns anfälliger für viele chronische Krankheiten wie Herzleiden, Bluthochdruck, Diabetes und Krebs. Sollten Sie echte Probleme mit Ihrem Gewicht haben, achten Sie auf Ihre Ernährung. Aber zählen Sie keine Kalorien! Verzichten Sie einfach auf ungesunde Nahrungsmittel wie Zucker (man braucht überhaupt keinen Zucker), Kekse, Kuchen, Torten, Pasteten und Puddings. Essen Sie weniger tierische und verarbeitete Fette. Pommes frites sind tabu, wenn Sie bis ins hohe Alter gesund und schön bleiben wollen!

Die beste Methode, um überschüssige Pfunde loszuwerden, besteht darin, sich regelmäßig zu bewegen. Dies schützt auch vor Osteoporose, weil die Knochen gekräftigt werden. Machen Sie jeden Tag einen langen Spaziergang, und wenn möglich, treiben Sie noch andere Sportarten. In Dänemark und Holland, wo sich Frauen jeden Alters mit dem Fahrrad fortbewegen, sind dicke Menschen selten. Vergessen Sie das Auto – steigen Sie auf Ihr Rad!

Je mehr Sie sich bewegen, desto besser, allerdings nur,

solange Sie Ihre Muskeln und Gelenke nicht überstrapazieren. Wenn wir älter werden, braucht der Körper länger, um sich zu erholen. Es macht keinen Sinn, sich in sportliche Aktivitäten zu stürzen und anschließend tagelang Schmerzen zu haben. Gehen Sie es langsam aber stetig an; selbst eine halbe Stunde spazierengehen dreimal die Woche ist schon ein beträchtlicher Schutz und reduziert den Knochenschwund auf ein geringfügiges Maß.

Auch Bewegung hilft bei klimakterischen Beschwerden

Bewegung kann sehr nützlich sein, wenn Sie unter Hitzeanfällen oder kalten Händen und Füßen leiden. Damit Ihr Körper die Temperatur besser steuern oder sich leichter an eine veränderte innere Temperatur anpassen kann, sollten Sie sich so viel bewegen, daß Ihnen heiß wird und Sie mindestens zehn Minuten schwitzen. Jede Sportart kommt dafür in Frage, solange Sie dabei ins Schwitzen geraten: bergauf laufen, Aerobic, Krafttraining, Tanzen, schnelles Radfahren, Joggen oder Arbeiten rund ums Haus, wie Holz sägen oder Fenster putzen. Diese Art von Bewegung wird Ihnen helfen, stark und gesund zu bleiben; Ihr Haar wird glänzender werden und Ihre Haut ein blühenderes Aussehen bekommen. Wenn Sie Ihren Kreislauf durch kräftige Bewegung ankurbeln, werden Sie in vielerlei Hinsicht davon profitieren. Aber achten Sie darauf, daß Sie es nicht übertreiben. Machen Sie immer nur die Hälfte von dem, wozu Sie imstande zu sein glauben, bis Sie wissen, wie ausdauernd Sie bei anstrengenden Sportarten sind.

Versuchen Sie, Ihren Körper nicht mit Zigarettenrauch und anderen Giften zu belasten; dies ist immer gefährlich, aber besonders für Frauen im mittleren Alter und darüber. Es gibt definitiv einen Zusammenhang zwischen Rauchen und Osteoporose sowie Krebs und Herzleiden. Lassen Sie es! Ringen Sie sich dazu durch, es aufzugeben; lassen Sie sich durch eine Hypnosebehandlung helfen oder treten Sie, falls nötig, einer Antiraucher-Gruppe bei; trinken Sie während der Abgewöhnungsphase keinen Kaffee (er verstärkt nur die Qualen des Nikotinentzugs) und bewegen Sie sich viel im Freien.

Aluminium ist ein weiterer Schadstoff, der an Bedeutung gewinnt, wenn wir älter werden. Er schädigt das Gehirn und verursacht Demenz[1]; weiterhin wirkt es sich nachteilig auf den Mineralstoffwechsel aus und schädigt somit die Knochen. Ersetzen Sie Aluminiumkochtöpfe durch Kochtöpfe aus Stahl, und nehmen Sie keine Mittel gegen Magensäure, die Aluminium enthalten (die Marken heißen z. B. Alu-Cap, Aludrox, Asilone, Gaviscon, Gelusil, Maaloxan, Mucogel, Prodexin, Syn-Ergel). In weiten Teilen Großbritanniens ist Aluminium im Trinkwasser enthalten. Fragen Sie Ihr örtliches Wasserwerk, ob in Ihrem Wasser Aluminium ist. Falls ja, filtern Sie das Trink- und Kochwasser mit einem Wasserfilter oder einem Ionenaustauscher.

Wie ich früher in diesem Buch erklärt habe, hängen Probleme im Scheidenbereich, die in den Wechseljahren auftreten, in erster Linie mit Gefühlen zusammen, die dem Sex entgegengebracht werden. Aber es gibt einige Mittel, um Wundsein und Juckreiz im Scheidenbereich auf ein Minimum zu beschränken. Erstens, nehmen Sie keine Seife, Badezusätze oder Reinigungsmittel, die die empfindliche Haut schädigen könnten. Ich fand heraus, daß ich jedesmal schrecklichen Juckreiz und Ausfluß hatte, wenn ich meine Unterwäsche mit Waschpulver gewaschen hatte, das Enzyme und andere Chemikalien enthielt. Das Problem war behoben, als ich nur noch

1 Demenz = Geistesschwäche, Schwachsinn

Ecover-Waschmittel verwendete. Empfindliche Reaktionen gegenüber Waschpulvern ist bei Frauen sehr häufig. Wir erweisen sowohl uns selbst als auch der Umwelt einen Gefallen, wenn wir auf schädliche Waschmittel verzichten. Zweitens, benutzen Sie keine Seife, Reinigungs- oder Desinfektionsmittel im Intimbereich, und baden Sie weder in Schaumbädern noch in parfümiertem Badewasser. Waschen Sie sich sanft mit warmem Wasser, und falls Sie möchten, geben Sie ein wenig Salz und destillierten Essig hinzu.

Eine trockene Vagina bekämpft man am besten mit einem ausgiebigem Vorspiel. Baden Sie besser nicht kurz vor dem Geschlechtsverkehr; selbst wenn Sie keine Seife nehmen, trocknet ein Bad die Membranen aus. Zur psychischen Einstimmung hilft eine sexy Geschichte, die beste physische Vorbereitung ist meiner Meinung nach eine langsame Massage. Doch am wichtigsten ist das Verlangen, denn sonst wird die Vagina nicht so leicht schlüpfrig.

Mangelnde Feuchtigkeit ist oft eher ein psychisches als ein physisches Problem. Wenn Sie Ihr Interesse am Sex verlieren, könnte dies ein Zeichen von Schwierigkeiten in Ihrer Beziehung sein. Angst, Ärger, Vorbehalte und Mißtrauen sind die stärksten anti-erotischen Kräfte. Wird Ihr Sexualleben unbefriedigend, hilft es vielleicht, mit einem professionellen Berater über Ihre Probleme zu sprechen.

Bei einer HET werden die Perioden durch synthetische Hormone ausgelöst

Natürlich kann es auch sein, daß alles, was Sie brau. chen, nur eine Tube Gel (z. B. Gleitgel) ist, um die Schlüpfrigkeit zu verbessern. Legen Sie sie stets neben Ihr Bett, Gel hilft immer! Vielleicht schlägt Ihnen Ihr Arzt eine Hormonersatztherapie (HET) vor, wenn Sie ihn wegen klimakterischer Beschwerden aufsuchen. Das heißt,

Sie nehmen Östrogene und Progesteron (synthetische Substanzen, die dem Progesteron ähnlich sind) auf einer zyklischen Basis wie orale Kontrazeptiva ein. Der Progestogengehalt wird dazu führen, daß Ihre Uterusschleimhaut regelmäßig abgestoßen wird, als hätten Sie immer noch Monatsblutungen.

In ihren Anfängen bedeutete eine HET lediglich eine Östrogen-Therapie, weil Östrogene bei klimakterischen Beschwerden helfen. Mitte der siebziger Jahre entdeckte man dann, daß Östrogene allein Gebärmutterschleimhautkrebs verursachen können. Deshalb fügte man Progestogene hinzu; doch nicht alle kombinierten Präparate enthalten genügend Progestogene, um den schädlichen Auswirkungen der Östrogene vollständig entgegenwirken zu können. Frauen, die sich einer Hysterektomie unterziehen mußten, können dagegen problemlos nur Östrogene nehmen; es geht ihnen ohne Progestogene, die die Vorteile einer HET mindern und Wechseljahresbeschwerden vorübergehend verschlimmern können, sogar besser. Es besteht die Möglichkeit, daß durch Kombinationspräparate das Risiko von Kreislaufproblemen steigt. Doch noch sind sie nicht lange genug getestet worden, um Genaueres sagen zu können. Sowohl synthetische als auch natürliche Östrogene werden verwendet. Die natürlichen sind vorzuziehen, weil sie nicht so leicht Bluthochdruck oder Thrombose verursachen können. Diese Hormone werden gewöhnlich in Form von Tabletten verschrieben, obwohl Injektionen und Hautpflaster, durch die die Hormone in die Haut eindringen, ebenfalls verwendet werden können. Auch Östrogensalben werden bei Problemen im Scheidenbereich verwendet. In der Tabelle sind Präparate aufgelistet.

Präparate, die bei einer Hormonersatztherapie verwendet werden		
Markenname	*Hormongehalt*	*Bemerkungen*
Cyclo-Progynova (Tabletten)	natürliches Östrogen plus Progestogen	unzureichender Progestogengehalt
Progynova (Tabletten)	natürliches Östrogen	für Frauen, die eine Hysterektomie hatten
Ovestin (Tabletten)	natürliches Östrogen	"
Premarin (Tabletten)	natürliches Östrogen	"
Estraderm (Hautpflaster)	natürliches Östrogen	"

Eine HET kann bei Hitzeanfällen, Knochen-, Gelenk- und Muskelschmerzen helfen sowie die Stimmung heben. Die Östrogenkomponente verbessert die Trockenheit der Vagina und steigert das sexuelle Interesse. Doch Frauen, die sich einer HET unterziehen, reagieren deswegen keineswegs mit einer erhöhten sexuellen Aktivität oder mehreren Orgasmen.

Eine HET verhindert Osteoporose nur, solange die Präparate eingenommen werden. Sie bietet keinen langfristigen Schutz vor brüchigen Knochen.

Es wurde viel Aufsehen um die HET gemacht, die angeblich bewirken soll, daß man ewig jung bleibt und daß Haarausfall, Falten und alle anderen altersbedingten Veränderungen verhindert werden.

Aber es gibt keinen Beweis für diese Vorteile; eine HET ist nicht das Elixier der Jugend. Sie verhindert weder Falten noch trockene Haut.

Das Kuriose an der medikamentösen Behandlung von klimakterischen Beschwerden ist der sehr große Placeboeffekt. Ungefähr einem Drittel der Frauen geht es erheblich besser, wenn sie Placebos oder wirkungslose Pillen nehmen.
Der bloße Glaube an die Behandlung hat eine enorme Wirkung. Dies beweist also, daß die psychische Einstellung und der Glaube daran einen sehr großen Einfluß auf Symptome ausüben. Schwärmt Ihnen also eine Freundin vor, wie gut es ihr durch die Hormonersatztherapie geht, denken Sie daran, daß dies möglicherweise nicht nur an den Hormonen liegt, sondern auch an ihrer positiven Einstellung dazu! Wenn es Ihnen also gelingt, einen ähnlich starken Glauben an sich selbst zu entwickeln und Sie auch noch eine angeborene Fähigkeit haben, unangenehme klimakterische Beschwerden zu unterdrücken, können Sie dieselbe Wirkung auf eine viel befriedigendere Weise erzielen.
Eine psychische Kontrolle über klimakterische Beschwerden kann man sich aneignen. Sie können lernen, sich vorzustellen, daß Ihre Hände heiß oder kalt werden. Auf diese Weise können Sie Ihre Temperatur tatsächlich steuern. Wenn Sie diese Technik benutzen, um sich selbst abzukühlen, sobald Sie spüren, daß ein Hitzeanfall im Anzug ist, sind Sie in der Lage, den Anfall zu unterdrücken.
Biofeedback kann ebenfalls helfen (klinische Psychologen haben die notwendigen Geräte). Doch rein theoretisch ist es möglich, sich selbst ohne jegliche Geräte zu trainieren. Versuchen Sie es – stellen Sie sich vor, Ihre Hände würden sehr heiß und nur über sie können Sie die überschüssige Hitze aus Ihrem Körper herauslassen. Wenn es Ihnen gelingt, werden Sie weniger Hitzeanfälle

haben; und die, die Sie haben werden, werden weniger schlimm sein.

Eine HET erhöht das Brustkrebsrisiko

Warum die Mühe, werden Sie sich fragen, wenn man doch einfach eine Hormonersatztherapie machen kann? Der Grund ist, daß eine HET keine so befriedigende Antwort ist, wie Sie vielleicht zunächst glauben. Progestogene können Nebenwirkungen haben, wie Völlegefühl, Gewichtszunahme, angeschwollene und empfindliche Brüste. Weiterhin können sie sich negativ auf Ihre Stimmung auswirken. Sie fühlen sich wie in den besten prämenstruellen Zeiten ... und dann lösen sie noch das lästige Bluten aus. Und Sie dachten, damit wäre es endgültig vorbei! Wenn Sie unter Diabetes, Migräne, Fasergeschwulsten, Endometriose, Hypertonie, erhöhtem Lipidspiegel, Epilepsie oder Leberproblemen leiden, sollten Sie keine Hormonersatztherapie machen. Ihr Zustand könnte sich sogar noch verschlechtern. Besteht bei Ihnen ein erhöhtes Risiko, an Brustkrebs zu erkranken, sollten Sie ebenfalls keine HET machen, weil das Risiko größer werden könnte. Diese Warnung gilt besonders für Frauen, die bereits Brusterkrankungen hatten; und jene, bei denen zwei oder mehrere der folgenden Risikofaktoren zutreffen, würden gut daran tun, durch eine HET ihre persönlichen Risiken nicht noch weiter zu vergrößern: enge Verwandte (Schwestern, Mutter, Tanten) von Frauen, die Brustkrebs gehabt haben; Einsetzen der Periode vor dem zwölften Lebensjahr; Beginn der Einnahme oraler Kontrazeptiva[1] im jugendlichen Alter, ununterbrochene Verwendung oraler Kontrazeptiva über fünf Jahre oder länger; abgebrochene Schwangerschaften; Korpulenz.

Das große Fragezeichen, das hinter der Hormonersatz-

1 orale Kontrazeption = Verhütungsmittel in Tablettenform

therapie steht, bezieht sich auf ein mögliches erhöhtes Krebsrisiko. Man weiß, daß Östrogen allein die Gefahr, an Gebärmutterschleimhautkrebs zu erkranken, beträchtlich vergrößert. Deshalb sollten es nur Frauen einnehmen, die eine Hysterektomie hatten. Aber können die heute gebräuchlichen Kombinationspräparate das Krebsrisiko ebenfalls erhöhen? Es gibt Anlaß für die Vermutung, daß ein um 50 Prozent höheres Risiko, an Brustkrebs zu erkranken, besteht, wenn eine HET länger als zehn Jahre dauert – ein Anstieg, der der Zunahme an Brusterkrankungen in oder nach den Wechseljahren entspricht. Aber, und dies ist das Besorgniserregende, es ist möglicherweise noch zu früh, um genau beurteilen zu können, wie das Krebsrisiko von einer HET abhängt. Krebs ist eine Krankheit mit einer langen Latenzzeit, er kann erst Jahrzehnte nach dem Kontakt mit einer krebserregenden Substanz ausbrechen. Doch moderne Arten von Hormonersatztherapien werden noch nicht lange genug durchgeführt, um über den Umfang eines möglichen zusätzlichen Risikos verläßliche Angaben machen zu können.

Am meisten gefährdet sind wahrscheinlich die auf Sexualhormone empfindlich reagierenden Gewebe: Brüste, Gebärmutter, Eierstöcke, Vagina. Bei seltenen Krebsarten können die medizinischen Statistiker sehr leicht einen Anstieg erkennen. Doch viel schwieriger wird es für sie, wenn durch ein Medikament eine gewöhnliche Krebsart an Häufigkeit zunimmt. Leider ist Brustkrebs bei Frauen nach den Wechseljahren nicht selten. In den letzten Jahrzehnten nahm die Sterblichkeitsrate in Folge von Brustkrebs stetig zu. Es wäre töricht anzunehmen, daß dieser Anstieg nicht zumindest teilweise auf die verstärkte Einnahme von Sexualhormonen zurückzuführen ist.

Obwohl schon ein geringfügig erhöhtes Brustkrebsrisiko Tausende von zusätzlichen Todesfällen bedeuten könnte, würden Verfechter der Hormonersatztherapie darauf hinweisen, daß die Todesfälle bei Osteoporose zurückgehen; außerdem hätten einige Studien ergeben, daß die Todesrate von Frauen (egal wodurch sie gestorben sind), die eine HET gemacht haben, niedriger sei. Man muß sich jedoch fragen, ob dieser Effekt nicht darauf zurückzuführen ist, daß die Mehrheit der Menschen Frauen sind. Eine HET ist immer noch eine Behandlung, die sich nur die Mittelklasse leisten kann. Bei weitem sind die besten Garanten für ein langes Leben nach wie vor Geld und die Zugehörigkeit zu einer privilegierten Gesellschaftsschicht.

Das stärkste Argument der Medizin für eine HET ist die, daß Frauen dadurch vor Osteoporose geschützt werden können. So wird vielen offenen Fragen ausgewichen. Insbesondere wird ignoriert, daß auch eine Veränderung des Lebensstils einen Schutz bietet. Die allgemeine Gesundheit wird damit so sicher wie möglich gefördert. Osteoporose ist ein Problem unseres Lebensstils; er ruft auch die meisten anderen Krankheiten hervor, für die wir Menschen in den westlichen Industrienationen anfällig sind.

Doch um diesem Problem entgegenzutreten, muß den allgemeinen Lebensumständen und der medizinischen Versorgung in Großbritannien die Stirn geboten werden. Eine Regierung nach der anderen zeigt, daß sie es vorzieht, wenn Frauen Medikamente gegen vermeidbare Krankheiten nehmen. Lieber sollten sie dafür sorgen, daß es sich jeder leisten kann, ausreichend frisches Obst und Gemüse zu kaufen, um seinen Nährstoffbedarf zu decken. Rauchen ist ein weiterer großer Risikofaktor für Osteoporose; doch wieviele Frauen oder Ärzte sind sich dessen bewußt? Angesichts des großen Einflusses der Tabakindustrie und der großen Staatseinnahmen durch die Zigarettensteuer sollte man über die allgemeine Ignoranz eigentlich nicht überrascht sein. Das Argument scheint zu sein, daß man auf Kosten des staatlichen Gesundheitsdienstes ruhig seine Hormonersatztherapien haben soll.

Macht man eine HET, um Osteoporose zu vermeiden, muß sie ein Leben lang fortgesetzt werden. Ein vorzeitiger Abbruch führt zu einem Rückschlag in Form von sehr raschem Knochenschwund; denn die Knochen stoßen das ganze Gewebe, das durch die Hormone künstlich erhalten wurde, schnell ab. Es ist also nur eine kurzsichtige Lösung des Problems, mal ganz abgesehen von den unbekannten langfristigen Risiken.

Das soll nicht heißen, daß eine Hormonersatztherapie grundsätzlich falsch ist. Frauen, die eine Hysterektomie hatten und deswegen unter schweren klimakterischen Beschwerden leiden, profitieren von einer HET. Ich glaube, es macht Sinn, die Auswirkungen des chirurgischen Eingriffs auf den Hormonhaushalt so zu mildern. Solche Frauen können ohne Bedenken Östrogen allein nehmen, um den unangenehmen Auswirkungen der Progestogene zu entgehen. Eine HET kann auch bei Frauen angebracht sein, die trotz aller Bemühungen, gut zu essen und sich ausreichend zu bewegen, immer noch stark unter nächtlichen Schweißausbrüchen leiden und nicht die nötige Ruhe bekommen. Sie kann als vorübergehende Maßnahme bei Frauen sinnvoll sein, die daran arbeiten, ihr Leben und ihren Körper wieder in den Griff zu bekommen; deren Hormonhaushalt jedoch so unausgeglichen ist – durch eine Lebensmittelallergie oder Krankheit vielleicht –, daß die Gesundung

Frauen, die eine Hysterektomie hinter sich haben, können bedenkenlos eine HET durchführen

nur sehr langsam vonstatten geht. Wir sollten Lebensqualität nicht zugunsten einer übertriebenen Angst vor einer, wie es scheint, insgesamt ziemlich sicheren Art von Therapie opfern.

Meine Forschungsarbeit hat mich jedoch überzeugt, daß es dumm und absurd wäre, einen gesunden Lebensstil durch eine HET zu ersetzen. Ich persönlich weiß, daß sie für mich nicht geeignet ist; ich gehöre zu der Risikogruppe, die besonders stark gefährdet ist, an Brustkrebs zu erkranken – meine Schwester starb daran –, und ich werde nichts einnehmen, wodurch ich das Risiko steigern könnte.

Eine HET sollte schrittweise beendet werden. Sollten Sie Hormone schlucken, versuchen Sie die Dosis langsam zu senken, um festzustellen, ob Sie auch ohne sie auskommen können. Falls Sie nach einem Monat ohne Tabletten unter schweren Symptomen leiden, nehmen Sie sie wieder für weitere sechs Monate. Dann probieren Sie erneut, sie abzusetzen. Die meisten Frauen fühlen sich, wenn sie die ersten Jahre der Menopause überstanden haben, ohne sie sehr wohl.

Frauen, die die Wechseljahre noch vor sich haben, können die Folgen der chaotischen Hormonverschiebung am besten vermeiden, wenn sie sich im Vorfeld gut darauf vorbereiten. Sie können Ihren Lebensstil gar nicht früh genug ändern. Bauen Sie Ihre Knochen auf, indem Sie reichlich und gut essen, sich ausreichend bewegen und vor der Menopause mit dem Rauchen aufhören, solange Ihre Hormone das Knochenwachstum noch unterstützen; diejenigen, deren Knochen stark sind, bekommen nicht so leicht eine Osteoporose. Bringen Sie Ihre prämenstruellen Probleme in Ordnung, indem Sie die Ratschläge in diesem Buch befolgen. Sie sind dann, wenn die Periode ausbleibt, weniger anfällig für klimakterische Beschwerden. Werfen Sie auch Ihre bisherigen Vorstellungen von der Menopause über Bord; wenn Sie auf sich achtgeben, wird es Ihnen gutgehen; Sie werden Ihr gutes Aussehen behalten und die Veränderung unbeschadet überstehen.

Die Menopause muß kein Problem sein. Sorgen Sie dafür, daß sie auch bei Ihnen nicht zum Problem wird: Sie haben die Wahl.

Zusammenfassung

Die Menopause, das Aussetzen der monatlichen Blutung, beginnt durchschnittlich im fünfzigsten Lebensjahr einer Frau. Die Hormone stellen ihre Funktion um, sie unterstützen nun die Unfruchtbarkeit.

Frauen reagieren unterschiedlich auf die Wechseljahre, je nachdem unter welchen Beschwerden sie leiden bzw. welche psychische Einstellung sie zu ihr haben. Bekannte Symptome sind Hitzewellen, eventuell ein schwindendes Interesse am Sex, Anzeichen von Osteoporose.

Hormonersatztherapien sind generell nicht zu empfehlen, obwohl sie gerne von den Ärzten verordnet werden. Das Problem jedoch ist, daß sie Krebs verursachen können, weil dem Körper zuviel Östrogen zugeführt wird. Besser ist es, die Beschwerden mit einer ausgewogenen Ernährung und viel Bewegung zu bekämpfen.

11. Wie man einer Hysterektomie vorbeugen kann

Hysterektomie ist der häufigste chirurgische Eingriff bei Frauen. Eine von fünf Frauen in Großbritannien mußte sich bis zu ihrem 75. Lebensjahr einer Hysterektomie unterziehen. Ungefähr 80 000 dieser Operationen werden jedes Jahr durchgeführt, und es werden noch immer mehr. Hysterektomien hängen eng mit hormonalen Problemen zusammen. Einerseits rufen seit langem bestehende hormonale Störungen Symptome hervor, die eine Hysterektomie erforderlich machen, und andererseits führt der Eingriff selbst häufig zu einem Hormonmangel.

Es gibt verschiedene Arten von Hysterektomien. Welche jeweils durchgeführt wird, hängt erstens von den Gründen ab, die eine Hysterektomie notwendig machen und zweitens vom Chirurgen, welche operative Methode er bevorzugt. Hysterektomie ist die Entfernung der Gebärmutter und gewöhnlich auch der Eileiter. Bei einer Totaloperation wird auch der Gebärmutterhals entfernt, während bei einer subtotalen oder teilweisen Hysterektomie der Uterus oberhalb des Gebärmutterhalses amputiert wird.

Oophorektomie bedeutet die Entfernung eines Eierstocks, beiderseitige Oophorektomie die beider Eierstöcke und Salpingoophorektomie die der Eierstöcke und der Eileiter.

Die Operation kann durch die Bauchdecke erfolgen, und zwar entweder mit einem vertikalen Schnitt nabelabwärts oder mit einem horizontalen Schnitt nahe der Schamhaare (»Bikinischnitt«); dieser ist gewöhnlich vorzuziehen, weil er scheinbar besser heilt und die Narbe weniger sichtbar ist.

Alternativ dazu können die Ärzte eine Scheidenhysterektomie vornehmen, wobei die Gebärmutter durch die Vagina entfernt wird, ohne einen Bandschnitt zu machen. Für den Chirurgen ist dieser Eingriff schwieriger auszuführen, doch normalerweise heilt diese Wunde schneller ab.

Hysterektomie ist ein großer chirurgischer Eingriff, egal wie er vorgenommen wird. Die Patientin erhält eine Vollnarkose und muß ungefähr zehn Tage im Krankenhaus bleiben. Die meisten Frauen erholen sich innerhalb von zwei Monaten, so daß sie wieder ein normales Leben führen können; doch direkt nach der Operation brauchen sie viel Ruhe. Obwohl man nach einer Woche wieder aufstehen darf, ist die Hausarbeit im ersten Monat danach noch zu anstrengend. Bei den meisten Frauen dauert es ein Jahr, bis sie sich wieder richtig wohl fühlen.

Hysterektomien können Leben retten

Hysterektomie kann ein lebensnotwendiger Eingriff sein. Bei Gebärmutterkrebs, Gebärmutterhalskrebs oder Eierstockkrebs ist sie gewöhnlich die einzige Rettung. Ungefähr zehn Prozent der Hysterektomien werden wegen einer Krebserkrankung durchgeführt. Aber auch starke, schmerzhafte Perioden, chronische Unterleibsschmerzen und Schmerzen beim Geschlechtsverkehr können sie notwendig machen. Andere Gründe sind unter anderem Fasergeschwülste, Endometriose, Gebärmuttervorfall und Beckeninfektion. Probleme bei der Geburt, ein Gebärmutterriß beispielsweise oder ein invertierter Uterus[1] oder ein massiver Blutsturz, erfordern, auch wenn sie selten vorkommen, eine sofortige Hysterektomie.

Endometriose verursacht Schmerzen und starke Blutungen

Eine in Oxford durchgeführte Studie über Frauen vor den Wechseljahren ergab, daß die häufigsten Gründe für eine Hysterektomie anomale Blutungen (38 Prozent) waren, weiterhin Fasergeschwülste (37 Prozent), Gebärmuttervorfall (6 Prozent), Endometriose (6 Prozent) und Krebs (5 Prozent). Selten werden die Ursachen für anomale Blutungen diagnostiziert. In den meisten Fällen sehen die Organe, die der Chirurg entfernt, völlig normal aus.

Bei einem Vorfall senkt sich die Gebärmutter ab

Fasergeschwülste, gutartige Wucherungen in oder an der Gebärmutter sind sehr häufig; sie rufen aber oft keine Symptome hervor. Ungefähr 30 Prozent der Frauen haben Fasergeschwülste, die aber ganz klein sein können. Werden sie größer oder liegen sie so, daß sie auf empfindliche Stellen im Unterleib drücken, müssen sie entfernt werden. Viele Ärzte führen dann eine Hysterektomie durch, obwohl sie selten die einzige Möglichkeit ist. Das werde ich noch erklären. Bei Endometriose wachsen Zellen, die sehr stark auf Hormone reagieren, aus der Uterusauskleidung in den Unterleib, und zwar oft an die Außenseite des Uterus, wo sie anschwellen und bei jedem Menstruationszyklus bluten. Dies verursacht Schmerzen und starke Perioden.

Vorfall ist die Absenkung der Gebärmutter (oder anderer Organe, wie beispielsweise der Blase). Der Uterus sinkt ab, wenn die Bänder, die ihn halten, gedehnt werden. Es kommt zu Schmerzen und Blutungen. Manchmal sinkt

1 invertierter Uterus = um- bzw. eingestülpte Gebärmutter

der Uterus ab zur Vagina. Dies passiert häufig bei älteren Frauen, deren Gewebe ihre Kraft und Elastizität verloren haben. Der Uterus wird nicht mehr länger gestützt.
Eine Beckeninfektion (Beckenentzündung) kann nach einer Geburt auftreten. Sie entsteht auch infolge einer sexuell übertragenen Infektion, wie Chlamydia, Gonorrhö (Tripper) und nichtspezifischem Harnröhrenkatarrh oder Sterilisation. Beckenentzündungen haben in den letzten Jahren durch die sexuelle Freizügigkeit und der Verwendung von Intrauterinpessaren (IUP) zugenommen. Ein IUP, das Kupfer enthält, kann eine chronische Entzündung in der Gebärmutter hervorrufen. Der Kupfergehalt wirkt sich nachteilig auf die Immunität aus, so daß man für eine Beckeninfektion besonders anfällig wird. Zudem glauben einige Ärzte, daß die Infektion auch auf den Gebärmutterhals übergreifen kann. Normalerweise reicht es aus, das IUP zu entfernen (lassen Sie sich nie wieder überreden, sich ein neues einsetzen zu lassen, wenn Sie jemals eine Beckenentzündung hatten) und Antibiotika gegen die Infektion zu nehmen; doch es kann Jahre dauern, bis Sie wieder völlig schmerzfrei sind. Wird das Leiden chronisch, ist möglicherweise eine Hysterektomie zu empfehlen.
Es gibt viele Anzeichen dafür, daß die meisten der Hysterektomien, die in den Vereinigten Staaten durchgeführt werden, unnötig sind. Doch die Lage ist nicht so offensichtlich wie in Großbritannien, wo Ärzte mit Operationen kein zusätzliches Geld verdienen und der Etat des staatlichen Gesundheitsdienstes ständig überschritten ist. Trotzdem ist anzunehmen, daß selbst in Großbritannien bei vielen Frauen eine Hysterektomie vorgenommen wird, die nicht notwendig ist. In Norwegen, wo die Lebensdauer von Frauen höher ist als im Vereinigten Königreich, ist die Zahl der Hysterektomien

nur halb so hoch. Auf dem rasch expandierenden Sektor der privaten Medizin, mit ihren sehr ertragreichen operativen Eingriffen, steigt die Zahl der Hysterektomien besonders schnell an.

Abgesehen vom finanziellen Anreiz, den teure Operationen in Privatkliniken bieten, sind gesellschaftliche und kulturelle Gründe für die zunehmenden Hysterektomien zu verzeichnen. Eine Zunahme der hormonalen Probleme, die durch die Art und Weise, wie wir leben, verursacht werden, tragen zu den ansteigenden gynäkologischen Krankheiten bei. Frauen sind heute weniger bereit, sich damit abzufinden, als früher. Laut Umfragen des Royal College of General Practitioners konsultierten zwischen 1971 und 1981 73 Prozent der Frauen ihren Arzt wegen anomalen Uterusblutungen.

Bei Hausärzten besteht eine sehr unterschiedliche Bereitschaft, Frauen für Hysterektomien zu überweisen. Ihre individuelle Einstellung zu Frauen, gynäkologischen Problemen und Operationen spielen eine große Rolle, wie sie Patientinnen gegenüber reagieren, die über starke Schmerzen oder Blutungen klagen, also über Probleme, die nicht direkt meßbar sind. Ihr Urteil wird durch Faktoren beeinflußt, die eventuell nichts mit dem Leiden der Frau zu tun haben. Wenn Ihr Arzt in Ihnen eine unangenehme und schwierige Patientin sieht, überweist er Sie vielleicht an einen Facharzt, nur um Sie loszuwerden. Ein Allgemeinmediziner, der in der Zeitschrift *Woman's Journal* zitiert wurde, war ganz ehrlich: »Mir wurde bewußt, daß ich ziemlich unsympathisch wurde, wenn ältere Frauen mit der voraussagbaren langen Liste an Beschwerden hereinkamen ... Kein Wunder, daß es so viel »Routine«-Hysterektomien gibt – es ist der leichteste und schnellste Weg, sich einer Patientin zu entledigen und sie aus dem Sprechzimmer zu bugsieren!«

Einige Ärzte und Chirurgen sind von Hysterektomien vollkommen überzeugt und schlagen sie deshalb besonders schnell vor. Viele glauben, daß die Operation weitaus weniger Schaden anrichtet, als es in Wirklichkeit der Fall ist. Andere sind der Ansicht, daß Frauen, die keine Kinder haben möchten, oder aus irgendeinem Grund unfruchtbar sind oder jenseits des, nach ihrer Meinung, richtigen Alters, um ein Baby zu bekommen, ihre Gebärmutter nicht mehr brauchen und ohne sie besser dran sind. Die Medizin ist eine Männerdomäne, in der weibliche Organe wenig geschätzt werden. Gerne werden die Probleme der Frauen als neurotisch und irrational abgetan. Wäre der Uterus ein männliches Organ, gäbe es mit Sicherheit weitaus weniger Hysterektomien!

Hysterektomien werden leider oft sehr leichtfertig durchgeführt

Eine Schweizer Studie bestätigt diese Vermutungen. Männliche Gynäkologen, so wurde herausgefunden, führen doppelt so viele Hysterektomien durch wie ihre weiblichen Kollegen. Leider besteht die Mehrheit der Chirurgen aus Männern.

Es gab immer schon glühende (männliche) Verfechter der Hysterektomien. In den späten sechziger Jahren schrieb ein amerikanischer Gynäkologe, daß der Uterus, wenn er nicht für eine Schwangerschaft benötigt wird, »ein wertloses, blutendes, Beschwerden verursachendes, potentiell krebsanfälliges Organ wird und daher entfernt werden sollte.«. Mit dieser Ansicht stand er nicht allein da. Ein Artikel in der medizinischen Zeitschrift *Patient Care* aus dem Jahre 1980 bestätigte das: »Der Uterus kann extrem lästig werden, wenn er seine Funktion erfüllt hat. Ist eine Frau bereit, sich mit dieser

Plage abzufinden, schön und gut; soll sie ihren Uterus behalten. Doch wenn sie von allen Problemen befreit sein möchte, sollte ihrem Wunsch entsprochen werden.« In Großbritannien sind ähnliche Einstellungen weitverbreitet. Estelle Gunstock war vierundvierzig Jahre alt, als bei ihr eine gutartige Eierstockzyste diagnostiziert wurde. Der Chirurg entschied, daß der Eierstock entfernt werde sollte. Er fragte sie nach ihrem Alter. Als er erfuhr, daß sie das reife Alter von vierundvierzig Jahren erreicht hatte, beschloß er, den Uterus gleich mit zu entfernen!

Bei älteren Frauen gelten auch die Eierstöcke als potentiell gefährlich und »unnötig«. Viele amerikanische Ärzte lernen schon während des Studiums, daß die Eierstöcke immer entnommen werden sollten, wenn bei einer Frau über vierzig eine Hysterektomie vorgenommen wird.

Wenn man Ihnen also sagt, daß eine Hysterektomie notwendig sei, informieren Sie sich immer gut über alle anderen Möglichkeiten. Falls Sie Blutungen oder Schmerzen haben, können sie vielleicht ohne chirurgischen Eingriff behoben werden. Ist eine Operation unvermeidbar, achten Sie darauf, daß man Ihnen nicht mehr Organe entfernt als unbedingt notwendig. Lassen Sie sich von einem Arzt nicht einreden, daß bestimmte Organe lästig sind, nur damit er mehr als nötig entfernen kann.

Natürlich sind nicht nur männliche Gynäkologen der Ansicht, innere Sexualorgane seien eine lästige Plage. Viele Frauen sind nach Jahren voller Schmerzen, unangenehmen Perioden und der ständigen Sorge um die Verhütung nur zu gern bereit, sich ihre Gebärmutter entfernen zu lassen. Meine Freundin Jo wollte das Ganze einfach loswerden und leistete harte Überzeugungsarbeit bei ihrem Arzt, um ihn zu einer Operation zu überreden. Als ich Beschwerden mit meiner Regel hatte, erschien mir die Hysterektomie als ein sehr attraktiver Eingriff. Doch obwohl sie unbedingt erforderlich sein und man sich danach viel besser fühlen kann (sobald man sich von der Operation erholt hat), vorausgesetzt, die gynäkologischen Probleme können nicht auf eine andere Weise gelöst werden, ist sie dennoch etwas, das man nicht so leicht ins Auge fassen sollte. Sie kann ernsten physiologischen und psychologischen Schaden anrichten.

Studien über Frauen, die eine Hysterektomie vornehmen lassen mußten, sind öfters krank als Frauen, die andere Operationen oder gar keinen chirurgischen Eingriff hinter sich haben. Diese Folgeerscheinungen sind noch viele Jahre nach der Operation zu beobachten.

Hysterektomien ziehen viele Folgeerscheinungen nach sich

In den Vereinigten Staaten befragte die medizinische Soziologin Sonja McKinley 8000 Frauen im Alter zwischen fünfundvierzig und fünfundfünfzig Jahren über ihren Gesundheitszustand. Bei 30 Prozent der Befragten war eine Hysterektomie vorgenommen worden. Diese Frauen klagten über mehr chronische Krankheiten, nahmen doppelt soviele rezeptpflichtige Medikamente wie die übrigen 70 Prozent und beschrieben ihre Gesundheit als »schlechter als die von anderen«. Ausgehend von ihrer Forschungsarbeit glaubt Dr. McKinley, daß eine Hysterektomie weitreichende und gefährliche Auswirkungen auf die Gesundheit hat.

Psychologische Probleme sind besonders häufig. Nach einer Totaloperation ist die Wahrscheinlichkeit, daß Frauen unter klinischen Depressionen leiden, viermal so hoch; diejenigen, die ihren Uterus verlieren, die Eierstöcke jedoch behalten, sind dreimal so stark gefährdet, ernsthaft depressiv zu werden, als andere Frauen im selben Alter. Frauen, die schon vor der Hysterektomie in psychiatrischer Behandlung waren, benötigen sie nach der Operation voraussichtlich zehnmal mehr. Dazu kommt noch, daß diese psychische Krankheit schwieriger zu behandeln ist und lange dauert.

Eheprobleme und Scheidungen nehmen nach einer Hysterektomie zu. Ein Faktor, der zu diesem Problem beiträgt, ist der Verlust des sexuellen Gefühls und Verlangens. Im allgemeinen versichern die Ärzte, daß die sexuelle Erregung von der Hysterektomie unberührt bliebe, vermutlich wegen der weitverbreiteten Ansicht, daß die Klitoris das einzig sexuell erregbare Geschlechtsorgan sei. Dies ist nachweislich falsch. Bei vielen Frauen ist der Uterus am Orgasmus beteiligt; und für die sexuelle Befriedigung ist eine starke Erregung notwendig. Der Verlust des Uterus und seiner Verbindungen bedeutet den Verlust eines Organs, das für den Orgasmus überaus wichtig ist.

Der Verlust der sexuellen Erregung muß aber nicht sein. Einige Frauen haben nach der Hysterektomie besseren Sex als vorher, besonders, wenn der Geschlechtsverkehr schmerzhaft war oder sie Angst hatten, schwanger zu werden. Dennoch hätte eine Sterilisation, eine relativ kleine Operation, das Problem vielleicht besser gelöst! Man schätzt jedoch, daß zwischen 33 und 46 Prozent der Frauen ihr sexuelles Verlangen zum größten Teil verlieren.

Diese Veränderung kann mit dem Ausfall der Eierstöcke zusammenhängen, selbst wenn sie nicht operativ entfernt wurden. Jüngste Forschungen zeigen, daß die Funktion der Eierstöcke nach der Entfernung des Uterus oft ganz oder teilweise nachläßt. Die Eierstöcke werden hauptsächlich durch die Uterusarterie direkt aus dem

Uterus mit Blut versorgt. Bei der Hysterektomie wird diese Arterie durchtrennt und durch eine Naht verschlossen; es ist nicht mehr genügend Blut da, um die Eierstöcke gesund zu erhalten. Sie schrumpfen und sterben ab. Dadurch läßt die Hormonproduktion nach.
Selbst wenn die Eierstöcke überleben, gerät der Hormonhaushalt durch den Verlust des Uterus durcheinander. Der Uterus selbst produziert Prostaglandine und hormonähnliche Substanzen, die am »Feedback-System« mitwirken, welches das hormonale Gleichgewicht aufrechterhält. Die Eierstöcke benötigen möglicherweise zyklische Veränderungen im Uterus, um so funktionieren zu können, wie sie sollten. Ungefähr einen Tag nach einer Hysterektomie treten hormonal bedingte Probleme, wie Hitzeanfälle und Weinerlichkeit, auf. 50 Prozent der Frauen, bei denen eine Hysterektomie vorgenommen wurde, bekommen starke klimakterische Beschwerden, selbst wenn ein Eierstock noch intakt ist; und jede Frau, die ihre Eierstöcke verliert, erleidet eine plötzliche und drastische Menopause. In ihrem Buch *No More Hysterectomies* (Thorsons) zählt die Gynäkologin Dr. Vicki Hufnagel auftretende Symptome auf, wenn die Eierstöcke nicht mehr funktionieren:

Mögliche Symptome bei Eierstockverlust

Osteoporose, Arthritis, Kreislauferkrankungen, Hitzeanfälle, Schlaflosigkeit, Depressionen, Verlust des sexuellen Verlangens, Verilisierung, chronische Migräne, Funktionsstörungen des Darms, allgemeine Müdigkeit, neurologische Beschwerden, Zunahme von Allergien, Verlust der Körperfettverteilung, schweres PMS, rasches Altern der Haut, Völlegefühl, zyklisches Ödem, Korpulenz, Funktionsstörung der Schilddrüse, Gedächtnisverlust, Verlust des Sexualtriebs.
Komplikationen während der Operation kommen noch

hinzu. Eine oder zwei Hysterektomien von tausend verlaufen tödlich, und viele Frauen werden ernsthaft krank. Eine Vollnarkose ist nicht ungefährlich. Gehirnschäden und Leberleiden sind nur zwei schlimme Folgen, die sie nach sich ziehen kann. Bei ungefähr einem Drittel der abdominalen[1] Hysterektomien folgt eine Infektion; dies ist nach vaginalen Hysterektomien kein so großes Problem, doch, wie wir noch sehen werden, können dadurch andere Krankheiten ausgelöst werden. Monate nach der Operation können Bauchfellentzündungen und Beckenabszesse entstehen.

Eine kanadische Studie fand heraus, daß sich vier Prozent der Frauen, bei denen Komplikationen durch Hysterektomien auftraten, innerhalb von zwei Jahren erneut einer Operation unterziehen mußten. Grund dafür können Verwachsungen sein, Narbengewebe also, das sich um die Eierstöcke legt und sie schwer macht, was Schmerzen verursacht. Die Verwachsungen können bis zum Darm, den Eileitern oder anderen Organen reichen und an den Überresten des Uterus oder aneinander haften. Dies kann zu Darmverschlüssen oder Darmverschlingungen führen; die Ausscheidungen werden zurückgehalten, so daß der Darm nicht mehr so arbeitet, wie er sollte.

Schädigungen der Nerven oder der Harnorgane können weitere Probleme darstellen. Manchmal wird bei dem Eingriff ein Harnleiter (sie führen von der Blase weg) durchtrennt, so daß der Urin in den Unterleib gelangt. Oft werden auch Nerven zerstört, was bei mehr als 10 Prozent der Frauen Schmerzen, Schwäche, Taubheit in den Beinen zur Folge hat. Weitere 10 Prozent sind von Komplikationen im Harnsystem, einschließlich Infektionen, betroffen.

---

1 abdominal = durch die Bauchdecke operiert

Der Verlust der stützenden Strukturen im Unterleib kann darüber hinaus noch zu weiteren Problemen führen. Eine vaginale Hysterektomie, bei der die Gebärmutter von den sie umgebenden Organen weggezogen wird, kann den inneren Aufbau zerstören; die Beckenorgane fallen zusammen. Ein Vorfall kann erst zehn Jahre später auftreten.

Schließlich kann eine Schädigung der Blutgefäße zu Thrombose und inneren Blutungen führen; außerdem wird durch die hormonalen Veränderungen das Risiko, an weiteren Kreislaufproblemen zu erkranken, noch größer. Bei Frauen, die vor der natürlichen Menopause eine Hysterektomie hatten, ist das Risiko, herzkrank zu werden, dreimal so hoch.

Es gibt viele Alternativen zur Hysterektomie

Falls es also irgendeine Alternative zur Hysterektomie gibt, wäre es klug, sie zu ergreifen. Alternativen gibt es etliche, manchmal medizinische, manchmal chirurgische. Auch Änderungen des Lebensstils, um den Hormonhaushalt wieder ins Gleichgewicht zu bringen, könnten die Probleme lösen, die Sie oder Ihren Arzt zunächst veranlassen, diese drastische Operation ins Auge zu fassen. Es steht für Sie viel auf dem Spiel, daher lohnt es sich, Zeit und Geld zu investieren, um Ihr Leiden ohne den Verlust Ihres Uterus zu kurieren.

Fasergeschwülste, Endometriose und starke oder schmerzhafte Perioden sind die häufigsten Gründe für eine Hysterektomie. Sie sind alle hormonal bedingt. Die meisten Ärzte werden versuchen, sie medikamentös zu beheben, bevor sie eine Hysterektomie vorschlagen. Doch wenn Sie sich nicht mit den problematischen Aspekten Ihres Lebensstils auseinandersetzen, die hormonale Störungen verursachen, kämpfen Sie auf verlorenem Posten.

Ihre Gesundheit muß absoluten Vorrang haben. Es wird seine Zeit brauchen, alles in Ordnung zu bringen; doch wenn Sie gezwungen sind, eine Hysterektomie durchführen zu lassen, nimmt auch dies viel Zeit in Anspruch und macht Ihr Leben zudem freudloser. Stellen Sie Ihre Ernährung um, damit Sie so essen, wie in den Kapiteln vier und fünf dieses Buches empfohlen wird. Wenn Sie diäten, um abzunehmen, HÖREN SIE JETZT AUF! Essen Sie gut, aber essen Sie richtig. Dicke Frauen sind unterernährt, nicht überernährt. Verwenden Sie Nahrungsergänzungen, insbesondere essentielle Fettsäuren, die Vitamine A und B_6, Folsäure, Magnesium, Zink und Eisen, wenn Sie Menstruationsprobleme haben. Bewegen Sie sich mehr; suchen Sie sich Aktivitäten, die zu Ihnen passen, und machen Sie sie regelmäßig und häufig. Verbannen Sie Streßfaktoren, die zu Hormonstörungen beitragen, aus Ihrem Leben. Auch Beratung, Meditation und viel intensives Nachdenken können helfen. Bekämpfen Sie Allergien, indem Sie die Ursachen herausfinden und aus Ihrem Leben streichen. Hören Sie auf zu rauchen.
Ergänzende Therapien, wie Akupunktur, Behandlung auf Kräuterbasis und Homöopathie, können Ihrem Körper helfen, ein besseres Gleichgewicht zu erreichen. Suchen Sie sich einen Therapeuten, bei dem Sie sich wohl fühlen, dem Sie vertrauen und der eine gründliche Ausbildung in seiner oder Ihrer Disziplin hat. Die Adressen von Zentren und Informationen über Therapien siehe »Hilfreiche Organisationen«.
Wenn all diese Veränderungen das Problem nicht lösen, werden Sie für die Operation zumindest besser in Form sein. Sie werden weniger leiden, wenn Sie vor dem Eingriff so gesund wie möglich sind.
Eine medikamentöse Behandlung kann möglicherweise pathologische Veränderungen umkehren und ist viel ef-

fektiver, wenn Sie all die Nährstoffe bekommen, die Sie benötigen. Nachdem ich der Frage der rezeptpflichtigen Medikamente in allen Einzelheiten nachgegangen bin, und zwar sowohl bei meinen Forschungen auf dem Gebiet der medizinischen Soziologie als auch in den Büchern, an denen ich als Mitautorin mitgearbeitet habe, wie z. B. *Cured to Death; the effects of prescription drugs* (Warburg und Secker), glaube ich, daß sie nützlich sein können, wenn andere, sicherere Möglichkeiten ausprobiert wurden und sich als unzulänglich erwiesen haben. Obwohl ich große Vorbehalte gegenüber medizinischen Hormontherapien habe, glaube ich, daß sie einen Sinn haben und vor einer Hysterektomie versucht werden sollten.

Danazol (Danol), ein Analogon (chemische Kopie) eines männlichen Sexualhormons, das Östrogen unterdrückt und den Testosteronspiegel erhöht, ist ein Medikament, das bei Endometriose in Frage kommt. Versuchen Sie es, wenn ungefährlichere Maßnahmen nichts genützt haben. Vielleicht schlägt man Ihnen auch Progesteron in einer seiner vielen Formen vor. Natürliche Progesteronzäpfchen sind am sichersten, reichen aber eventuell nicht aus, um Ihr Leiden zu beheben. Versuchen Sie es zumindest erst einmal damit, wenn Ihr Arzt eine Progesterontherapie für notwendig hält. Synthetische Formen, einschließlich Tabletten und injizierte Progesterone, sind gefährlich, aber immer noch sicherer als eine Hysterektomie.

Auch einige operative Möglichkeiten sind weniger drastisch als eine Hysterektomie; doch es ist nicht so einfach, einen Chirurgen zu finden, der mit diesen Eingriffen Erfahrung hat. Endometriose, Eierstockzysten und Fasergeschwülste können durch Operationen oder, noch besser, durch eine Laserbehandlung entfernt werden, ohne wichtige Organe zu verlieren. Myomektomie ist der Fachausdruck für die Entfernung von Fasergeschwülsten, wobei der Uterus im Körper bleibt.

Vorfall und Absinken des Uterus können operativ durch eine Stützung der Organe im Unterleib behandelt werden. Viele Chirurgen schätzen diese konservative Behandlungsmethode weniger als die Hysterektomie; doch wenn Sie darauf bestehen, daß Sie Ihren Uterus wirklich behalten möchten, sollte es möglich sein, einen Arzt zu finden, der Ihre Wünsche respektiert.

Manchmal hat man leider nicht die Wahl. So unangenehm die Aussicht auf eine Operation auch sein mag (und ich möchte Ihnen hier nicht weismachen, daß sie es nicht ist), kann es dennoch sein, daß Sie sich mit ihr abfinden müssen. Wie ich bereits schon sagte, der Eingriff kann lebensrettend sein.

Ich erinnere mich sehr gut daran, als bei meiner Mutter eine Hysterektomie vorgenommen wurde. Monatelang hatte sie unheimlich schwach und müde auf dem Sofa gelegen, blaß und kaum fähig, sich zu bewegen. Sie sah sehr schön aus in ihrem weinfarbenen Hausmantel, wie eine Heldin aus dem viktorianischen Zeitalter; doch ihr Leben blutete nach fünf schwierigen Geburten buchstäblich aus. Etwas mußte geschehen. Die Operation war eine Erleichterung. Sie sah danach viel gesünder aus und hatte mehr Energie.

Das war vor dreißig Jahren, als es die Hilfe, die es heute gibt, noch nicht gab. Meine Mutter machte nach ihrer Operation jahrelang eine sehr beschwerliche Menopause durch. Heute kann einem bei hormonalen Störungen nach einer Hysterektomie geholfen werden. Die Östrogenersatztherapie – mit zusätzlichem Testosteron, falls Sie Ihre Libido verloren haben – ist sinnvoll, wenn Sie nach dem Eingriff unter schweren klimakterischen Beschwerden leiden. Die Risiken sind gering und die Vorteile können beachtlich sein.

In ganz Großbritannien gibt es auch ein Netzwerk von Beratungs- und Selbsthilfegruppen für Frauen. Ann Webb, eine Sozialarbeiterin, die selbst eine Hysterektomie hinter sich hat, koordiniert sie.

Bis man Ihnen eine Hysterektomie vorschlägt, sind Ihre Probleme vielleicht schon weit fortgeschritten, so daß alternative Möglichkeiten nicht mehr ausreichen. Am besten ist es, so früh wie möglich etwas zu unternehmen, wenn ein Eingriff noch nicht unbedingt notwendig ist. Die meisten Probleme, die zu einer Hysterektomie führen, werden durch eine schwere hormonale Störung verursacht; doch wenn Sie immer darauf achten, daß Ihr Hormonhaushalt möglichst ausgeglichen ist, ist es sehr unwahrscheinlich, daß Sie jemals in die Lage kommen, über eine Hysterektomie nachdenken zu müssen.

Als ich vor fünf Jahren starke Schmerzen bekam, diagnostizierte mein Arzt Fasergeschwülste. Er konnte sie fühlen, als er mit beiden Händen meinen Uterus und die dazugehörigen Organe untersuchte. Er lachte und sagte, es sei mein Alter. Ich kannte ihn gut genug, um den Scherz zu verstehen und lachte auch. Trotzdem machte ich mir natürlich Sorgen, denn ich wußte nichts über Fasergeschwülste.

»Was geschieht als nächstes?« wollte ich wissen.

»Nun« sagte er, »möglicherweise schlägt man Ihnen eine Hysterektomie vor. Es ist schwierig, Fasergeschwülste zu entfernen. Viele Chirurgen lehnen es ab.«

»Würden Sie dem zustimmen, wenn Sie eine Frau wären?«

»Nein.« Er wurde plötzlich ernst. »Ich würde die Zähne zusammenbeißen und so lange wie möglich durchhalten. In der Zwischenzeit könnten Sie es mit Nachtkerzenöl versuchen.«

Ich begann, Informationen über Fasergeschwülste zu sammeln. Bald wurde mir klar, daß meine prämenstruellen Beschwerden Teil desselben Problems waren. Mein Hormonhaushalt war nicht ausgeglichen. Also fing ich an, über das Problem zu lesen, und langsam entwickelte ich eine Strategie, um das Gleichgewicht wiederherzustellen. Ich habe sie in diesem Buch beschrieben. Ich würde sagen, daß Fasergeschwülste nicht weiterwachsen, vorausgesetzt, Sie bekommen Ihre Hormone wieder in den Griff; die Geschwüre können schrumpfen und dann aufhören, Beschwerden zu verursachen.

Ich hatte Glück, daß meine Fasergeschwülste sehr früh erkannt wurden und ich eine geeignete natürliche Behandlungsmethode herausfand. Die Empfehlung meines Arztes bezüglich des Nachtkerzenöls war genau richtig, obwohl das erst der Anfang war. Aber hätte ich mich früher mit meinem prämenstruellen Syndrom auseinandergesetzt, wären jene Fasergeschwülste vermutlich nie entstanden. Und das ist die wahre Botschaft dieses Buches: daß wir die Probleme durch unseren unausgeglichenen Hormonhaushalt lösen können und müssen, solange natürliche Heilmittel noch verwendet werden können.

Ich habe (bis jetzt!) eine Hysterektomie vermieden. Ich glaube, daß die Strategie, die ich entwickelte, als zum ersten Mal von einer Hysterektomie die Rede war, die Möglichkeiten, mich jemals dieser Operation (oder einer anderen) unterziehen zu müssen, enorm reduziert hat. Gleichzeitig weiß ich, daß meine Maßnahmen die Gefahr, an Brust- oder Eierstockkrebs zu erkranken oder Probleme während der Wechseljahre und Osteoporose zu bekommen, verringern; sobald ich mit meiner Ernährung und meinem Lebensstil wieder nachlässig umgehe, rufe ich mir diese Vorteile ins Gedächtnis zurück. Eine Gesundheit, die mit natürlichen Mitteln erhalten wird, ist durchaus besser als irgend etwas, was die Medizin oder Chirurgie erreichen kann!

Zusammenfassung

Hysterektomien, die Entfernung des Uterus und/oder der Eierstöcke, haben hormonale Ursachen. Oder aber sie führen selbst zu Hormonstörungen. Obwohl es alternative Behandlungsmethoden gibt, werden Hysterektomien bei Frauen sehr häufig durchgeführt.
Gebärmutterschleimhautkrebs ist der häufigste Grund für eine solche Operation. Daher kann sie auch lebensrettend sein. Aber auch gutartige Geschwülste können sie erforderlich machen. Egal welcher Grund vorliegt, Hysterektomien sind immer große Eingriffe, und die Patientinnen haben anschließend mit langandauernden Problemen zu kämpfen. Eine Hysterektomie sollte daher nur dann vorgenommen werden, wenn es keine alternative Behandlungsmethode mehr gibt.

12. Ein ausgeglichenes Leben für die Frau von heute

Ich hoffe, die vorangegangenen Kapitel haben gezeigt, daß Probleme mit den Hormonen durch einen richtigen Lebensstil erfolgreich bewältigt werden können. Das hormonale Gleichgewicht unseres Körpers ist das Produkt unserer Lebensweise. Wenn wir nicht auf unsere persönlichen Bedürfnisse achtgeben, sind hormonal bedingte Probleme die Folge. Eine Störung, die zu Symptomen wie prämenstruellem Syndrom, Unfruchtbarkeit bis hin zu Osteoporose führt, ist wirklich weit verbreitet. Sie spiegelt die allgemeine Geringschätzung menschlicher Bedürfnisse in einer Welt wider, die den ökonomischen Profit über die Gesundheit stellt.

In diesem Buch habe ich die Erfordernisse beschrieben, die für ein gesundes hormonales Gleichgewicht vonnöten sind: eine ausgewogene Ernährung mit gesunder, nahrhafter Kost; tägliche Aktivitäten, die in Harmonie mit den Fähigkeiten unseres Körpers stehen; Vermeidung von Schadstoffen, die die Bildung von Hormonen und ihren Stoffwechsel beeinträchtigen können, und schließlich das Akzeptieren unserer weiblichen Natur, die sich in ihren Bedürfnissen und Stärken von derjenigen der Männer unterscheidet.

Frauen sehen sich mit hormonalen Problemen konfrontiert, weil die heutige Ernährungsweise häufig unsere grundlegenden Bedürfnisse außer acht läßt. Wir werden darin bestärkt, Lebensmittel zu wählen, die uns nicht mit jenen Nährstoffen versorgen, die wir aber benötigen; verarbeitete, denaturierte Nahrungsmittel der Industrie versprechen nämlich höheren Profit. Wir werden dazu angehalten, viel zu sitzen, weil Autos, arbeitserleichternde Maschinen und moderner Unterhaltungskonsum gewinnbringend sind und weil unsere Arbeitswelt untrennbar mit Technologie verbunden ist. Wir werden dazu ermutigt, passiv zu sein, zu akzeptieren und nicht in Frage zu stellen, weil wir weniger Probleme heraufbeschwören, wenn wir uns der gängigen Auffassung nicht widersetzen.

Unser hormonales Gleichgewicht ist von Natur aus empfindlich und leicht zu beeinflussen. In einer idealen Welt wären unsere Bedürfnisse mit den Anforderungen unserer Kultur im Einklang. Unsere Welt ist jedoch alles andere als ideal. Konflikte existieren überall, werden oftmals aber nicht erkannt und sind in manchen Fällen offensichtlich nicht zu vermeiden.

Hormonstörungen sind das Spiegelbild unserer konfliktreichen Welt

Die fundamentalen Erfordernisse für einen gesunden Hormonhaushalt sind grundlegend für unsere allgemeine Gesundheit. Die Störung der weiblichen Hormonhaushalte ist nur ein Warnhinweis. Männer leiden an anderen Krankheiten. Sie bekommen mit einer höheren Wahrscheinlichkeit Herzleiden, eine weitverbreitete moderne Krankheit, gegen die weibliche Hormone einen gewissen Schutz bieten können. Unsere spezifisch weiblichen Hormone mögen in einer von Männern dominierten Welt trivial erscheinen.

Aber sie lassen viele Frauen unfähig werden.

Welche Probleme mit der Gesundheit wir auch betrachten, es dreht sich immer wieder ums Gleiche: Schlankheitskuren, Bewegung, Umweltverschmutzung, unsere Einstellung zu uns selbst. Wenn wir versuchen, diese Probleme zu lösen, um unser hormonales Gleichgewicht zu verbessern, beugen wir Dingen vor, die jeden von uns betreffen.

Ein gesunder Hormonhaushalt ist nicht allein ein biologisches Problem – dies gilt für die meisten Aspekte der Gesundheit – sondern auch ein kulturelles. Kultur ist das Ergebnis des gesamten menschlichen Bewußtseins, die Summe all dessen, woran wir glauben, das Produkt unserer Einstellungen, Gedanken und Phantasien. Sie bestimmt, wie wir uns in der Welt zurechtfinden, auf bestimmte Dinge reagieren, die uns widerfahren, und sie legt unsere Beziehungen und Art zu denken fest. Unsere Kultur wird von männlichen Theorien und Prioritäten dominiert. Technologie und Wirtschaftslehre, Pfeiler der Industrie, haben eine weltweite Wirtschaftskrise heraufbeschworen, die nur durch Anerkennung weiblicher Werte bewältigt werden kann. In dieser patriarchalisch ausgerichteten Kultur wurden Frauen zu passiven Anhängseln männlich dominierter Institutionen. Weibliche Werte sind eng verbunden mit Fürsorge. Für Frauen kommt zuerst das Leben – das Leben der Kinder, Familien und Gemeinschaften. Aber unser intuitives Wissen, daß es sich hierbei um die wesentlichsten Dinge handelt, geht angesichts der Zwänge in einer materialistischen Kultur, die für soziale und emotionale Belange wenig übrig hat, unter.

Wir leben in einer von Männern dominierten Kultur

Eine Frau zu sein bedeutet, sich fürsorglich zu verhalten – uns selbst und unseren Familien gegenüber – alle Erfordernisse bereitzustellen, die ein wirtschaftliches Überleben sichern. Frauen weigern sich zu Recht, ihre grundlegende Verantwortung aufzugeben. Dies führt jedoch dazu, daß Frauen als zweitrangig und unzuverlässig angesehen werden. Sie tragen die doppelte Last an Verantwortung: einerseits die Sorge um die Familie und andererseits den Konkurrenzkampf im Berufsleben. Wir arbeiten länger für weniger Lohn als unsere männlichen Kollegen, weil ein Großteil unserer Arbeit unbezahlt, unterbezahlt und unterbewertet wird. Bei all diesen Anforderungen ist es von größter Wichtigkeit, unsere Gesundheit zu bewahren. Jedoch führen sie dazu, daß uns der zeitliche Rahmen und die Energie fehlt, um in ausreichendem Maße für uns selbst dazusein und angemessen für unsere Kinder sorgen zu können.

Die ungleichmäßige Verteilung in unserer Gesellschaft offenbart einen weiteren Aspekt. Viele Frauen eifern ihren männlichen Vorbildern nach und verleugnen dabei ihre weibliche Natur. Und während sie sich vor den schlimmsten Formen der Ausbeutung schützen möchten, bezahlen sie dies mit einem Preis; unsere weibliche Natur ist halt nicht zu leugnen; dies wird uns um so schmerzlicher bewußt, wenn wir versuchen, sie zu verleugnen. Wenn wir aufgrund ihrer Auswirkungen eine Abneigung gegen unsere Weiblichkeit entwickeln, werden wir mehr unter dieser Weiblichkeit leiden, als sie zu genießen. Es fällt schwer, uns voll und ganz als Frau zu akzeptieren, solange dies für uns bedeutet, minderwertig zu sein.

Wie wir uns fühlen, so werden wir uns entwickeln. Die maskuliner gewordene Frau, die in der Berufswelt mit männlichen Kollegen konkurriert, produziert eine größere Menge männlicher Hormone. Frauen, die die männliche Ethik des Machtkampfes übernehmen, werden wie ihre männlichen Vorbilder anfälliger für Herzkrankheiten. Die Schulterpolster in den Kleidern spiegeln diese physiologische Angleichung wider. Ähnlich verhält es sich mit dem »Heimchen am Herd«, das sein Leben ganz der Familie widmet und die »weibliche« Rolle so übertreibt, daß sie ebenfalls nicht ihrer Natur entspricht. Weiblichkeit, mit ihren kulturellen Konnotationen wie Passivität, Selbstverleugnung und dem Streben nach Jugend, Fruchtbarkeit und Schönheit, führt zu wirklichem Leidensdruck, wenn Frauen nicht mehr in der Lage sind, Kinder zu bekommen.

Wir müssen eine Balance in unserem Leben erreichen. Eine Balance in unseren Lebensstilen, um das physiologische Gleichgewicht unseres Körpers zu stabilisieren; und eine Balance in unseren Ansichten, damit wir in der Lage sind, unsere Weiblichkeit positiv leben zu können, ohne unter dem Zwang zu stehen, Babys zu bekommen. Wir müssen unsere sozialen Bedürfnisse und die der von uns Abhängigen mit unseren persönlichen ausbalancieren; aber auch die Bedürfnisse unserer Familien müssen mit dem Wohl unseres Planeten in Einklang gebracht werden.

Als Frauen sind wir besonders gut in der Lage, all diese Dinge gleichzeitig zu handhaben; denn wir werden ständig mit einem instabilen Gleichgewicht konfrontiert, das empfindlich auf alles reagiert, was uns betrifft. Wir können die Bedeutung des Gefühlten und Unbekannten erkennen, da es sich dabei um etwas handelt, das unser Leben direkt beeinflußt. Wir verstehen Bewegung und Veränderung in ihren elementaren Formen, da auch wir selbst uns ständig verändern aufgrund unseres schwankenden hormonalen Gleichgewichts während der monatlichen Zyklen. Noch wichtiger ist die Tatsache, daß wir lernen, diese weiblichen Qualitäten genügend anzuerkennen, uns selbst und unsere Natur ausreichend zu achten, damit wir die Kultur verändern, die wir gleichzeitig mitprägen.

Die zyklische Natur der Frauen und die linear verlaufende der Männer

Die weibliche Natur, mit ihren zyklischen hormonalen Veränderungen, hängt auf engste Weise mit Geburt, Leben und Tod zusammen. Die männliche Natur, die unsere Kultur dominiert, ist eher linear. Das Überleben unseres Planeten hängt von einem neuen Verständnis zyklischer Prozesse ab; diese sind, im Gegensatz zu linearen Prozessen, längerfristig aufrechtzuerhalten. Frauen tragen die Verantwortung, für die Bedeutung des zyklischen Paradigmas[1] zu kämpfen; es ist in ihren Körpern eingebaut, um ihr Wesen im globalen Kontext hervorzuheben. Lineares Denken ist grundlegend für die heutigen Wirtschaftsmodelle. Solange wir die zyklischen Modelle nicht anerkennen, wird die Zerstörung der Natur, die unsere Zukunft bedroht, weiter voranschreiten. Frauen gehen allmählich gegen den lebensverachtenden Ethos an, der zuläßt, daß Menschen und Tiere der allgemeinen Gier geopfert werden. Wir erkennen jedoch nicht immer, wie uns ökologische Dinge direkt betreffen oder wie sich unsere Handlungen auf die Umwelt auswirken. Durch das Streben nach einem persönlichen Gleichgewicht können wir dazu beitragen, ein besseres globales Gleichgewicht zu schaffen.

Die Kräfte, die das hormonale Gleichgewicht in Gefahr bringen, bedrohen das gesamte Gleichgewicht des Lebens auf der Erde. Die Herstellung kontaminierter Nahrungsmittel ohne Nährwerte verwandelt unsere Felder in grüne Wüsten, wo jedes Leben ausgelöscht wird. Nur der Bauer profitiert noch davon. Durch die synthetische Erzeugung von Chemikalien, Pestiziden und Zusätzen, die unsere Stoffwechselsysteme angreifen, werden Abfälle produziert, die Luft, Flüsse und Seen verschmutzen. Die allgegenwärtigen Automobile und Maschinen

1 Paradigma = Muster, Beispiel

verführen uns dazu, auf unsere Muskelkraft gänzlich zu verzichten; sie verschmutzen die Luft und tragen zum Treibhauseffekt bei, der den Planeten bedroht.
Wir sind vom verletzbaren Erdmantel, der das Leben auf der Erde umschließt, ebenso abhängig wie ein Neugeborenes von der Plazenta im Mutterleib. Nur durch ein ökologisches Gleichgewicht kann die Menschheit mit guten Nahrungsmitteln versorgt, können die Abfallmengen verkraftet werden und die Reinheit von Luft und Wasser erhalten bleiben, damit ein Überleben gesichert ist. Unser Bedürfnis nach natürlicher Gesundheit ist die Speerspitze im Kampf um einen Lebensweg, der das Leben auf unbestimmte Zeit bewahren kann.
Natürliche Gesundheit hängt nicht von männlich dominierten Institutionen ab, wie etwa der Ärzteschaft oder den Pharmakonzernen. Sie funktioniert auf einer individuellen Ebene und verändert sich durch die Art, wie wir leben und denken. Der weibliche Ansatz ist gewaltfrei. Er vermeidet chirurgische und medizinische Gewalt an unseren Körpern im Hinblick auf eine fürsorgliche Gesellschaft. Diese neue Art zu leben ist Teil einer breiteren Bewegung, hin zu einem neuen Gleichgewicht zwischen den Geschlechtern, dem einzelnen und der Gesellschaft, der Menschheit und der natürlichen Welt.
Ich sehe einer Zukunft, in der der Fürsorge Rechnung getragen wird, mit Freude entgegen. Eine Zukunft, in der Sympathie nicht länger als Sentimentalität mißverstanden wird und weibliche Intuition nicht mehr von harten »Fakten«, die herangezogen werden, um die männlichen ausbeuterischen Werte zu erhalten, verdrängt wird. Die bisherige männliche Dominanz hat dazu geführt, daß wir uns auf andere, auf Experten und Institutionen, verlassen und die Tatsache negieren, daß ei-

ne Hälfte unseres Gehirns nach weiblichen Prinzipien funktioniert. Frauen müssen mehr Verantwortung übernehmen, mehr Selbstvertrauen entwickeln und Vorkämpferinnen für eine neue Richtung in unserer Kultur werden, damit unsere Vorrechte bei der Erziehung Früchte tragen und eine Welt entstehen lassen, in der jedes Leben gedeihen kann.

Zusammenfassung

Weil unsere Welt keine heile ist, haben viele Außenfaktoren – wie nährstoffreduzierte Lebensmittel, Komforttechnologien wie das Auto, Probleme und Streß im Beruf – Auswirkungen auf den Hormonhaushalt. Es kann zu Störungen mit fatalen Folgen kommen.
Eine Frau zu sein bedeutet, doppeltem Streß ausgesetzt zu sein: Wir müssen im Berufsleben mehr kämpfen als unsere männlichen Kollegen, und wir werden durch unsere monatlichen Zyklen stets an unsere eigentlichen Aufgaben als Fürsorgende erinnert.
Die weibliche Natur ist an Leben, Geburt und Tod gekoppelt, während die der Männer linear verläuft. Weil wir unserer Natur aber nicht entfliehen können, sollten wir Frauen für eine Welt kämpfen, in der wir uns nicht mehr selbst verleugnen, in der wir Verantwortung für uns, unsere Familien und den Planeten tragen. Denn ist die Welt in Ordnung, dann ist es auch unser Hormonhaushalt.

Hilfreiche Organisationen

NAKOS
Nationale Kontakt- und Informationsstelle für Anregung und Unterstützung von Selbsthilfegruppen
Albrecht-Achilles-Str. 65
10709 Berlin
Tel.: 030/8914019

Frauen in der Lebensmitte
Frau und Gesundheit e. V. – Selbsthilfegruppe
Helenenweg 15
40822 Mettmann
Tel.: 02104/75724

Frauen-Gesundheitsprojekte
Feministisches Frauengesundheitszentrum Göttingen
Goetheallee 9
37073 Göttingen
Tel.: 0551/484530

Gynäkologische Probleme
Arbeitskreis Frauenselbsthilfe bei gynäkologischen Problemen
Nernstweg 32
22765 Hamburg
Tel.: 040/3902190

Hysterektomie/Entfernung der Gebärmutter
Information für Frauen e. V.
Blumenstr. 43
69115 Heidelberg
Tel.: 06221/21317

Empfohlene Literatur

Beller, Fritz/Breckwoldt, M./Brenner, P. E., Hormonanwendung bei der Frau über 40, Berliner Medizinische Verlagsanstalt GmbH 1990

Blume, Angelika, PMS – Das prämenstruelle Syndrom, Rowohlt TB, Reineke 1992

Breckwoldt, M./Butterman, G./Dambacher, M. A. u. a., Menopause. Hormonsubstitution heute, Informed, Gräfeling 1989

Cernea, R., Steuerungselemente der Triebwelt. Studien und Untersuchungen über die Wechselbeziehungen zwischen Hormon, Konstitution, Psyche und Sexualität, Hans Huber Verlag, Bern 1965

Creutzfeldt-Glees, Cora, Frauen und Hormone. Was jede Frau über ihren Körper wissen sollte. Kreuz Verlag, Zürich 1992

Harrison, Michelle, Das prämenstruelle Syndrom.

Selbsthilfe-Handbuch, Frauenoffensive Verlagsgesellschaft, München 1985

Kahn, Ada P./Holt, Linda Hughey, Frau bleibt Frau. Das Klimakterium, Oesch Verlag, Zürich 1992

Kitzinger, Sheila, Mütter, ECON Verlag, Düsseldorf 1993

Künkel, Barbara, Ich bin in meinem Mond. Menstruationsschmerzen lösen, Isko-Press, Salzhausen 1990

Minker, Margaret, Hormone und Psyche. Im Wechselbad der Gefühle, Kunstmann, München/Frankfurt 1990

Murphy, Monika, Wenn die Hormone aus der Balance geraten. Frauenleiden – was Sie dagegen tun können, Germa-Press Verlag, Hamburg 1990

Reitz, Rosetta, Wechseljahre. Ermutigung zu einem neuen Verständnis. Rowohlt TB. Reinbek 1980

Senger, Gerti/Huber, Johannes, Hormone. Was sie sind – und was sie bewirken, Ariston, Genf 1989

Sneed, Sharon M./McIlhaney, Joe S., PMS – die Tage vor den Tagen. Hilfe für ein Leben mit dem prämenstruellen Syndrom, Gerth K Verlag, Aßlar-Berghausen 1991
Ufer, Joachim, Hormontherapie in der Frauenheilkunde, Band XVIII, 'de Gruyter, Berlin 1978[5]

Quellenverzeichnis

Abraham, Guy. Nutritional factors in the etiology of the premenstrual tension syndromes. *Journal of Reproductive Medicine*, 28 (7), 1983, 446-461.

Atik, S. O., Zinc and senile osteoporosis. J. Amer. *Geriatrics Soc.*, 31, 12, 1983, 790-1.

Biskind, M. Inactivation of testosterone proprionate in the liver following vitamin B complex deficiency: alteration of the estrogen-androgen equilibrium. *Endocrinology*, 32, 1975, 97-102

Bland, Jeffrey (Ed.) *Medical Applications of Clinical Nutrition*. New Canaan: Keats, 1983

Boston Women's Health Book Collective. *The New Our Bodies, Ourselves*. Penguin. 1989.

Bonen, A. Exercise-related disturbances in the menstrual cycle. In Borer, K. T. et al. (eds), *Frontiers of Exercise Biology*. Champaign, Ill.: Human Kinetics Publishers Inc., 1983.

British Medical Association and the Royal Pharmaceutical Society of Great Britain. *British National Formulary No. 17*. London: The Pharmaceutical Press, 1989.

Brush, Michael. *Understanding Premenstrual Tension*. London: Pan, 1984.

Bryce-Smith, D. Boron: a candidate for essentiality. *Felmore Health Publications, no. 151.*

Coulter, A. et al. Do British women undergo too many or too few hysterectomies? *Sociel Science and Medicine*, 27, 9, 1988, 987-994.

Dalton, Katharina, *Once a Month*. London. Fontana, 1978.

Davies, S. and Stewart, A. Nutritional Medicine. Pan Books, 1987.

Ehrenreich, B. and English, D. F*For Her Own Good: 150 years of the experts' advice to women.* London: Pluto, 1979.
Fioretti, Piero et al. *Postmenopausal Hormonal Therapie: Benefits and Risks*. New York: Raven Press, 1987.
Forbes, G. B. *Human Body Composition. New York: Springer Verlag 1987.*
Frisch, Rose. Exercise, Nutrition, Puberty and Fertility: delayed menarche and amenorrhoea. In Borer, K. T. et al (eds), Frontiers of Exercise Biology. Champaign, Ill.: Human Kinetics Publishers Inc., 1983.
Gear, Alan. *The New Organic Food Guide*. London: Dent, 1987.
Grant, Doris and Joice, Jean. *Food Combining for Health Wellingborough*: Thorsons, 1984.
Grant, Ellen: *The Bitter Pill: How Safe is the Perfect Contraceptive*? London: Elm Tree Books, 1985.
Hamburg, D. A. et al. Studies of distress in the menstrual cycle and the postpartum period. In: Michael, R. P. (ed.) *Endocrinology and Human Behaviour*. Oxford University Press, 1968.
Henderson, B. E. et al., Re-evaluating the role of progestogen therapy after the menopause. *Fertility and Sterility*, 49, 5, 1988, 95-155.
Hill, E. G. et al., Intensification of essential fatty acid deficiency in the rat by dietary trans fatty acids. *Journal of Nutrition*, 109, 1979, 1579.
»Hormone replacement therapy around and after the menopause: when and how?« *Drug and Therapeutics Bulletin*, 25, 9, 5 May 1987.
Hufnagel, Vicki. *No More Hysterectomies*. Thorsons, 1990.
Hunt, Kate and Vessey, Martin. Long-term effects of postmenopausal hormone therapy. *British Journal of Hospital Medicine*, 38 (5), 1987, 450-458.
Jansen, P. O. et al. The aging ovary. *Acta Obstet. Gynecol, Scand.* 106, 1982, 7-9.
Jones, D. Y. et al. Influence of dietary fat on menstrual cycle and menses length. *Human Nutrition and Clinical Nutrition*, 41 (5), 1987, 341-5.
Key, T.J.A. and Pike, M. C. The role of oestrogens and progestagens in the epidemiology and prevention of breast cancer. *British Journal of Cancer and Clinical Oncology*, 21, 1, 1988, 29-43.
Kitzinger, Sheila. *Women as Mothers*. London: Fontana, 1978.

Logue, C. M. and Moos, R. H. Positive perimenstrual changes: toward a new perspective on the menstrual cycle. *Journal of Psychosomatic Research*, 32, 1, 1988, 31-40.

McArdle, W. D. et al. *Physiology: Energy, Nutrition and Human Performance*. Philadelphia: Lea & Febinger, 1981.

Mastrovanni, jL. and Paulsen, C. (eds.) *Aging, Reproduction and the Climacteric*. New York: Plenum, 1986.

Melville, Arabella and Johnson, Colin. *Cured to Death: the Effects of Prescription Drugs*. London: Secker & Warburg, 1982.

Melville, Arabella und Johnson, Colin. *Eat Yourself Thin*. London: Michael Joseph, 1990.

Mutrie, N.j The psychological effects of exercise for women. In Borer, K. T. et al. (eds), *Frontiers of Exercise Biology*. Champaign, Ill.: Human Kinetics Publishers Inc., 1983.

Nielsen, F. H. et al Effect of dietary boron on mineral, estrogen, and testosterone metabolism in postmenopausal women. *FASEB Journal*, 1, 1987, 394-397.

Nygaard, E. & Hede, K. Physiological profiles of the male and the female. In Macleod, D. et al., *Exercise: Benefits, Limits and Adaptations*. London: E. & F. N. Spon, 1987.

»Osteoporosis: prevention and treatment«. *Drug and Therapeutics Bulletin*, 27, 1, 9 January 1989.

Passwater, Richard and Cranton, Elmer. *Trace Elements, Hair Analysis and Nutrition*. New Canaan: Keats, 1983.

Paul, A. A. and Southgate, D.A.T. *McCance and Widdowson's The Composition of Foods* (4th Edn.) London: HMSO, 1978.

Prior, J. C. Exercise-related adaptive changes of the menstrual cycle. In: McLeod D. et al. (eds.) *Exercise: Benefits, Limits and Adaptations*. London: E & F.N. Spon, 1987.

Reitz, Rosetta: *Menopause: A Positive Approach*. London: Unwin, 1985.

Robertson, James: *The Sane Alternative: a Choice of Futures*. From Schuhmacher Society Book Service, 1983.

Rubinow, D.R. et al. Changes in plasma hormones across the menstrual cycle in patients with menstrually related mood disorder and in control subjects. *American Journal of Obstetrics and Gynecology*, 158, 1988, 5-11.

Scamber, A. and G. Menstrual symptoms, attitudes and consulting behaviour. *Social Science and Medicine*, 20, 10, 1985, 1065-1068.

Snowden, R. and Christian, B. (eds) *Patterns and Perceptions of Menstruation: A WHO international collaborative study.* London: Croom Helm, 1983.

Stewart, Maryon. *Beat PMT Through Diet.* London: Ebury Press, 1987.

Stoppard, Miriam: *The Pregnancy and Birth Book.* London: Dorling Kindersley, 1989.

Studd. J.W.W. and Whitehead, M. (eds.) *The Menopause.* Oxford: Blackwell Scientific, 1988.

Toth, Bela and Erickson, James. Reversal of the toxicity of hydrazine analogues by pyridoxine hydrochloride. *Toxicology*, 7, 1977, 31-36.

Weideger, Paula. *Female Cycles.* London: The Women's Press, 1978.

Westcott, Patsy: *Alternative Health Care for Women.* Wellingborough: Thorsons, 1987.

»Women athletes fend off cancer«. *New Scientist,* 18 February 1988, p.27.

Wynn, Margaret and Wynn, Arthur. *Prevention of Handicap and the Health of Women.* London: Routledge and Kegan Paul, 1979.

Register

Abtreibung 42
Adrenalin 25, 119, 143
Aerobic 130 f.
Agnus Castus 184 f.
Aktivität, körperliche 118, 122 ff.
—, physische 116
—, Rückgang der sexuellen 224
—, sexuelle 151
Aktivitäten, männliche 136
Akupunktur 183, 256
Alkohol 71, 105
Allergien 27
—, chronische 37
Allheilmittel 182 f.
—, universelle 176
Aluminium 233
Anämie 75 f., 88, 204
Anfälle, epileptische 41
Angst 142
Angstzustände, extreme 23
Anspannungen 141 f.
Anti-Nährstoffe 15, 101 ff., 106 f., 109, 111, 193, 208, 230
—, Identifizierung der 114
Antibabypille 27, 114, 171–175, 214
—, Absetzen der 172, 175
—, Nebenwirkungen der 20, 173 f.
Arthritis 27, 126, 228
Aspirin 77, 181 f.
Asthma 141
Atrophie, sexuelle 224
Aussehen, madonnenhaftes 202
Auslaß-Diät 167
Avocado 82

Babys, mißgebildete 192, 195, 209
Beckeninfektion 246 f.
Bedürfnisse gesellschaftliche 60
—, wechselnde 57 f.
Befruchtung 198
Beruhigungsmittel 182 f.
Bewegung, körperliche 15, 45, 121, 232
—, regelmäßige 138, 147
Bikinischnitt 245
Biochemie 102
Biofeedback 237
Biovollkornmehl 80
Biozide 102
Blattangtabletten 88
Blitzdiäten 61
Bluthochdruck 170, 235
Blutungen, anomale 246
—, innere 77, 255
—, starke 40
Blutvergiftung 207

Blutzuckerkontrolle 75
Blutzuckerschwankungen 108
Blutzuckerspiegel 170
Bodengymnastik 131 f.
Bor 77 f., 228
Bromkriptin (Parlodel) 180
Brüste, schmerzende 23
Brustkrebs 62, 78, 139, 173, 238 f., 243, 261
Brustkrebsrisiko, erhöhtes 238 ff.
Brustprobleme 88,103
Brustwarzen, Stimulierung der 60, 212

Chelat 90 f.
Chemikalien, toxische 195 f.
Chlamydia 247
Chlorophyll 87
Chorionhormon, Gonadotropes (HCG), 198 f.
Chrom 75, 91
Cis-Fettsäuren 109 f.
Computerarbeit 133
Corpus luteum 198
Cyclosert 175

Danazol (Danol) 180, 257
Darmentzündung 166
DDT 111
Dement 233
Denken, lineares 267
Depression 23, 133, 141 f., 153, 156 f., 173 f.
—, Anfälle von 20
—, klimakterische 220
—, postnatale 42, 156, 213
DES (Diäthylstilbröstrol) 178 f.
DES-Babys 178
Diabetes 42 f., 75, 135, 164, 169, 206
Diäten 157
Dihydrogesteron 175
Dioxine 114
Diuretika 104, 170, 181 f.
Dominanz, männliche 268
Dopamin 180
-Übertragung 144
Drogen, alltägliche 170
—, gesellschaftliche 102, 197
Duphaston 175
Durchblutung 118
Durchbruchsblutungen 176, 199
Durchfall 165
Dysmenorrhö 176, 182

EFS (essentielle Fettsäuren) 78 f., 109 ff., 168
Eheprobleme 252
Eierstöcke 54
—, Östrogenproduktion der 56
Eierstockkrebs 62, 245, 261
Eierstockverlust, Symptome bei 253
Eierstockzyste 250, 258
Eingriffe, gynäkologische 36
Eisen 75 ff.
Eisenaufnahme 204
Eisenglukonat 90
Eisenmangel 75 ff.
Eisprung 149, 151 f., 155, 197 f.
—, regelmäßiger 194
—, stimulierter 208 f.
Eizelle, Einnistung der 194, 198 f.
Eleminationsdiäten 167
Empfängnis 192, 194
Endokrinologie 24
Endometriose 180, 246, 255, 257 f.
Energie, Ausnutzen der 59
—, Übermaß an 157
Entbindung 159
Entschlußkraft 63
Enzyme, aktivieren der 74
Enzymsysteme, natürliche 114

–, weibliche 125
Epiduralanästhesie 211
Ernährung 43 f., 65–100
–, ausgewogene 15, 230
–, falsche 192
–, Hormonstörung durch falsche 67
–, moderne 68
–, vollwertige 97, 107
Ernährungsproblem 100
Ernährungswissenschaft 66
Erregung, emotionale 151
–, Verlust der sexuellen 252
Erscheinungsbild, äußeres 41
Essen, Verlangen nach 23
Eßgewohnheiten 66
Eßverhalten, richtiges 99

Fasergeschwülste 22, 62, 172, 246, 255, 258 ff.
Fast Food 58
Fasten 117
Fehlernährung 66
Fehlgeburt 177 f.
–, Auftreten der 210
–, drohende 180
–, Neigung zur 209
–, verhindern der 208 f.
Feminismus 34
Fertiggerichte 205
Fettreserven, zusätzliche 192
Fettsäuremangel 205
Fettstoffwechsel 25
Fingerhut 184
Fisch, 83, 205
Fleischgerichte, fertige 205
Flüssigkeitsretention 121
Folsäuremangel 71
Fötus, Mißbildungen am 208
Frau, maskuline 265
Frauen, Natur der 51
Fruchtbarkeit, Höhepunkt der 198
Frühgeburt 42
Frustration 158
FSH 197
Funktionsstörungen, physiologische 140 f.

Gamma-Linolensäure (GLS) 67, 84
Gebärmutter, Kontraktion der 202
Gebärmutterkrebs 245
Gebärmutterriß 246
Gebärmutterschleimhaut, Abstoßung der 56
Gebärmutterschleimhautkrebs 235, 239
Gebärmuttervorfall 246
Geburt, Depression nach der 213
–, Vorbereitung auf 202
Geburtstermin, errechneter 211
Gehirn, Beeinflussung des 146 ff.
Gehirnfunktion, normale 70
Geisteskrankheiten 146
Gelbkörper, Anzahl der 56
Gemüse 82 f., 228
Geschlechtshormone, Produktion der 71
Geschlechtsverkehr 153, 197, 234
–, Schmerzen beim 245
Gesellschaft, Wandel der 36
Gestanin 109
Gesundheit 58
–, natürliche 268
Gewaltverbrechen 153
Gewichtsprobleme 66, 231
Gewichtszunahme 176
Giftstoffe 102
Gleichgewicht, biochemisches 28
–, globales 267
–, hormonales 11 f., 14, 30, 34, 50, 60, 63, 116, 135 f., 140, 145, 163 f., 199, 202, 262 ff., 266 f.

—, ökologisches 268
—, physiologisches 135 f., 266
Glukosetoleranz, sinkende 108
Glykogen 125
Gonorrhö (Tripper) 247
Grüngemüse 82

Haaranalyse 92
Haarausfall 42
Haarwuchs, übermäßiger 42
Häm-Eisen 204
Hömoglobin 87
Handeln, positives 45
Harnlassen, zusätzliches 104
Harnröhrenkatarrh 247
Hay-System 168
Hefe 75
Herbizide 96
Herzanfälle 37
Herzkrankheiten 33
Herzprobleme 184
HET (Hormonersatztherapie) 27, 234–242, 257
—, Präparate bei der 236
—, Risiken der 238
Hirnanhangdrüse 46, 53, 56 f., 119, 142
Hitzeanfälle 223
Hitzewellen 134
Homöopathie 183, 256
Hormon, follikelstimulierendes (FSH) 52, 54 ff.
Hormon, luteinisierendes (LH) 52, 54 ff.
Hormonbehandlung, Risiko der 179 f.
Hormone, dynamisches Gleichgewicht der 57
—, synthetische 14, 172, 176, 200, 234
—, verschiedenartige 24
Hormonspiegelerhöhung, künstliche 27
Hormonhaushalt 53
—, gesunder 15, 45, 264
—, Nährstoffe für gesunden 89
—, Veränderung des 221
Hormonprobleme, Medikamente gegen 180
Hormonproduktion 46
—, Steigerung der 119
Hormonschwankungen 162
—, Chaos der 12, 18
Hormonspiegel 53
—, sinkender 52
Hormonspiegelschwankungen 25
Hormonstörungen 37, 62
—, chronische 18 f.
—, Krankheiten durch 13
Hormonsystem 25, 28
Hormontherapie 177
Hormonzyklen 49
HPL (laktigenes Hormon der Plazenta) 201
Hydrazine 111
Hydrocortison 119
Hypnosebehandlung 232
Hypoglykämie 135
Hypothalamus 53, 142
Hysterektomie 14, 16, 22, 40, 156 f., 235, 241, 244–261
—, abdominale 254
—, Alternativen zur 255
—, Anstieg von 11
—, Arten der 244 f.
—, Folgeerscheinungen der 251
—, Geschlechtsverkehr nach 252
—, Gründe für 255
—, Komplikation durch 254
—, leichtfertige 249
—, vaginale 255

Ibuprofen 181 f.
Infektionen, Anfälligkeit für 41

Instabilität, psychische 18 f.
Insulin 42, 119, 170
Insulinschub 108
Interesse, sexuelles 151 ff.
IQ-Test 155
IUP (Intrauterinpessar) 20, 22 247

Jod 78
Joga 53
Jogging 132 ff.
Juckreiz 42

Kaffee 103 ff., 170, 233
Kalium 74 f.
Kartoffeln 82 f.
Kasein 167
Katastrophe, globale 51
Kinder, gesundheitliche Probleme der 138
Knochenschwund 61, 120, 180, 226, 233
—, rascher 241
Koffein 103 f.
Kohlehydrate 137
—, komplexe 167
—, verfeinerte 206
Kollitis 165
Kommunikation 60
Kompressionsfrakturen 226 f.
Kondome 175
Konflikte 263
Konnotationen, kulturelle 266
Konservierungsstoffe 100
Kontrazeption, orale 238
Kontrazeptiva 176, 180
Körper, Einstellung zum 58
—, Fettgehalt des 117
—, Natur des weiblichen 49
Körperfett, überschüssiges 231
Körperwahrnehmung, Beeinflussung der 159
Kräfte, anti-erotische 234
Krankheiten, chronische 231
—, insulinbedingte 43
Kräuterbasis, Behandlung auf 256
Kräuterheilkunde 183
Kräuterheilmittel 184
Kräutertee 104
Krebs 239
—, Vorbeugung 71
Krebsrisiko, erhöhtes 173
Kultur, materialistische 264
Kupfervergiftung 196

Lactose 167, 229
Landwirtschaft, moderne 94
Langzeittherapie 177
Laserbehandlung 258
Leben, Mikrokosmos des 51
Lebensmittel, belastete 107
—, biologische 93–96
—, nährstoffreiche 79
—, schimmelige 206
—, unverträgliche 166
Lebensmittelallergie 115, 165, 167
Lebensmittelsubstanzen 106
Leber (tierische) 81
Leber, Enzymsysteme der 113
Leberfunktion, gute 119
Leberprobleme 114
Lebertran 88
Leiden, emotionale 141
Libido, verlorene 259
Listeria 205
Magengeschwüre 182
Magnesium 68, 72 ff., 92, 169 f.
Magnesiummangel 73 f., 95, 207 f.
Mangelerscheinung 68
MAO (Monoaminooxidase) 144
Medikamente, Nebenwirkungen der 174 ff., 180 ff.
—, Störungen durch 172

Mehrlingsschwangerschaft 209
Melanin 201
Menopause 11, 13, 18, 28, 35, 54, 163, 216 ff., 243
—, Sex und 225 f.
—, Symptome der 222
—, Symptome während der 41 f.
Menstruation, Schamgefühle während der 19
Menstruationshütte 158
Menstruationskrämpfe 39
Menstruationsprobleme 35 f., 39
Menstruationszyklus 53 ff.
—, unregelmäßiger 19
Migräne 23
Mikronährstoffe 67, 70
—, Bedarf an 171
—, Mangel an 94
Milchfluß, Hormon für 202
Milchprodukte 229
Milchproduktion, Steuern der 213 f.
Mineralien, erhöhtes Ausscheiden der 170
—, natürliche 87
Mittel, harntreibende 104
Molkereiprodukte 167
Multivitaminzusatz 90
Mütter, berufstätige 98
Myomektomie 258

Nachtkerzenöl 79, 88, 109 f., 168, 260
Nährstoffbedarf 69
Nährstoffe, essentielle 67
Nahrung, nährwertreduzierte 44
Nahrungsergänzung 68, 84 ff.
Nahrungsmittel, biologisch vollwertige 69 f.
Nahrungszusätze 45
—, natürliche 87
—, Wirkung der 92 f.
Natrium 74 f.
Natur, zyklische 267
Nebennieren 57, 71, 119
Negativismus, prämenstrueller 150
Nervensystem, zentrales 141
Neurohormone 142
Neurotikerinnen 2
Neurotransmitter 143 f., 147
Nierenprobleme 86
Nikotinentzug 233
Nitrat 94
Noradrenalin 119, 145, 147
Nüsse und Samen 79 f.

Obst 83
Oophorektomie 244
Opiathormone 133
Orgasmus 212, 253
Oesteoporose 42, 77 f., 112, 117, 125, 139, 217, 226 f. 229–232, 236, 240 ff., 261
Östradiol 119
Östrogen 24, 26 f., 54, 144 f., 194, 200 ff.
—, synthetisches 178
Östrogen-Therapie 235
Östrogenersatztherapie 259
Östrogenmangel 120, 217
—, Symptome für 78
Östrogenproduktion 61, 122
Östrogenspiegel 142
—, hoher 197, 200, 206
—, normaler 77
—, schwankender 145
—, steigender 56
Östrogenstoffwechsel 113
Ovulation, Phase der 17
Oxalsäure 76
Oxytocin 202, 210 ff.

Paracetamol 181
Paradigma, zyklisches 267

Partnerschaft, angespannte 151
PCB 88, 111
Periode, Ausbleiben der 119
—, erste 19, 54
—, normale 40
Pestizide 100, 102, 111 f.
Pestizidrückstände 106
Phänomene, physikalische 140
Phase, prämenstruelle 17
Phosphate 105
Placeboeffekt 237
Plazenta 199 ff.
PMS (prämenstruales Syndrom) 20–23, 28, 30, 34 ff., 38, 62, 74 f., 78, 84, 103, 116, 138, 165 f., 169, 176, 182, 260, 262
—, Symptome des 139 f.
Polyphosphate 105
Probleme, hormonal bedingte 29 f.
Progesteron 24, 26, 52, 54, 56, 119, 141, 194, 198 f., 200 ff.
—, natürliches 176 f.
—, synthetisches 179
Progesteronabgabe, hohe 156
Progesteronmangel 110, 121
Progesteronspiegel 113
—, hoher 108
—, steigender 56
Progesteronzäpfchen 257
Prolaktin 119
Prostaglandine 109 f., 202, 210
Protein 80, 112
Pubertät 19, 98, 162 f., 165
Pyridoxin (V-B6), 68, 70, 73

Radfahren 128 ff.
Rauchen 71, 112 f., 210, 232, 241 f.
Reaktion, hypoglykämische 108
Regelbeschwerden 88
Regelschmerzen 35, 39 f., 172
Relaxin 201
Rezeptoren 24
Rheumatismus 228
Rohkost 97
Routine-Hysterektomien 249

Salpingoophorektomie 245
Schäden, alkoholische 105
Scheiden-Damm-Schnitt 212
Scheidenausfluß, veränderter 155
Scheidenbereich, Probleme im 233, 235
—, Schwämmchen im 206
Scheidenhysterektomie 245
Scheidungen 252
Schilddrüse 78
Schlaflosigkeit 223
Schlankheitskuren 117
Schmerzmittel 181 f.
Schwangerschaft 28, 42, 56, 88, 155 f., 214
—, Ende der 160, 200 f.
—, erste 191, 210
—, Geschlechtsverkehr während der 212
—, Hormonspritzen während der 208
—, Hormonstörung während der 177
—, Nährstoffbedarf durch 171
—, Nährstoffe während der 203 ff.
—, problemlose 189 f.
—, Prozeß der 197
—, Sport während der 123
—, Verlauf der 199 ff.
—, Vorbereitung auf 193
Schwangerschaftstest 180, 208
Schwangerschaftstoxikose 74
Schwangerschaftsvorsorge 189

Schwimmen 132
Schwitzen 123, 232
Seetang 83
Selbstmord 18 f. 173
Selbstvertrauen 45 f., 269
Serotonin 145
Sexhormon 72
Sexualhormone 24 ff., 53, 143, 147, 171
—, Abfall der 212
—, Produktion der 54
Sexualleben, harmonisches 60
Sexualorgane, Entwicklung der 56
Sexualverhalten 151, 153
Sojaprodukte 167
Soor 76
Soziologie, medizinische 22
Spannungen, prämenstruelle 11, 17
Spazierengehen 124–128, 137
Spermamenge 198
Spermien 195
Sport, regelmäßiger 116, 119 f.
Spurenelemente 68
Squash 135
Sterilisation 247
Steroide 170
Steroidhormone 27
Stillen 213 f.
Stoffwechsel 74, 92, 109, 125, 143
—, Änderung des 120
Stoffwechselprozeß 70
Stoffwechselsystem, geschädigtes 31
Straßenverkehr, Unfälle im 154
Streß 60, 147 ff., 163 f., 171
Symptome, klimakterische 221
—, psychologische 21
Synapse 143
System, dopaminerges 181

Tanzen 130 f.
Tartrazin (E102) 111
Tee 103 ff.
Tennis 135
Test-Essenspläne 168
Testosteron 26, 119
Theobromin 103
Thrombose 235, 255
Tiefkühlprodukte 205
Tocopherol 72
Toxämie, Präseklamptische 207
Training, regelmäßiges 124
Trans-Fettsäuren 109 f.
Transmitter 180
Trennkost 168
Trockenheit, vaginale 42, 78, 153, 234

Übelkeit 175 f.
—, morgendliche 77, 199
Übergewicht 37, 66, 192
Umweltverschmutzung 45, 100–115, 195 f.
—, schleichende 36
Unausgeglichenheit, ernsthafte 163
Unfallgefahr 21
Unfruchtbarkeit 112
—, ständige 27
Untergewicht 118
Urinproduktion, erhöhte 169 f.
Ursachenforschung 29
Urteilsvermögen, eingeschränktes 156
Uterus, invertierter 246
—, lästiger 250
Uterusblutungen, anomale 11, 16, 36, 176

Vegetarier 204
Veränderungen, hormonale 42, 165

—, physiologische 220, 224
—, zyklische 48 f., 151
Verdauungsprobleme 168
Verdauungsstörungen 90
Verdauungssystem, gestörtes 165
Verhütungsmittel, mit Langzeitwirkung 214
—, orale 71, 111, 146, 171
Verhütungsprobleme 20
Verlangen, sexuelles 228
Verschmutzung, innere 112
Virilisierung 180
Vitamin A 67, 70 f.
Vitamin B-Gruppe 70
Vitamin-B-Mangel 67
Vitamin B6 84, 111 f.
Vitamin-B6-Mangel 73
Vitamin C 71 f.
Vitamin E 61, 72
Vitamine, Überdosis an 86
Vitaminpräparate 86
Vitaminzusetzung, erhöhte 121
Vollkornprodukte 80, 171
Vollnarkose 254
Vorlieben, sexuelle 59
Vormilch (Kolstrum) 201

Wachstumsbeschleuniger 179
Wasserretention 41, 74, 191
—, prämenstruelle 36
Wasserversorgung, lokale 198
Wechseljahre 124 f., 133, 156, 180, 216 f., 219 ff.
—, Depressionen während der 219 f.
—, Ernährung in den 227 f.
—, Hitzeanfälle während der 221 f.
—, Stabilität nach den 163
—, Streß in den 164
—, Symptome der 223 f.
—, Vorbereitung auf 242
Wehen 203
—, Einleitung der 210 f.
Weiblichkeit, Abneigung gegen 265
Weichkäse 206
Weißmehlprodukte 166, 206
Weizenkeime 87
Wucherungen, gutartige 246
Wutanfälle, prämenstruelle 54

Zangengeburt 211
Zellen, Biochemie der 25
Zink 77, 229
Zivilisationskrankheiten, Anstieg der 37
Zucker 107 ff., 206
Zwischenmahlzeiten, vollwertige 108
Zwölffingerdarmgeschwüre 182

Dr. med. Gisela Eberlein

Gesund durch Autogenes Training

112 Seiten, TB 20141-7

Überarbeitete Neuauflage

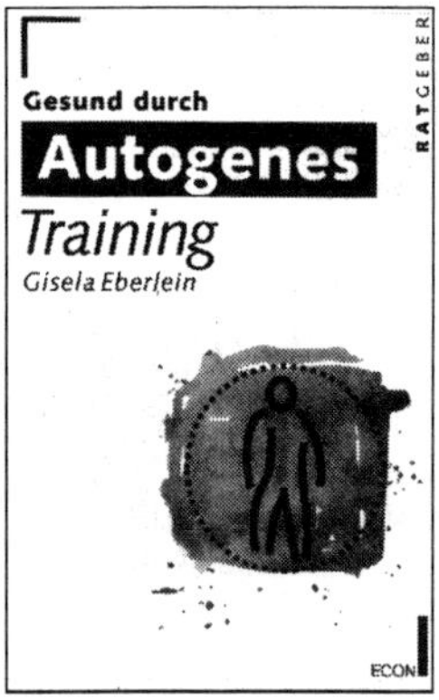

Alltagsstreß, nervöse Störungen an Herz, Kreislauf, Magen und Darm können durch Autogenes Training behoben werden. Auch bei Schlafstörungen, depressiven Verstimmungen und Angstzuständen hilft Autogenes Training. Die Autorin zeigt anhand von eindrucksvollen Beispielen, welche Erfolge sie mit Autogenem Training erzielte, und sie gibt konkrete Anleitungen, wie es von jedem selbst angewendet werden kann.
Dr. med. Gisela Eberlein unterrichtete in eigener Praxis Autogenes Training und war als Leiterin von Kursen und Seminaren tätig.

ECON Taschenbuch Verlag
Postfach 30 03 21 · 40403 Düsseldorf